LE MYSTÈRE DU NOCEBO

Dr Patrick Lemoine

LE MYSTÈRE DU NOCEBO

Odile Jacob

15, rue Soufflot, 75005 Paris

www.odilejacob.fr

ISBN : 978-2-7381-2600-9

À Mémone
Au Fanfoué
Avec mon affection.

« Le monde ne sera pas détruit par ceux qui font le mal, mais par ceux qui les regardent sans rien faire. »

Albert Einstein.

PRÉAMBULE

La saga des acacias

Il existe en Afrique du Sud une sorte d'acacia utilisé comme fourrage pour les élans du Cap. Tout le monde, éleveurs, végétaux, bétail, semble satisfait de cet arrangement sauf en cas d'élevage trop intensif avec surpâturage. Dans ce cas, les acacias du coin deviennent toxiques comme un seul homme et font crever les élans. Comment expliquer un tel phénomène ? Ce sont les arbres surexploités qui envoient un signal chimique aérien capable d'informer leurs collègues du danger afin qu'ils prennent les mesures qui s'imposent en devenant non comestibles.

Cette petite histoire permet de comprendre que l'information est une nécessité vitale et que toutes les espèces, végétales, animales, humaines, y ont recours. Le tambour, le tocsin, les sirènes, les affiches « La Patrie en danger » en sont les principales variantes humaines.

C'est sur le continent américain que prospèrent les fourmis de feu. Quand d'aventure il arrive que la fourmilière soit menacée par une inondation, les membres de la colonie forment un radeau avec leurs corps, la reine et les couvains installés au milieu bien en sécurité, certaines nymphes utilisées comme flotteurs ; les ouvrières pagaient en cadence jusqu'à un point d'accostage. Quand l'étrange embarcation approche de la terre ferme, elle change de forme, lance des têtes de pont et débarque la femme (reine) et les enfants (larves) d'abord.

Dans ce cas, l'information permet de mettre en place un réseau de communication pattes-antennes en forme de supercerveau capable de transcender celui de chaque membre de la colonie et de concevoir ainsi des stratégies de survie qu'aucun individu isolé ne pourrait même imaginer. On ne sait pas bien encore comment se font les connexions entre individus, ni comment les décisions sont prises, mais ce qu'il y a de sûr, c'est que les moyens de communication ultrasophistiqués des fourmis (*ant web*) rappellent étrangement ceux d'Internet (*network*) dont les réseaux sociaux dépassent les capacités de chaque participant. Selon la nature de la décision qu'elle va déclencher, l'info supra-individuelle peut s'avérer la meilleure mais aussi la pire des choses.

Toujours chez les insectes, il existe une chenille capable de pénétrer dans les fourmilières en sécrétant une substance chimique imitant celle des fourmis qui la prennent pour une des leurs. Une fois installé dans le nid, le petit imposteur produit un son imitant la reine. Du coup, les ouvrières la nourrissent encore mieux que s'il s'agissait de leur souveraine légitime. La technique est tellement efficace qu'en cas de disette les fourmis nourrissent la fausse reine avec leurs propres larves.

Convenablement manipulés, l'information et son cortège de médias, vue, goût, odeur, son... peuvent mener tout un peuple à sa rédemption... ou à sa perte.

INTRODUCTION

« Tout homme bien portant est un malade qui s'ignore[1]... »

Cet énoncé en forme d'aphorisme m'a longtemps fait sourire. Je le trouvais spirituel, inattendu, décalé... Amusant, même s'il se révélait gênant d'un point de vue objectif. Et puis, petit à petit, j'ai commencé à réaliser la portée de la phrase de Jules Romain, son projet aussi. Un projet quelque peu embarrassant pour la médecine et ses représentants. Finalement, j'ai réalisé qu'à notre insu, nous étions tous entrés de plain-pied dans l'univers de Knock, ce drôle de médecin, ce grand charlatan qui avait réussi à mettre sur pied une organisation des plus sophistiquées capable de remplir sa consultation avec des gens en bonne santé pour le plus grand bonheur de son portefeuille. Des gens en bonne santé mais inquiets, car porteurs de symptômes fonctionnels induits. Et la pierre angulaire de son système était l'utilisation de tous les médias disponibles de l'époque : feuille de chou locale, garde-champêtre avec tambour pour passer les annonces, pharmacien bavard et secrétaire de mairie étaient ses principaux vecteurs. Et c'est ainsi que la majorité de la population du canton s'est retrouvée sur la table d'examen et s'est mise à souffrir de maladies imaginaires, des maladies entièrement fabriquées et suggérées par Knock.

1. *Knock ou le Triomphe de la médecine*, Jules Romain.

La seule différence est qu'aujourd'hui, ce n'est plus à l'échelle du canton que les choses se déroulent, mais à celle de la planète. Au train où il va, notre monde est en passe de devenir un gigantesque hôpital. Un univers de soins palliatifs ! La sixième extinction des espèces est en marche et c'est la nôtre, d'espèce, qu'elle concerne, car c'est de sa survie physique et mentale qu'il s'agit. Le plus fort est que ce sont les mêmes causes qui ont les mêmes conséquences : l'influence des médias s'avère capable de déclencher une succession de désordres sanitaires, comme si le petit village de Knock avait été une sorte de laboratoire, un lieu de répétition à petite échelle de ce qui est en train d'advenir aujourd'hui en grand. Le docteur Knock, ce prophète de malheur, aurait tout aussi bien pu écrire : « Comment rendre malade n'importe quel groupe humain. »

Se pourrait-il qu'à force d'être informé, désinformé, martelé, baladé, inquiété, stressé, affolé, découragé, désespéré, l'homme moderne se prépare à sombrer dans une sorte de marasme anxieux propice à l'éclosion d'une kyrielle de maladies nouvelles ?

Les régiments de bien portants d'antan sont devenus des armées d'assurés sociaux, assujettis, généralement mutualisés. Des malades en devenir, voilà ce que nous sommes, maintenant que nous sommes tous repérés, vaccinés, « encartevitalisés », dépistés... Alors, quand un génie du mal à l'imitation de Knock s'ingénie à utiliser les médias de son village planétaire comme agents toxiques, on peut légitimement parler d'*effet nocebo* de l'information. *Nocebo* comme nocif. Surtout si les médias sont ses complices inconditionnels, comme c'est malheureusement souvent le cas.

Il faut comprendre le mot « média » dans son sens large et non dans son sens restrictif de *mass media* qui ne concerne que la presse. Le mot média vient du latin qui signifie « milieu » et concerne ce qui vient au milieu, entre les individus, et qui permet donc de *médiatiser*, c'est-à-dire de transmettre une information. Un *medium* (singulier de *media*) est l'inter-media-ire entre l'au-delà et les vivants. Le mot média recouvre tout ce qui permet de communiquer une information d'un individu à d'autres individus.

On parle de *mass media* quand il s'agit de presse écrite, radio, télévision, cinéma, Internet capable de s'adresser à des populations entières. Mais quand le curé parle en chaire, le professeur en classe ou à l'université, le juge au prétoire, le médecin à ses malades, le politique en campagne électorale, quand il fait les marchés ou qu'il débat sur un plateau, il s'agit aussi de médias, et pas des moindres.

Placebo-ci, nocebo-là !

On a beaucoup parlé du placebo, cet étonnant agent à la fois naturel et imprévisible, qui diminue la virulence des affections tout en augmentant l'efficacité des traitements, mais bizarrement on ne trouve guère d'ouvrages consacrés au nocebo, son exact contraire. Comme si le train de la médecine arrivait toujours à l'heure et qu'il ne déraillait jamais. Et pourtant…

L'objet placebo, « je plairai » en latin, c'est la poudre de perlimpinpin qui soulage, guérit parfois, à condition que le thérapeute et son patient soient réunis dans la même conviction.

L'effet placebo est quant à lui très différent ; c'est ce petit supplément qui fait qu'un médicament actif le sera plus et mieux encore. Au lieu d'agir au bout de trente minutes pendant quatre ou cinq heures, l'aspirine va être efficace tout de suite ou presque et ceci pendant toute une journée. L'antibiotique, l'anticancéreux, l'antidépresseur, le somnifère, bref, tous les médicaments de la création sont susceptibles d'être amplifiés, optimisés par ce phénomène. Il est le reflet de la qualité de la relation thérapeutique, quand médecin et patient œuvrent ensemble et que la « mayonnaise relationnelle » a pris. Son carburant est l'espoir partagé de la guérison.

L'effet nocebo, « je nuirai » en latin, représente, quant à lui, l'inverse de l'effet placebo. Il est en quelque sorte son contrepoint. Non seulement le traitement est moins efficace qu'il ne devrait, mais en plus il peut faire du mal du fait d'effets secondaires augmentés, inattendus ou aberrants. Il arrive parfois même que la médication devienne toxique. Dans ce cas, le remède devient poison. Nuisible. Donc nocif… nocebo.

Les médias sont-ils (toujours) des médicaments ?

Prévenir, fortifier, traiter sont les trois principales fonctions du médicament.

Normalement, les médias devraient agir comme un vaccin destiné à informer les populations d'un éventuel événement, une manière de nous préparer, de nous prémunir contre un éventuel danger. Elle est le principal moyen de nous prévenir de l'imminence d'un péril. Un homme averti en vaut deux, non ? C'est la fonction du tocsin.

Les médias nous permettent aussi d'avoir des nouvelles de nos congénères et de nous faire communiquer entre nous. Comme de vulgaires acacias ou de simples fourmis ! Donc de faire du bien à l'animal social que nous sommes. Les médias consolent parfois. Quand une gigantesque vague ravage le Var au printemps 2010, tuant une trentaine de personnes au passage, le fait de dire au micro sa peine et de la partager avec des millions de compatriotes est un bon moyen d'éprouver la solidarité nationale. Consoler l'humain en tant qu'animal social.

Enfin, les médias peuvent aussi agir comme des remèdes capables de se comporter comme un antidote à nos angoisses, fournir des solutions en cas de problème : « Comment se prémunir de la grippe en se mouchant avec un Kleenex et en se lavant les mains. » Les innombrables émissions où des experts en tout donnent des conseils sur tout, les forums et les tchats où les internautes partagent leurs expériences avec ceux qui clament leur détresse sont des traitements efficaces de la peur de l'homme face à la maladie, face aux méchants, en un mot face à son destin.

Pourtant, comme un médicament mal utilisé, avec la dérive actuelle des médias, leur inflation, le matraquage non stop, la surinformation, l'absence de régulation, les manipulations de toutes sortes, les polémiques pour les polémiques, l'information s'est transformée aussi en une sorte de poison lent tant elle est devenue incontrôlable et contradictoire. Un médicament capable de rendre dépendant, stressé et, au bout du compte, malade. À l'image du déprimé qui avale sa boîte de Prozac®, l'humain est-il en train de tomber malade en ingurgitant une overdose d'informations ?

Se pourrait-il qu'à force de désespérance induite, les médias eux aussi déclenchent des épidémies, des pandémies et même qu'ils soient à l'origine de nouveaux problèmes sanitaires ? À quand des tentatives de suicide à base de news trop dosées ? Verrons-nous des cancers secondaires à des informations contre-indiquées et en boucle ?

Notre monde a été transformé en un gigantesque laboratoire où les rats humains se sont eux-mêmes installés dans un labyrinthe sans issue ; il va falloir un jour finir par comprendre qu'un univers en état de crise financière permanente depuis plus de trente-cinq ans, en proie au terrorisme, aux guerres, aux famines, à la pauvreté, aux cataclysmes naturels, de surcroît condamné à se réchauffer, le tout sans aucun espoir de solution, favorise la maladie, rend les thérapeutiques moins efficaces, les transforme en toxiques. Il serait peut-être temps d'y songer, non ? Je rêve d'une gigantesque perfusion médiatique d'optimisme. Je sais, on va me dire que je n'ai qu'à m'abonner à *Point de vue*, *Gala* ou *Voici* ! Mais voilà, ce n'est plus le ridicule qui tue, mais sa fille, la dérision.

L'humanité a de tout temps cherché à prévoir le moment où le ciel allait lui tomber sur la tête. C'est la raison du succès jamais démenti de ces horoscopes auxquels personne ne croit et que tout le monde consulte. Le secret des voyants ne serait-il pas qu'ils annoncent de préférence les bonnes nouvelles et assortissent toujours leurs prédictions néfastes de « bons conseils » destinés à les éviter ? Et peu importe que leurs prédictions ne se réalisent qu'une fois sur deux très exactement.

Le complexe de Cassandre

Cassandre la prophétesse prédisait sans arrêt des massacres, des drames, des tragédies, mais une étrange malédiction voulait qu'elle ne fût jamais crue. Elle a donc prévu sans rien y changer le sac et la destruction de l'orgueilleuse Troie. Avait-elle deviné la funeste fin qui fut la sienne ? Croyait-elle à ses propres prophéties ? En tout cas, elle n'a rien évité non plus pour elle !

Rien ou presque n'a été modifié depuis l'Antiquité : on nous annonce sans arrêt des drames écologiques, économiques, sanitaires, sociodémographiques, mais on ne nous donne jamais les moyens de les éviter. On nous explique que les Africains vont tous disparaître à cause du sida et on ne mentionne presque jamais qu'un pourcentage non négligeable d'entre eux semble naturellement immunisé contre la maladie. Désespoir ! On nous martèle qu'avec la mondialisation ce n'est pas avec ses ridicules petits moyens de nain démographique et économique que notre pays, l'Europe désunie, pourra peser sur l'avenir de la planète. La taxe carbone n'a pas de sens si elle n'est que nationale. Elle sera européenne ou ne sera pas. Et encore ! Pas de sitôt. Et puis, au fond, on n'y croit pas vraiment, à toutes ces catastrophes cassandresques. Par exemple, les forêts ont été dévastées par les deux tempêtes du tournant du millénaire, on nous a alors savamment expliqué que la monoculture sylvicole avec ses arbres bien alignés est largement en cause et que les forêts naturelles avec leur grand nombre d'essences qui poussent en désordre ont beaucoup mieux résisté. On nous a rappelé que la biodiversité empêche les maladies de se propager.

Di-ver-si-fions alors ! Bilan des courses : dix ans plus tard, les forêts replantées alignent exactement de la même manière des régiments de Douglas toujours aussi calibrés, laids et soi-disant rentables. On ne pourra pas dire que nous n'avions pas été avertis. Attendons la prochaine tempête... Je connais des vrais écologistes de souche auvergnate qui n'ont pas replanté leur forêt de sapins dévastée. Ils se sont contentés de déblayer le bois mort et d'observer la repousse spontanée, sélectionnant les arbres les plus vigoureux, privilégiant la variété et l'emplacement. Gageons qu'au bout du compte, ce seront eux les gagnants, même sur le plan financier. Après tout, un noyer, un chêne, un hêtre, un merisier, un poirier valent beaucoup plus qu'un épicéa pour qui sait attendre ! Mais savons-nous encore attendre ?

Il semble pourtant que la population et les gouvernements commencent à prendre conscience des problèmes, tout en continuant malheureusement à se comporter comme s'ils n'y croyaient pas vraiment. Les *subprimes* fauteuses de crise, la dérégulation des marchés, les voitures à essence toujours plus soutenues par les États, la natalité explosive des pays dits émergents, les gaspillages énergétiques, l'utilisation massive et continue des pesticides et autres engrais chimiques sont là pour en témoigner. Il a fallu la plus grande pollution pétrolière de tous les temps et un grand fléchissement de sa cote de popularité pour qu'Obama dise enfin qu'il fallait faire preuve d'imagination pour développer les énergies propres. Le capitalisme déréglementé abonde en effets secondaires graves, mais pour une fois ils frappent aussi bien les riches que les pauvres.

L'effet nocebo serait-il un vrai démocrate ?

CHAPITRE 1

Quand l'esprit construit ou détruit la matière

Biologie des médiapathies

Par quels mécanismes les médias sont-ils capables de nous rendre physiquement malades ?

C'EST L'HISTOIRE D'UN POISSON JAPONAIS QUI VIVAIT DANS UN TROP PETIT BOCAL

Depuis leur défaite de la Seconde Guerre mondiale, les Japonais ont grandi de manière considérable (environ vingt centimètres) en quelques générations. Il semblerait que les Pygmées en aient fait presque autant. Comment expliquer un tel phénomène ?

En général, on avance sans trop y réfléchir que c'est le changement de composition, le caractère plus abondant de la nourriture qui en sont à l'origine. Les nutritionnistes concèdent que l'introduction du lait dans les frigos pourrait rendre compte de cinq centimètres supplémentaires. Pas plus ! L'explication reste pourtant un peu courte, car le Japon n'était pas un pays de disette avant la guerre, et parce que les habitudes alimentaires n'ont pas énormément changé, le poisson, les algues ayant toujours été et restant très importants là-bas. Cela montre, une fois de plus, qu'il faut toujours se méfier des explications ethnocentriques arrogantes, le sous-entendu étant dans ce cas que la nourriture occidentale est forcément de meilleure qualité puisqu'elle rend les « petits peuples » plus grands, plus forts et plus sains. Ce dernier point reste d'ailleurs à voir puisque le Japon traditionnel reste l'endroit au monde où il y a le plus de centenaires au kilomètre carré... Il faut donc chercher ailleurs l'explication.

Tout d'abord, il n'est pas évident que tous les Japonais soient concernés par le phénomène. Bien que je ne dispose pas de données chiffrées, il semblerait que ce soit le Japon urbain et occidentalisé qui ait vraiment grandi, et que les gens des campagnes traditionnelles n'aient pas autant bougé que leurs concitoyens citadins.

Une autre théorie est la « sélection induite » : la tuberculose frapperait et tuerait plus facilement les grands que les petits, d'où une meilleure survie et une sélection de ces derniers. L'arrivée des antibiotiques dans les valises de l'armée américaine aurait permis aux grands de survivre et grâce à une sorte de sélection artificielle, aurait fait grandir le peuple nippon. Oui, mais alors ce phénomène devrait être uniformément réparti sur la planète, ce qui est faux, certaines populations ayant nettement moins grandi que les Japonais. Force est de reconnaître néanmoins que les Français ont beaucoup grandi, eux aussi, depuis quelques générations. Il suffit pour s'en convaincre d'aller dans les greniers et d'essayer les habits de nos grands-parents !

Ne reculant devant aucune spéculation, je pense pour ma part que la responsabilité de ce néogigantisme nippon incombe à John Wayne et que c'est grâce à l'observation des bocaux de poissons rouges que l'on peut en comprendre le mécanisme. Tous ceux qui ont fait un peu d'aquariophilie me suivront aisément.

Achetons un joli petit poisson exotique nommé scalaire et installons-le dans un petit bocal. Soucieux d'être en quelque sorte à l'échelle, il gardera des dimensions très modestes. Et puis, un beau jour, déménageons-le et plaçons-le dans un très grand aquarium… Miraculeusement, il se mettra à grandir de manière impressionnante. Il existe en effet une adaptation de l'animal à son environnement. Un milieu restreint fabrique des bonsaïs, de grands espaces font les cèdres du Liban ou les séquoias (*red woods*) de Californie. C'est pour cette raison appelée nanisme insulaire que l'on a découvert les ossements d'une espèce naine d'éléphants préhistoriques du pléistocène (*Elephas falconeri*) pas plus gros que des chiens sur différentes îles de la Méditerranée (Malte, Sicile, Crète, îles grecques…) où ces pachydermes ont été piégés lors de la remontée du niveau de la mer.

Le Japon s'est délibérément confiné sur son île pendant des millénaires, la plupart de ses habitants n'ayant jamais vu un étranger à part quelques pêcheurs ou commerçants de l'Asie du Sud-Est, relativement proches sur le plan physique. Brutalement, l'irruption des troupes américaines victorieuses et de son armée de géants texans, le déferlement des westerns, John Wayne et ses deux mètres en tête, semblent avoir eu un effet profond sur la morphologie nippone. Le petit bocal insulaire japonais est instantanément devenu un immense aquarium aux dimensions planétaires. L'hypothèse n'a jamais été vérifiée scientifiquement, mais je suis persuadé que le fait d'avoir brutalement sous les yeux des héros blonds et gigantesques, présentés de surcroît comme les vainqueurs et les chevaliers des temps modernes, a fait que les Japonais se sont détournés du modèle des samouraïs et de leur mètre soixante pour s'identifier aux cow-boys de quarante centimètres supplémentaires. Beaucoup en ont profité au passage pour se décolorer les cheveux et porter des lentilles bleues ! Il est probable que les nombreuses connexions entre la rétine, le cortex cérébral et l'hypophyse sont capables d'augmenter massivement la sécrétion d'hormone de croissance et que la nature a fait le reste. Effet nocebo ou placebo des médias, impossible de répondre puisque nul ne sait s'il est préférable de grandir ou de rapetisser.

Selon cette audacieuse hypothèse, dont j'assume la pleine paternité, c'est en s'informant, c'est-à-dire en jouant sur le sens de la vue, en allant au cinéma, en contemplant les photos dans les journaux et en regardant la télévision, que les Japonais se sont identifiés, conformés au modèle physique américain.

On pourrait m'objecter, preuves à l'appui, que les Japonais ont de toute éternité présenté des variations cycliques de taille, que l'on a retrouvé des squelettes dans des cimetières antiques où les Nippons étaient aussi grands que maintenant et qu'en 1945, on était à l'étiage, les citoyens étant particulièrement petits. C'est précisément le même débat que pour le réchauffement climatique : il existe bien des cycles naturels de glaciation et de désertification, mais il est probable (possible ?) que l'action de l'homme ne fasse qu'accompagner, accélérer et aggraver le phénomène [1].

Pour conclure, j'affirme aujourd'hui que si les médias, journaux, cinéma et télévision en tête, sont capables de modifier physiquement toute ou partie d'une nation, la faire grandir, la rapetisser qui sait, ils le sont aussi de la rendre malade ou bien portante. Sacré pouvoir, mais sacrée responsabilité aussi, non ?

L'information, les médias, on l'a compris, ne concernent pas que les journalistes. Il est des situations où c'est la communication du média « médecins » qui va modifier le destin des malades. Leur survie parfois.

Communication préventive et sentiment de contrôle

Selon un assez grand nombre d'études, un des meilleurs moyens de prédire la réussite ou l'échec d'une chimio ou d'une radiothérapie dans le cancer est la réaction de l'intéressé lors de l'annonce du diagnostic. La distinction est certes un peu caricaturale, mais on peut définir deux manières de se comporter : soit la

1. Y. Hiramoto, « Évolution de la taille approximative des Japonais du district de Kanto, de la préhistoire à nos jours », *Journal Anthropological Society of Nippon*, 1972, vol. 80, n° 3, p. 221-236.

personne s'effondre, déclare qu'elle est fichue, qu'elle abdique, qu'elle va quitter cette vallée de larmes, soit elle décide de combattre, de se soigner, de guérir, et proclame *urbi et orbi* qu'elle s'en sortira car son excursion en ce bas monde est loin d'être terminée. On s'en doute, les chances de s'en sortir sont plus élevées pour la seconde catégorie que pour la première. Selon ce point de vue, le *fighting spirit* serait un des plus précieux alliés du cancérologue.

S'il est banal de penser que le moral joue sur le pronostic, ce qui est certainement vrai dans une certaine mesure, cela n'explique finalement rien. Le bon sens populaire l'a remarqué depuis longtemps. Le moral est en effet un ensemble d'éléments complexes difficiles à repérer et à individualiser. En revanche, on peut supposer que lorsqu'on apprend qu'on a un cancer du sein, la meilleure façon de garder le moral, c'est d'avoir le sentiment que la situation est maîtrisée parce que le médecin se montre lui-même capable de contrôler l'ensemble du processus et qu'il est également capable de transmettre ce sentiment à sa patiente. C'est pourquoi le partage de l'information médicale et technique est essentiel. Ici, c'est le média « médecin » qui joue à plein.

Comme le rat de laboratoire soumis à des stress, l'animal social humain lutte mieux contre le cancer s'il pense qu'il appartient à une communauté car ce simple fait lui permet de maîtriser ensemble la situation. À l'inverse, il lutte moins bien quand il pense que sa vie, son destin lui échappent, et qu'il se sent seul. L'information, selon qu'elle va donner des messages positifs ou négatifs, l'impression que le processus est contrôlable ou non, pourra avoir un effet placebo ou nocebo. C'est pour cette raison que les femmes ayant un cancer du sein et participant à des groupes de parole auraient un meilleur pronostic vital que celles qui restent isolées avec leur tumeur comme seule compagne.

Les médias peuvent, dans certaines conditions, avoir des effets inverses à ce qui était prévu. Avec la meilleure foi du monde, en voulant informer les gens afin de prévenir certains processus nocifs, on peut rendre malade une population entière. En annonçant en boucle, images à l'appui, tous les malheurs du monde, des Twin Towers effondrées aux bûchers vaniteux de vaches devenues folles, des massacres du Darfour aux finances en crise bancaire, des catastrophes humanitaires aux humains catastrophés, on finit à la longue par favoriser des infarctus, des infections, des maladies d'Alzheimer, des dépressions suicidaires, des cancers, des épidémies en tout genre et j'en passe.

Vous pensez que j'exagère, que la pression du monde moderne et de ses multiples médias peut sans doute angoisser, rendre insomniaque, nerveux, voire dépressif, mais en aucun cas favoriser des maladies palpables, organiques ? Détrompez-vous. Et si vous n'êtes pas convaincu par mes arguments forcément suspects de psychiatre forcément partial, examinons ensemble ce qui peut se passer chez le rat de laboratoire, animal par nature peu enclin à la névrose, aux conflits œdipiens et autres faridondaines. Et tant pis si l'on m'objecte comme l'a fait récemment une grande psychanalyste lacanienne et parisienne à la fois : les rats n'ont aucun intérêt car ils n'accèdent pas au stade du miroir (*sic* !).

Je me veux avant tout un scientifique. Aussi, avant d'avancer quoi que ce soit, j'ai besoin de faire appel à des preuves expérimentales et reproductibles obtenues grâce à la recherche en laboratoire.

Les conséquences cliniques de l'absence de sentiment de contrôle, et donc de perte de sécurité, peuvent être testées chez l'animal comme chez l'humain sain. Ces conséquences existent tout autant au niveau des signes physiques que psychologiques. Arrivé à ce stade du raisonnement, il devient plausible d'affirmer que l'information répétée sans possibilité de maîtrise et d'issue heureuse est capable de favoriser des processus pathologiques de nature immunitaire, infections, cancers et autres affections neurodégénératives.

Voyons comment il est possible de favoriser le cancer uniquement par des moyens psychologiques et environnementaux, en prenant comme point de départ l'hypothèse de ce livre : la surabondance de stimuli stressants répétés (par exemple, chez l'homme, d'informations catastrophes) délivrés à des individus n'ayant aucun moyen de les comprendre, donc de les contrôler en les combattant ou les évitant, est susceptible de les rendre physiquement malades.

Dans la série d'études que je présente ici, il s'agit de comprendre les mécanismes pathologiques liés à des stimuli stressants répétés. Pour prendre une comparaison d'actualité, on pourrait étudier les effets directs et indirects sur la santé d'une intervention militaire style bombardements, suivie d'invasion pendant quinze jours sur un territoire donné, mais aussi les conséquences sur les individus de traumatismes répétés comme des tirs plus ou moins fréquents, répétés et surtout aléatoires, de rockets pendant des années. Les deux types de situations ont certainement des répercussions sur la santé des populations concernées, mais celles-ci seront forcément de natures différentes.

EFFETS NOCIFS D'UNE AGRESSION UNIQUE, INCOMPRÉHENSIBLE ET INCONTRÔLABLE

Le rat est un animal perpétuellement en alerte qui a besoin de bouger, de grouiller tout le temps quand il est réveillé. Chaque fois qu'il est entièrement immobilisé, le stress est maximal pour lui. Il suffit de prélever un individu dans un laboratoire et de le plâtrer entièrement de manière à ce qu'il ne puisse plus effectuer le moindre mouvement. Au bout de quelques heures, il meurt d'un ulcère hémorragique de l'estomac, comme s'il avait absorbé une dose massive de cortisone sans protéger son estomac comme on le fait maintenant de manière systématique en médecine humaine. En réalité, il a fabriqué lui-même sa cortisone sous forme de cortisol, hormone principale d'alerte. Le stress l'a tué.

Conclusion : le seul fait d'empêcher un animal d'accomplir ce que son programme génétique a prévu provoque chez lui un véritable suicide organique à partir du moment où il n'a aucun moyen de lutter, de s'échapper et même de comprendre quoi que ce soit à ce qui lui arrive. Il n'existe, au fond, que deux manières de faire face à un danger, c'est le fameux *fight or flight* des Anglo-Saxons : combattre ou fuir. Selon qu'on est un prédateur, une proie ou les deux, on privilégiera un des comportements en fonction des circonstances : le chat va fuir le chien mais dévorer la souris, ou combattre un rival ou même le chien s'il est acculé. Ces différents comportements sont compréhensibles pour lui, car conformes à son programme génétique.

FIGHT, FLIGHT OR FREEZE

L'homme est essentiellement un prédateur après avoir longtemps été surtout une proie. Il est capable d'adopter l'un ou l'autre des comportements en fonction des circonstances. Il suffit pour s'en convaincre d'observer l'attitude des passants confrontés à une bagarre de rue pour constater que certains adoptent une attitude de proie – ils passent rapidement leur chemin (*flight* : « voler ») –, alors que d'autres se comportent en prédateurs et rentrent chevaleresquement (ou don quichottesquement) dans la bagarre (*fight* : « combattre »). Ces deux comportements sont adaptés. En dernier recours, il est possible de se figer (*freeze*) de manière à passer inaperçu comme un insecte qui fait le mort ou un reptile immobile qui se fond dans le paysage.

Si, en revanche, l'individu est forcé d'adopter un comportement contraire à sa nature, comme se trouver embarqué dans un conflit non voulu, non contrôlable, il risque de subir les effets d'un stress majeur et de tomber malade. C'est ce que l'on observe couramment dans les conséquences cliniques du harcèlement moral. C'est aussi le cadre du syndrome post-traumatique des gens qui ont été braqués, enlevés, torturés, violés, des pompiers qui ont désincarcéré des victimes hachées menu ou carbonisées… C'est peut-être aussi le cas des populations (mal) informées.

EFFETS NOCIFS DU MANQUE D'INFORMATION CHEZ L'ANIMAL

Des cellules tumorales cancéreuses greffées à des souris de laboratoire prolifèrent plus vite et tuent plus fréquemment et plus rapidement si les rongeurs sont exposés à des chocs électriques qu'ils ne comprennent pas et auxquels ils ne peuvent en aucun cas échapper.

Bien que l'extrapolation des données animales à l'homme soit toujours hasardeuse, il est assez courant en gériatrie, quand on s'occupe de personnes souffrant de la maladie d'Alzheimer, d'observer le développement de maladies graves quand elles se trouvent dans des situations de coercition, genre lits à barrière ou contention par des lanières, qu'elles n'arrivent pas à comprendre et auxquelles elles ne parviennent pas à échapper. Elles meurent également beaucoup plus vite si on leur administre des neuroleptiques, ce triste phénomène pouvant en partie s'expliquer par des mécanismes cardiologiques (troubles du rythme, embolies), mais également par des biais psychologiques[1]. Leur système de communication programmé Alzheimer n'est plus adapté au nôtre.

Il est pathétique de voir ces personnes confuses tenter maladroitement d'échapper à cette limitation de leurs mouvements qu'elles n'arrivent plus à appréhender. Elles se trouvent très précisément dans la situation de l'oiseau enfermé dans une pièce avec des baies vitrées et qui se cogne, se recogne interminablement jusqu'à en mourir, car ces barrières invisibles ne sont inscrites nulle part dans leur programme. Attacher, restreindre, empêcher de déambuler par des moyens physiques ou chimiques n'importe quelle personne, *a fortiori* si elle est démente, est une action non seulement répréhensible sur le plan moral, mais c'est une agression qui peut finir par être plus ou moins rapidement fatale, que la mort soit liée au développement d'un cancer, d'une infection ou de n'importe quelle autre maladie. De même, de nombreuses études mettent en évidence une réduction franche de l'espérance de vie des personnes dont le conjoint a une maladie d'Alzheimer. Le fait de dormir avec quelqu'un d'agité, incontinent, déambulant, de vivre en permanence avec la hantise qu'il (elle) fugue, se blesse, devienne agressif(ve), crée un état de stress qui finit par retentir sur les défenses des individus. Les choses sont bien pires quand ces conjoints, généralement âgés, ne peuvent pas échanger avec d'autres personnes dans la même situation. D'où la très grande utilité des clubs et cafés Alzheimer où le média communication se

1. Benattar L. et Lemoine P., *La Vie Alzheimer*, Paris, Armand Colin, 2009.

fait entre pairs : entre aidants Alzheimer et entre patients Alzheimer tant qu'ils le peuvent.

Le stress douloureux incompréhensible et non annoncé serait donc susceptible, entre autres, de favoriser le développement du cancer et des infections en déclenchant un déficit immunitaire. Pour en revenir à la métaphore du bombardement, je ne pense pas qu'il y ait eu d'études publiées sur le développement du cancer au sein d'une population soumise depuis des années à des tirs aléatoires, mais il y aurait probablement là une question à creuser.

EFFETS DE L'INFORMATION CHEZ L'ANIMAL COMME CHEZ L'HOMME

Le fait d'être prévenu est en soi une bonne chose. Chaque fois qu'une proie apprend l'imminence d'un danger, elle s'en porte mieux. Il suffit de se promener dans une forêt et d'observer les réactions de fuite des oiseaux quand ils entendent le cri d'alerte d'un geai, ce petit héraut des futaies, pour comprendre de quoi je veux parler. Les passereaux sont programmés pour fuir en entendant ce cri caractéristique, question de survie. Ceux qui habitent dans des zones à catastrophes naturelles ont besoin d'être informés suffisamment longtemps à l'avance de l'arrivée d'un cyclone, de l'imminence d'une éruption, d'un tsunami, d'une tempête Xynthia... C'est même vital pour eux. Ce n'est donc pas l'information qui est toxique en soi, elle est au contraire indispensable à la survie des espèces, y compris l'espèce humaine, c'est la manière dont elle est :

– *diffusée* : trop répétitive, lancinante, épuisante : le passage en boucle des images de la première guerre du Golfe, de la destruction des Twin Towers, a entraîné chez certains patients de véritables réactions catastrophes. Une psychiatre tunisienne me racontait les nuits d'horreur dans son service, quand tout le monde, patients et soignants confondus, regardait avec effroi le mortel feu d'artifice sur Bagdad. Beaucoup de ses malades ont rechuté à ce moment. Certains soignants sont tombés malades aussi ;

– *contrôlée* : surabondance de news erronées, mensongères ; de nos jours, il suffit de recevoir un courriel en provenance de

Côte d'Ivoire pour avoir une réaction instantanée de méfiance puisque la quasi-totalité des messages provenant de ce pays sont des escroqueries annonçant que l'on vient de gagner des millions d'euros. Du coup, je connais un certain nombre de patients qui développent des réactions de persécution, pour ne pas dire paranoïaques, vis-à-vis de tout ce qui vient d'Afrique ;

– *reçue* : impréparation des populations qui n'ont pas encore eu le temps de s'adapter aux nouveaux codes des voleurs. Autrefois, les escrocs se déguisaient en représentants de commerce pour abuser les personnes âgées. Maintenant ces dernières se méfient et n'ouvrent plus aussi facilement leur porte, mais c'est pour mieux se laisser avoir par certaines annonces pseudo-officielles comme des remboursements de trop-perçus prétendument adressés par la Sécurité sociale ou le fisc.

CRIER AU LOUP QUAND LE LOUP N'Y EST PAS

Le tocsin, la sirène sont à leur manière des signaux de mise en garde qui non seulement avertissent mais donnent les moyens d'échapper au danger. Au Moyen Âge, le fait de l'entendre déclenchait une fuite éperdue avec famille et troupeaux à l'intérieur de l'enceinte du château fort, bien à l'abri derrière les remparts inexpugnables. Récemment encore, c'étaient les sirènes qui provoquaient la fuite dans les abris antiaériens. Selon qu'une nouvelle, bonne ou mauvaise, est accompagnée ou non des moyens de se protéger, elle aura des répercussions bonnes ou mauvaises sur la santé des individus.

Que se passe-t-il alors si on sonne sans arrêt le tocsin et que rien n'arrive ?

Qu'arrive-t-il quand l'information est tellement répétitive et contradictoire qu'elle n'en est plus crédible ?

Existe-t-il un modèle animal de ce phénomène particulier ?

Greffons un cancer à des rats. Répartissons-les en deux groupes tirés au sort. Si on prévient les animaux de l'imminence d'un choc électrique en le faisant précéder d'un éclair de lumière, l'animal va se préparer psychologiquement, généralement en se mettant en boule dans un coin de la cage. Dans ce cas, la prolifération des lymphocytes (immunité cellulaire) ne sera pas perturbée et les rats se défendront plus efficacement contre le cancer que leurs collègues du deuxième groupe qui reçoivent des chocs non annoncés et dont les lymphocytes ne se multiplient pas de manière correcte.

En d'autres termes, *l'information préparation participe à la lutte contre la maladie*, probablement parce qu'elle aide les individus à maîtriser mentalement le stress. Le globule blanc d'un rat cancéreux averti en vaut deux !

Il s'agit là, finalement, d'une des meilleures justifications possibles du métier des miss météo, astrologues, prévisionnistes financiers, voyants, analystes politiques et autres Cassandre[1]. À l'exception des premières qui ont fini par devenir étonnamment précises, tous les autres se trompent sans arrêt, sont donc théoriquement inutiles et se révèlent pourtant indispensables si l'on en juge par leurs audiences respectives. De fait, malgré leur caractère irrationnel, les médias utilisent largement leurs services depuis des temps immémoriaux.

BIOLOGIE DE LA CONVICTION : LA PSYCHO-NEURO-IMMUNO-MODULATION OU COMMENT MANIPULER L'IMMUNITÉ EN LA DÉSINFORMANT

Le système immunitaire a la même origine embryonnaire que le système nerveux, et les neurotransmetteurs des deux systèmes sont *grosso modo* les mêmes : sérotonine, dopamine, noradrénaline... Cela pourrait expliquer que des facteurs psychologiques et environnementaux puissent agir sur l'un ou l'autre. Il est connu, par exemple, que selon les circonstances, chez la même personne, un stress pourra déclencher une rectocolite hémorragique (immunitaire), une éruption ou une dépression. Cela explique aussi que l'on puisse *conditionner* le système

1. Je les ai mis par ordre décroissant de fiabilité.

immunitaire, même s'il peut paraître incroyable que les chercheurs arrivent en quelque sorte à dresser des globules blancs.

Prenons encore une fois des rats, ces modernes acolytes des chercheurs. Endormons-les grâce à une anesthésie générale et incisons leur crâne avec un bistouri sale. Enfin, mettons-leur sur la tête un pansement spectaculaire avant de les réveiller. Quelques jours plus tard, les globules blancs font leur travail et se multiplient afin de lutter contre l'infection induite par le bistouri sale. Répétons l'opération : chaque fois les globules blancs prolifèrent. Au bout de quatre fois, contentons-nous de les anesthésier et de leur fixer le pansement, mais sans les opérer.

Le rongeur conditionné est ainsi persuadé qu'il a eu son incision septique et, de façon incroyable, les globules blancs se multiplient exactement comme si l'opération avait vraiment eu lieu. La conclusion est donc que l'*on peut feinter, en le conditionnant, le système immunitaire d'un mammifère*. Nous tenons ici la preuve expérimentale de la réalité de l'effet placebo ou nocebo (selon le point de vue) au niveau de l'immunité du rat de laboratoire. Le rat, ou plutôt le système immunitaire du rat par l'intermédiaire des lymphocytes, a été convaincu qu'il devait faire face à une infection et a fait ce qu'il croyait devoir faire. Nous sommes ici aux racines biologiques des effets physiques de la conviction. C'est la force biologique de la suggestion et de l'autosuggestion chez le rongeur.

Or le système immunitaire, c'est ce qui nous permet de nous défendre contre les microbes, mais aussi contre le cancer… on voit donc bien l'importance du propos car si je dois pousser le raisonnement jusqu'au bout, et je le ferai, il devient possible rationnellement de penser que le stress provoqué par les médias mal dosés, mal contrôlés, mal reçus peut favoriser toutes sortes de maladies qui vont de l'infection à la tumeur maligne en passant par les maladies dégénératives (auto-immunes)… sans oublier les maladies cardio-vasculaires liées, quant à elles, aux effets directs de l'angoisse sur la tension artérielle, par l'intermédiaire des substances comme le cortisol ou la noradrénaline.

Vaste programme !

CANCER ÉLECTRIQUE

Tout autre est l'effet d'une information qui n'est pas assortie des moyens de combattre le stress. Prenons des rats de race whistar à qui l'on greffe des tumeurs cancéreuses de type Walker 256[1]. L'opération est la même pour tous les animaux. Dans les conditions « naturelles » (si l'on peut dire) de la vie de rat de laboratoire, la greffe de cellules cancéreuses par voie sous-cutanée va prendre et engendrer un cancer chez environ la moitié d'entre eux.

Après tirage au sort, les animaux greffés sont répartis dans trois cages différentes. La première est banale et leur permet de mener pendant quelque temps une vie ordinaire de rats de laboratoire (groupe témoin). La deuxième cage dispose d'un plancher constitué d'un grillage métallique connecté à un générateur qui envoie des décharges électriques douloureuses et aléatoires. Les animaux ne savent pas combien de temps va durer la douleur et, une fois celle-ci arrêtée, ils ne savent pas au bout de combien de temps elle va reprendre. Ils n'ont rigoureusement aucun moyen de s'échapper ni de contrôler le stress douloureux. La troisième cage est équipée du même dispositif, mais est dotée d'une sorte de manette qui leur permet d'interrompre instantanément le courant, à la fois chez eux et chez leurs collègues de la cage numéro 2. Cela signifie que la quantité de chocs, de douleur et donc de stress, est rigoureusement la même dans les cages numéro 2 et numéro 3, la seule différence étant que les rongeurs de la cage numéro 2 ne comprennent ni ne contrôlent rien, alors que leurs petits camarades de la cage numéro 3 maîtrisent parfaitement la situation.

Au bout d'un mois, tout ce petit monde est sacrifié et autopsié.

Dans la cage numéro 1, comme prévu, la tumeur a pris chez 54 % des rats. Dans la cage numéro 2, la greffe a marché chez nettement plus de rongeurs que dans la cage numéro 1, c'est-

1. Visintainer M. A., Volpicelli J. R. et Seligman M. E., « Tumor rejection in rats after inescapable or escapable shock », *Science*, 1982, vol. 216, n° 4544, p. 437-439.

à-dire chez 63 % d'entre eux. Dans la cage numéro 3, elle a poussé nettement moins que dans la cage numéro 1, ce qui signifie qu'elle n'a augmenté de taille que chez 27 % des animaux.

Les résultats de cette étude ont stupéfié le monde des cancérologues car elle montrait, de manière évidente et irréfutable, que le fait d'être soumis à un stress incontrôlable est cancérigène, alors que le fait d'avoir la capacité, et donc le sentiment, de dominer, de contrôler la situation, a des effets anticancéreux chez l'animal de laboratoire.

Pour synthétiser ces trois séries d'expériences, on peut énoncer les faits suivants :

– une catastrophe répétitive, inévitable, incompréhensible et imprévisible perturbe gravement les défenses immunitaires et favorise le cancer ; effet nocebo de l'absence d'information et de sentiment de contrôle chez l'animal ;

– l'annonce systématique de la catastrophe en laissant aux animaux le temps de se préparer psychologiquement annule lesdites perturbations ; effet placebo de l'information chez l'animal ;

– le contrôle fiable de la catastrophe renforce les défenses immunitaires et s'oppose de manière efficace au développement du cancer ; effet hautement placebo de l'information assortie d'une mise à disposition du contrôle chez l'animal.

Le lecteur comprend désormais la responsabilité fantastique des donneurs d'information qu'ils soient journalistes, expérimentateurs animaux, médecins, juges, flics ou curés.

L'effet placebo peut être invoqué chaque fois que l'évolution d'une maladie est plus favorable qu'attendu, alors que l'effet nocebo s'observe quand l'évolution est moins bonne que prévu. On peut donc considérer que les rats de la cage numéro 3 ont bénéficié d'un effet placebo en contrôlant la peur et la douleur alors que ceux de la cage numéro 2 ont souffert d'un effet nocebo tant ils étaient dans l'incompréhension et l'impuissance.

Quel est alors le fondement biologique de cette influence de la psyché sur le soma chez l'homme ? Comment le simple fait de participer à une technique de groupe peut-il avoir un effet anticancéreux ?

RHUME DES FOINS ET STRESS

En 1896, McKenzie avait déjà remarqué que des sujets allergiques pouvaient avoir des crises d'éternuements en étant confrontés à des fleurs artificielles, mais c'est mon grand-père qui m'a vraiment fait comprendre ce phénomène. Comme son petit-fils, mon aïeul avait le rhume des foins et, tous les ans, il réjouissait nos oreilles enfantines tout en nous aspergeant copieusement de ses sonores éternuements. Il éternua tous les printemps de sa longue vie, sauf un où il n'a pas présenté la moindre manifestation allergique. Il avait pourtant cheminé sur les routes, traversé les champs de graminées, dormi dans des granges à foin, vécu à la campagne. Un printemps où selon les historiens il a fait particulièrement beau.

C'était en 1940. Jeté sur les routes de l'exode, il fuyait l'ennemi avec sa femme et ses deux filles. Ce n'est qu'à la mi-juillet qu'il a réalisé avec stupeur qu'il n'avait pas éternué une seule fois !

Selon les circonstances, le même remède, naturel ou pharmaceutique, peut se révéler bénéfique ou toxique. Mon grand-père n'a pas éternué, car sous l'effet de la panique il a dû sécréter et inonder son organisme de quantités considérables d'adrénaline et de cortisol, substances endogènes hautement antiallergiques. C'est le fondement bio-psycho-neuro-immunologique de l'effet placebo.

Peut-être que s'il avait été immobilisé et n'avait pu fuir, il aurait perforé sa muqueuse avec un ulcère gastrique et en serait mort, le cortisol étant connu pour sa capacité à perforer les parois de l'estomac. On l'a vu avec nos rats plâtrés. Heureusement, ce ne fut pas le cas car je ne serais pas là pour vous l'écrire ! Mon grand-père n'était Dieu merci pas plâtré et gardait un certain contrôle de la situation en fuyant en compagnie de sa femme et de ses filles. Toujours le *flight, fight or freeze*, retraite, victoire ou immobilisme. Selon la structure génétique de l'individu, le même stress aura des conséquences différentes. Il n'en demeure pas moins que, sous l'effet d'agressions extérieures incontrôlables et désespérantes, l'organisme peut fabriquer des symptômes ou des maladies plus ou moins graves, voire se suicider organiquement. C'est là le fondement biologique de l'effet nocebo, ce phénomène qui peut s'appliquer à tous les domaines.

Sélectionnons des étudiants ayant le rhume des foins, soumettons-les à une situation de stress comme par exemple une épreuve orale, les concours ayant lieu le plus souvent au printemps. Aucun n'éternuera au cours de l'examen. Leur trac entraîne une sécrétion de cortisol et de noradrénaline, puissants agents antiallergiques. C'est l'effet placebo du stress. Observons-les une fois l'épreuve terminée, ils éternueront à qui mieux mieux. C'est l'effet nocebo de la relaxation. C'est aussi la preuve des interactions entre le système immunitaire et les facteurs psychiques et contextuels.

Prenons les mêmes étudiants et donnons-leur un placebo tout en leur disant qu'il s'agit d'un remède miracle contre le rhume des foins. Rassérénés, ils abaisseront leur taux de cortisol et du coup... éternueront deux fois plus en cours d'épreuve. C'est l'effet nocebo d'une information rassurante et de la relaxation qui s'ensuit.

Pour reprendre encore une fois la métaphore de la guerre, si une population est bombardée de manière répétitive et totalement imprévisible, les risques de voir ses défenses immunitaires perturbées sont à leur maximum. Si les bombes sont annoncées, le risque est réduit. Si enfin, les sirènes permettent de se mettre à l'abri de manière sécurisée et collective (l'humain est un animal social), on est dans le meilleur des cas de figure. Enfin, si des missiles genre Patriot permettent d'éviter presque complètement les roquettes et donnent le sentiment à la population qu'elle contrôle l'agression, tout va bien... tout au moins du point de vue de l'immunité.

On manque de données épidémiologiques en la matière, mais il aurait été intéressant de comparer le devenir des citoyens de Londres (très longue période de bombardements, organisation dans le temps des populations, sirènes, abris, élan de patriotisme, fierté nationale), de Tokyo (durée très limitée, destruction quasi complète de la ville, sirènes, mais presque aucune possibilité de s'abriter, honte et déshonneur national) et de Bagdad (bombardements plus longs dans le temps, sirènes, mais également très peu de possibilités de s'abriter, sentiment d'abandon et de perte de fierté de la part d'un peuple guerrier). Je parierais que les Londoniens, qui ont toujours eu l'impression de maîtriser plus ou moins la situation et la certitude de remporter la victoire au final, ont eu moins de perturbations physiques que les Japonais, et moins encore que les Irakiens, certains d'être défaits et humiliés ; peut-être aussi qu'une frappe relativement isolée perturbe moins l'organisme qu'une série de stress peu annoncés pendant une longue période, car dans ce dernier cas la population ne vit plus et reste en permanence dans l'attente anxieuse de la prochaine bombe comme ce fut le cas à Beyrouth.

Quand on pense au bombardement de mauvaises nouvelles que représentent l'annonce d'un diagnostic de cancer et la mise en œuvre de son traitement, il est intéressant de constater que le pronostic est significativement amélioré quand le suivi psychologique est correct.

BURN-OUT, HARCÈLEMENT ET AUTRES SOUFFRANCES AU TRAVAIL : QUAND LE CORTISOL S'AFFOLE

Au cours d'une expertise psychiatrique, j'ai rencontré une jeune femme de 32 ans, Valérie, ingénieur en physique sans antécédents particuliers. Embauchée depuis trois ans dans une grosse société, elle a commencé à se sentir harcelée par sa responsable qui, selon ses mots, l'a « prise en grippe », et a finalement été mise en quarantaine par ses collègues. Son vécu d'isolement fut alors complet. Outre l'insomnie, la nervosité, la susceptibilité, l'irritabilité, les crises de larmes et l'angoisse permanente, elle a présenté des éruptions cutanées sur le visage et les bras, ainsi que des infections bronchopulmonaires à répétition. « Pour se consoler », elle s'est mise à grignoter sans arrêt et a pris cinq kilos. Les différents médicaments utilisés ne lui ont rien fait et, au contraire, ont tous provoqué des effets secondaires non négligeables. Il s'agit donc d'un effet nocebo typique. Tout se passa comme si le traitement prescrit avait été inactivé par le contexte. Le problème n'était pas une maladie « intérieure », mais une réaction organique à un environnement défavorable, d'où l'intolérance aux traitements.

En revanche, au bout de trois mois d'arrêt de travail, alors qu'elle revient d'un séjour à la campagne chez ses grands-parents, elle dort bien, son moral est bon, sa peau est nette, elle ne tousse plus et n'a plus de fièvre. Son poids s'est normalisé. Elle n'a plus pris aucun traitement au bout d'un mois. Comment comprendre ce phénomène ?

Les interprétations sont nombreuses et dépendent de l'approche de chacun, selon son point de vue historique, anthropologique, éthologique, sociologique, comportemental, psychanalytique ou biologique. Aucune ne prévaut et chacune apporte un éclairage et, jusqu'à preuve du contraire, plus il reçoit d'éclairages, plus un lieu est lumineux.

Si nous nous cantonnons au registre psycho-immunitaire, probablement le plus simple, il est nécessaire de faire appel à la biologie du stress. Il est connu, en effet, que chaque stress, *en particulier chaque stress non contrôlé ni maîtrisé*, pousse l'organisme à sécréter une hormone particulière nommée *cortisol*, un analogue de la célèbre cortisone, utilisée comme médicament pour traiter l'inflammation et diverses maladies graves comme le cancer ou la sclérose en plaques. Il s'agit d'un produit très puissant qui, parmi ses nombreux effets secondaires, peut favoriser les infections virales, certaines éruptions cutanées (acné, boutons…), que l'on retrouve d'ailleurs dans les maladies où les glandes surrénales en fabriquent trop (maladie de Cushing). De plus, la cortisone, comme le cortisol, entraîne une prise de poids, de l'insomnie et est considérée comme un produit dopant interdit chez les sportifs. La cortisone est très mauvaise pour l'estomac qu'elle peut perforer en provoquant des ulcères. Elle peut aussi déclencher des états maniaques avec excitation et agressivité chez les personnes génétiquement prédisposées au trouble bipolaire. Il est connu, enfin, que la dépression s'accompagne d'anomalies des taux de cortisol qui sont trop élevés, en particulier la nuit, provoquant des troubles du sommeil.

Quand on passe en revue les symptômes présentés par Valérie, on retrouve de nombreux aspects de l'hypercortisolisme : infections à répétition, insomnie, irritabilité, prise de poids, acné. On peut donc considérer que si l'effet placebo passe par la fabrication par l'organisme de médicaments naturels, l'effet nocebo est lui aussi explicable, au moins en partie, par la libération d'hormones, de neurotransmetteurs qui, en raison de leurs quantités excessives, agissent comme des poisons et non plus comme des facteurs de régulation. On l'a vu en début d'ouvrage, un rat soumis à une contrainte insupportable et prolongée (plâtrage complet) meurt rapidement d'un ulcère perforé, comme n'importe qui peut mourir en prenant une quantité excessive de cortisone médicamenteuse, tant cette substance est agressive pour la muqueuse gastrique.

Il paraît donc raisonnable de penser que la multiplication des stress non évitables, non contrôlables, dus à la vie moderne, peut favoriser un certain nombre de symptômes liés à l'excès de cortisol. Quand, de surcroît, les médias expliquent qu'« étant donné le contexte macroéconomique, la situation internationale sur laquelle personne ne peut rien, il n'existe aucun moyen de s'en sortir et qu'il ne faut surtout pas démissionner de son poste, même s'il est minable, car il n'y a pas d'embauche pour le moment et ceci pas avant très longtemps », on comprend que Valérie se soit sentie dans la position du rat placé dans une cage électrique : multiplication des stress douloureux et incontrôlables avec impossibilité de savoir quand viendra le prochain au cours des périodes d'accalmie. On comprend aussi que, dans ces conditions, ce ne sont pas les traitements chimiques ou psychothérapiques qui peuvent faire quoi que ce soit. Seul, un isolement de la source des stress chroniques peut permettre à l'organisme de sortir du labyrinthe de la maladie. Plutôt que des antidépresseurs ou des tranquillisants, la bonne ordonnance pour Valérie aurait donc dû être : « Arrêt immédiat et prolongé des contacts professionnels. Allez planter vos choux à la campagne, juste au milieu de nulle part. À renouveler le temps qu'il faut. »

De l'influence du milieu de vie sur le stress

On constate souvent que certains traitements médicamenteux interminables s'avèrent inutiles, car prescrits à des gens stressés, malades de l'information, alors qu'une bonne mise au vert serait sans doute à la fois plus écologique et plus efficace. On ne peut à ce sujet que déplorer la disparition des maisons de repos. Il ne reste plus guère que les cures thermales pour les personnes au bout du rouleau compresseur de l'hyperstimulation, l'hyperpression sociale dont l'information est un facteur prédominant. La même personne, Valérie, placée dans des environnements différents, a présenté des états de santé différents. Tant qu'elle a été dans un milieu qu'elle ne contrôlait pas, les traitements ne fonctionnaient pas et aggravaient la situation ; dès qu'elle a été loin du stress, les traitements ont fonctionné et elle a pu rapidement s'en passer.

L'exemple du cortisol n'en est qu'un parmi beaucoup d'autres et il faudrait passer en revue toutes les substances fabriquées lors des stress, de la noradrénaline à l'hormone de croissance en passant par de nombreuses autres substances peptidiques dont certaines nous sont encore inconnues. L'hypernoradrénergie[1] peut, par exemple, rendre compte de l'élévation de la tension artérielle assez classique chez les personnes stressées. C'est ainsi qu'en travaillant dans des conditions expérimentales en laboratoire de sommeil avec des sujets sains, il a été montré par Alain Muzet que l'exposition des dormeurs la nuit à un bruit discontinu pouvait être responsable de certains problèmes cardio-vasculaires. Si, au bout de quelques nuits, le cerveau s'habitue suffisamment au bruit pour ne plus être réveillé ni avoir de réaction au niveau de l'EEG, le cœur, lui, ne s'y habitue jamais. Même au bout de plusieurs semaines, chaque fois que le dormeur est soumis à un bruit, on observe une accélération réflexe suivie d'un ralentissement de la fréquence cardiaque simultanément à un bref épisode d'hypertension artérielle suivi d'une hypotension.

1. Fabrication excessive de noradrénaline, neurotransmetteur du stress (entre autres).

Bien sûr, je ne suis pas en train de dire que l'on va traiter les personnes hypertendues avec des boules Quies, mais je pense sérieusement qu'un traitement antihypertenseur sera moins efficace (effet nocebo) si la personne dort dans un local bruyant (aéroport, proximité d'une boîte de nuit...) et qu'il marchera mieux (effet placebo) si elle prend la précaution de s'isoler du bruit. Il a même été démontré que l'exposition au bruit dans la journée avait des conséquences sur le sommeil et sur la tension artérielle nocturne.

On sait par ailleurs qu'un stress majeur (perte d'un être cher) peut provoquer des désordres immunitaires graves et prolongés. C'est ainsi qu'une étude célèbre s'est penchée sur le devenir des veufs et veuves de Boston au décours de leur deuil. Il a pu être mis en évidence, dix-huit mois après le décès, une forte diminution de l'immunité cellulaire (globules blancs) et de l'immunité humorale. C'est une des raisons pour lesquelles les personnes qui ont eu un événement de vie significatif (deuil, chômage, déménagement[1]...) doivent se surveiller sur le plan médical. En effet, le système immunitaire a la même provenance embryonnaire que le système nerveux (crête neurale) et est régi par les mêmes neurotransmetteurs (sérotonine, dopamine, noradrénaline...), à tel point que certains auteurs le considèrent comme un système nerveux dilué et circulant.

On a parfois le sentiment que, en fonction des circonstances, il existe quelque part dans le cerveau (possiblement au niveau du thalamus) une sorte de gare de triage qui va orienter la réponse au stress en passant soit par la voie immunitaire (infections, migraines, rectocolite hémorragique...), soit par la voie nerveuse (dépression, insomnie, anxiété...). Certains de mes patients subissent un véritable balancement entre les deux systèmes. J'ai ainsi en mémoire un enseignant qui n'a jamais de migraine quand

1. Curieusement, ce facteur est considéré comme un des plus importants événements de vie chez la femme, même s'il a été souhaité et décidé par l'intéressée. Et même si le nouveau logement est beaucoup mieux que l'ancien... insondable mystère féminin !

il est déprimé et qui a d'horribles maux de tête quand son humeur se rétablit. Et j'avoue que je suis enchanté quand je le vois se prendre la tête (à deux mains) tant la migraine n'est rien comparativement à la mélancolie.

Il est fréquent d'entendre dire qu'untel a développé un cancer après son veuvage ou sa « mise au chômage » et il se trouve toujours quelqu'un pour raconter une anecdote de ce genre. Pourtant, les résultats des études tentant de mettre en corrélation le cancer du sein avec des « événements de vie » restent contradictoires. Il est en effet difficile de trouver un lien entre, par exemple, la perte d'un proche et l'apparition d'un processus qui peut mettre parfois plus de dix ans avant de se manifester cliniquement. Tout ce que l'on peut dire actuellement est que, probablement, un stress majeur et, encore plus probablement, une succession de stress non contrôlables par l'individu ont de bonnes chances de le fragiliser au niveau de ses défenses immunitaires. De là à penser que l'information répétée et désespérante est un des facteurs favorisants du cancer, des infections, voire des maladies neurodégénératives, il n'y a qu'un pas que je franchis allégrement. Du coup, en pratique, quand je croise le chemin de quelqu'un qui a subi une longue série de pépins, je lui suggère de se faire suivre de près.

Biologie de l'âme

(d'après une conférence à l'Académie nationale de médecine)

Après avoir subi une extraction dentaire[1], des patients reçurent un placebo d'antalgique assorti d'une explication convaincante sur son efficacité. Après tirage au sort, la moitié des sujets reçut en même temps de la naloxone destinée à bloquer leurs récepteurs aux opiacés, l'autre moitié un placebo. Résultat : le placebo d'antalgique n'a eu aucun effet sur le groupe recevant la naloxone et fut efficace chez ceux qui ont eu un placebo de naloxone et dont par conséquent les récepteurs endorphiniques sont restés libres. Ce serait donc sur

1. Levine J. D., Gordon N. C., Fields H. L., « The mechanism of placebo analgesia », *The Lancet*, 1978, 312, p. 654-657.

une augmentation des endorphines naturelles que l'effet placebo antalgique exercerait son action.

En recrutant[1] 340 volontaires sains répartis en 12 groupes et en les soumettant à une douleur, Benedetti prouva que plus les récepteurs des endorphines sont bloqués, moins le placebo est efficace. La participation du système endorphinique à l'établissement de l'effet placebo dans le domaine de la douleur était démontrée.

Les mécanismes des endorphines sont loin d'être les seuls en cause quand on songe à la complexité de la physiologie de la douleur, et d'autres recherches ont montré le rôle de la cholécystokinine dans l'effet placebo antalgique.

Psycho-neuro-immunologie

Elle postule des interrelations entre système nerveux central, système neuroendocrinien et système immunitaire. Une étude classique avait montré chez les veufs et veuves de Boston une altération des systèmes immunitaires cellulaire et humoral dix-huit mois après le deuil[2]. Dans la dépression, les hypothèses diffèrent quant au rôle accordé à l'axe hormonal et à la réponse immunitaire. À l'heure actuelle, les résultats des études chez l'homme restent souvent contradictoires[3], mais permettent de comprendre comment des facteurs psychologiques et environnementaux peuvent interagir avec l'un ou l'autre système.

La tomographie à émission de positons (PETscan[4]) permet de visualiser l'activation du cortex préfrontal (raison, libre arbitre...) par le placebo d'antalgique, ce qui peut être interprété comme l'expression des attentes des sujets, lesquelles sont corrélées aux attentes des médecins, donc à leur anticipation.

---

1. Benedetti F., Lanotte M., Lopiano L., Colloca L., « When words are painful : unraveling the mechanisms of the nocebo effect », *Neuroscience*, 2007, 147, p. 260-271.

2. Lemoine P., *Le Mystère du placebo*, Paris, Odile Jacob, 1996.

3. Guilbaud O., Corcos M., Hjalmarsson L., Loas G. et Jeammet P., « Modèles psycho-neuro-immunologiques de la dépression : une revue critique », *Ann. médico-psychol.*, 2002, vol. 160, 2, p. 179-185.

4. Petrovic P., Kalso E., Petersson K. M., Ingvar M., « Placebo and opioid analgesia – imaging a shared neuronal network », *Science*, 2002, 295, p. 1737-1740 ; Wager T. D., Rilling J. K., Smith E. E. *et al.*, « Placebo-induced changes in fMRI in the anticipation and experience of pain », *Science*, 2004, 303, p. 1162-1166.

Enfin, toujours dans le domaine de la douleur, si l'on conditionne un patient qui souffre à répondre à un traitement antalgique opioïde, l'effet du placebo de morphinique est annulé par la naloxone, mais si on le conditionne à un traitement antalgique non opioïde (paracétamol), la naloxone n'inhibera pas l'effet placebo antalgique. Cela prouve encore une fois que le placebo d'antalgique n'agit pas uniquement à travers un effet agoniste endorphinique.

ABORD PHARMACOLOGIQUE

Dépression : dans une étude comparant trois antidépresseurs (fluoxétine, venlafaxine et placebo), l'EEG quantifié a montré que les sujets placebo-répondeurs augmentent leur activité préfrontale, comme ceux qui ont répondu aux antidépresseurs et contrairement aux patients réfractaires au placebo ou aux antidépresseurs. Un autre essai en PETscan a mis en évidence une activité métabolique augmentée des patients placebo-répondeurs comparable à celle des patients répondeurs à l'antidépresseur, bien que moins intense. Les zones concernées correspondaient aux zones sérotoninergiques. Par ailleurs, la fluoxétine activait des zones limbiques donc plutôt instinctuelles, ce que ne faisait pas le placebo. On peut en déduire que le placebo d'antidépresseur agit sur les fonctions supérieures plutôt que sur les zones les plus archaïques, ce qui se comprend puisque c'est essentiellement l'attente des sujets, processus en rapport avec la conscience ou la volonté, qui régit la réponse ou la non-réponse au placebo[1].

Dans la maladie de Parkinson, une étude contrôlée L-DOPA *versus* placebo a montré que l'effet placebo transitoire souvent observé correspond à une libération de dopamine ; chez ceux qui répondirent au placebo comme à la dopathérapie, cette libération est comparable, bien qu'inférieure à celle induite par la L-DOPA[2].

1. Leuchter A. F., Cook I. A., Witte E. A., Morgan M., Abrams M., « Changes in brain function of depressed subjects during treatment with placebo », *Am. J. Psychiatry*, 2002, 159, p. 122-129

2. De la Fuente-Fernandez R., Ruth T. J., Sossi V., Schulzer M., Calne D. B., Stoessl A. J., « Expectation and dopamine release : mechanism of the placebo effect in Parkinson's disease », *Science*, 2001, 293, p. 1164-1166.

Il est donc raisonnable de penser que l'effet placebo a pour fondement l'activation ou la sécrétion des substances thérapeutiques endogènes ou endomédicaments.

ÉCLAIRAGE GÉNÉTIQUE

D'un point de vue génétique, dans la dépression, si l'on différencie les patients déprimés répondeurs au placebo des non-répondeurs [1], on observe que, selon leur niveau d'activité monoamine-oxydase, les sujets pourront plus ou moins moduler leur tonus monoaminergique, notamment catécholaminergique, ce qui se retrouvera dans le niveau de leur réponse au placebo.

De la croyance au symptôme

La question est simple : comment une simple croyance, en quelque sorte un état d'âme, peut-elle se transformer en symptôme objectif, voire en maladie organique ? Comment un médicament selon la manière dont il est donné peut-il avoir des effets radicalement opposés ?

Aurélie, une de mes patientes âgées de 22 ans, m'a apporté un début de réponse. Cette jeune fille avait eu un passé des plus troubles. Pendant toute son enfance, ses parents divorcés ont joué au ping-pong avec elle. Quand papa en avait marre de sa fille ou se trouvait une nouvelle fiancée, il l'expédiait chez maman, et quand maman était saturée, retour à l'envoyeur. Et puis, un jour, Aurélie s'est trouvé une nouvelle famille, une bande de junkies à la dérive vivant de chapardages et se nourrissant de *shit*. Progressivement, le haschich est devenu héroïne. Un jour, elle a échoué

1. Leuchter A., McCracken J. T., Hunter A. M., Cook I. A., Alpert J. E., « Monoamine oxidase A and catechol-O-methyltransferase functional polymorphisms and the placebo response in major depressive disorder », *J. Clin. Psychopharmacol.*, 2009, 29, 4, p. 372-377.

dans un de ces centres spécialisés où l'on a remplacé son *cheval blanc*[1] par un médicament de substitution, le Subutex®. Comme malheureusement beaucoup de ses collègues, elle a commencé à dealer son « subu », parfois à l'associer à l'héroïne… Hépatite C, garde à vue… La descente aux enfers était en marche.

Quand enfin elle arrive à la clinique, Aurélie est dans un état pitoyable. Hâve, épuisée, proche du désespoir. Maigre, tatouée, rebelle, mais malgré tout motivée pour se sevrer. C'est du moins ce qu'elle proclame. À l'entrée, elle prend 16 mg de Subutex®, on la passe progressivement à 8, à 4, à 2 et enfin, à 0. Las ! elle craque, supplie, sanglote... et je finis par céder. On est vendredi ; il ne faudrait pas qu'un malheur lui arrive pendant le week-end car le médecin de garde ne la connaît pas bien et aurait sans doute du mal à contrôler la situation. J'accepte de lui remettre 2 mg de Subutex®. Elle proteste, crie, pleure, explique que ce n'est pas assez, affirme qu'il lui en faut au moins 8 mg, je résiste, elle marchande… 4 mg ? Je refuse toujours. Elle finit par accepter, de mauvaise grâce. Je l'emmène à la salle de soins et demande à un infirmier de donner à Aurélie 2 mg de Subutex® devant moi. Elle l'avale goulûment. Sort.

Le jeune infirmier devient soudainement blême : « Je me suis trompé, je ne lui ai pas donné 2 mg, mais 8 mg. » Il est consterné. Je lui propose de ne rien dire sur le moment, de laisser passer un moment, de laisser (re)venir Aurélie. Lui et moi convenons d'un scénario, au cas où…

Comme prévu, la jeune fille revient, furieuse, au bout de quelques instants : « Je vous l'avais bien dit que 2 mg de Subutex® ne me feraient r… » L'infirmier ne la laisse pas finir sa phrase ; il se confond en excuses : « Je suis désolé Aurélie, j'ai fait une erreur, je vous ai donné 8 mg, pas 2 mg comme j'aurais dû, j'espère que cela ne vous a pas causé de désagrément, comment vous sentez-vous, voulez-vous que j'appelle le Samu ? »

Aurélie est interloquée, ne dit pas un mot, quitte la pièce, pour une fois sans claquer la porte. Le lendemain, elle a compris :

1. *White horse* : l'héroïne.

chez elle, le Subutex® agit surtout à travers l'idée qu'elle s'en fait. Elle était persuadée d'avoir eu 2 mg… et elle a eu beau recevoir 8 mg, sa conviction a été plus forte que la pharmacologie.

Les 8 mg ont agi beaucoup moins que ce qu'ils auraient dû car *elle n'y croyait pas*. Quant au jeune infirmier, il s'est remis de son erreur et a compris que parfois l'idée du médicament fait plus (ou moins) que le médicament.

Dopage et poudre de perlimpinpin : il suffit d'y croire

C'est sans aucun doute l'album *Astérix chez les Bretons* qui constitue la meilleure référence en la matière. Souvenez-vous ! Astérix et Obélix assistent à un match de rugby crucial pour l'équipe de leurs amis bretons, celle de Camulodunum. Une confusion fait qu'au lieu du baril de vin escompté pour donner de la force aux joueurs, c'est la potion magique qui leur est administrée par mégarde ! On devine sans peine le résultat de la confrontation, l'équipe gagne. Il s'agit d'un essai en double aveugle puisque ni l'expérimentateur ni les expérimentés ne connaissent la nature exacte du breuvage. Tout le monde compte sur l'effet de sa propre conviction pour augmenter l'efficacité de ses troupes. De ce premier essai (non transformé) sort la vérité de la bande dessinée : la potion magique décuple objectivement les forces.

Un peu plus tard, les mêmes Bretons assistés de nos deux héros doivent affronter les Romains dans un autre genre de sport. Cette fois, il s'agit de guerre ! Malheureusement, la potion magique s'est perdue dans la Tamise. Astérix décide de la remplacer par de l'eau chaude dans laquelle, pour donner un goût, une couleur, une odeur plus crédibles, il fait infuser quelques feuilles inconnues glanées par hasard. Le héros moustachu a alors cette phrase riche de signification : « Peut-être ont-elles des vertus que nous ignorons… En tout cas elles redonneront courage à nos amis bretons. » Il fait semblant d'y croire. Comme on pouvait s'y attendre, l'armée bretonne, persuadée d'être sous l'influence de la potion magique, inflige une raclée mémorable à ses adversaires romains.

Cette historiette introduit deux questions essentielles : la première est celle du dopage sportif qui ne semble à aucun moment poser de problème éthique à notre héros Astérix… Mais là n'est pas notre propos. L'autre concerne l'effet placebo. L'infusion offerte est proposée pour « donner du courage », indication pour le moins floue…

Il s'agit donc d'un simple aveugle dans lequel l'expérimentateur sait, ou plutôt pense savoir ce qu'il donne, alors que l'expérimenté n'en a aucune idée. Mais là où l'affaire se complique, c'est qu'en réalité, la potion magique n'a jamais existé, sinon ce serait dans les livres d'histoire. En fait, il ne peut s'agir que d'un superplacebo censé renfermer un principe actif, le patriotisme (ou le chauvinisme selon le point de vue), alors que la plante infusée est du thé qui contient de la théine, de la caféine, deux substances objectivement efficaces. C'est donc la pseudo-conviction du prescripteur ajoutée à l'activité pharmacologique du thé qui a permis à la vérité vraie d'éclater : le thé est un médicament psychostimulant. Et ça, c'est dans les livres d'histoire, qu'elle soit naturelle ou non.

LA CROYANCE DANS UN TRAITEMENT PEUT-ELLE INFLUER SUR SON EFFET ?

Si l'on écarte les aspects purement psychologiques pour se concentrer sur les mécanismes biologiques, on sait que, pour qu'un phénomène physiologique se manifeste, il faut qu'à un moment ou un autre une substance endogène, nommée ligand, se fixe à un récepteur, sorte de structure d'accueil particulièrement abondante au niveau de la synapse qui est le lieu où communiquent deux neurones de manière à laisser circuler l'influx nerveux.

Puissance de la conviction

Une étude réalisée par Reed il y a quelques années démontre l'effet placebo (ou nocebo, question de point de vue) de l'amour-propre. Deux sujets sains sont placés dans une demi-obscurité. L'un des deux reçoit du LSD, l'autre du placebo. On ne leur explique rien. On les filme pendant plusieurs heures. Ils font tous les deux un formidable trip, multipliant les visions psychédéliques. On leur explique qu'un des deux a eu de la drogue et l'autre du placebo et on leur dit qu'on va faire l'inverse : celui qui a eu du placebo aura du LSD et celui qui a eu du LSD aura du placebo. Et on le fait ! On les filme à nouveau. Aucun des deux n'a la moindre manifestation psychotique. La peur de perdre la face en délirant sous placebo est plus forte que le LSD !

On sait aussi que la sensibilité des récepteurs varie en fonction du temps. Cette variation peut se produire en quelques millisecondes ou, au contraire, demander beaucoup plus de temps, plusieurs semaines, voire plus. L'exemple des récepteurs morphiniques est instructif en ce sens que c'est lui qui a permis de comprendre que nos récepteurs peuvent accueillir des molécules intérieures comme extérieures. L'idée initiale était que si le pavot, à l'origine des substances morphiniques, a une action sur notre organisme, c'est que celui-ci est doté de structures, les récepteurs, et que ceux-ci sont construits pour recevoir des substances morphiniques que nous produisons nous-mêmes. L'hypothèse de ligands endogènes, véritables médicaments intérieurs, en l'occurrence de morphine fabriquée par notre organisme, a pu être validée et a permis de mettre en évidence une série de molécules appelées les enképhalines, ainsi que les endomorphines ou endorphines. Celles-ci seront plus ou moins efficaces en fonction du temps et du contexte. Cette efficacité dépend de la sensibilité des récepteurs, laquelle peut varier de manière rapide ou lente selon les circonstances :

– *Variations rapides de la sensibilité des récepteurs*. Les récepteurs peuvent ou non accueillir les ligands qui leur correspondent selon qu'ils sont libres d'accès ou non. Si par exemple on administre un médicament nommé naltrexone, celui-ci va saturer tous les récepteurs à la morphine et l'héroïnomane pourra bien prendre trois kilos de sa drogue préférée, celle-ci ne lui fera aucun effet car elle ne pourra pas se fixer. Tout se passe comme si la clé (héroïne) ne trouvait plus de serrure (récepteur) vacante, et ne pouvait donc plus ouvrir la porte de l'extase. La naltrexone se comporte un peu comme un cadenas. Reste à savoir si nos organismes sont capables de produire ce genre de molécule antagoniste.

– *Variations lentes de la sensibilité des récepteurs.* Quand un toxicomane prend régulièrement sa drogue, on assiste à un phénomène d'échappement (tolérance au sens américain du terme). Au fur et à mesure que passent les semaines et les mois, il lui faut augmenter de plus en plus les quantités de drogue pour parvenir à éprouver un effet suffisant. En réalité, à force de recevoir trop de substance, l'organisme se défend en réduisant le nombre de ses récepteurs correspondants et donc en les supprimant. Ce phénomène s'appelle la désensibilisation réceptorale.

Quand, à l'inverse, une personne est brutalement privée de son approvisionnement quotidien, du fait du surentraînement des récepteurs habitués à recevoir leur provende, elle ressentira un phénomène de manque qui peut se révéler très pénible et ne pourra être interrompu que par la reprise de la drogue, d'où la dépendance que l'on peut observer avec tous les types d'addictions, de l'anorexie à la cocaïnomanie en passant par l'alcoolisme, le tabagisme, le haschich, le pavot, le LSD, les amphétamines, le jeu, le sexe le travail ou les achats pathologiques. Des dépendances au placebo ont été observées avec des symptômes comparables, bien que moins violents, à ceux du manque de morphine. On sait aussi que selon les circonstances (amour, jogging...), notre organisme est capable de fabriquer à peu près toutes les drogues, héroïne, cocaïne, haschich, amphétamines, LSD, alcool, amphétamine, nicotine. Il faut d'ailleurs être aussi (in)con(scient) qu'un toxicomane pour se ruiner en achetant des substances illicites alors qu'il lui est parfaitement possible de fabriquer lui-même sa drogue sans tomber sous le coup de la loi !

Le propre de la drogue est en effet de fidéliser ses clients en créant des phénomènes de sevrage comme, par exemple, le *delirium tremens* (qui peut être mortel) en cas d'interruption brutale de consommation d'alcool. Les effets du sevrage existent avec toutes les molécules produisant de la dépendance et ont même été observés avec le placebo.

Cela démontre qu'il est possible de saturer instantanément l'ensemble de ses récepteurs à un type de neuromédiateur, soit de les bloquer, soit de les désensibiliser, soit au contraire de les hypersensibiliser, par des mécanismes chimiques exogènes[1] (drogues de synthèse, plantes...) ou endogènes (tout ce qui peut être source

1. Exogène : qui vient de l'extérieur de l'organisme, par opposition à « endogène », qui vient de l'intérieur.

de plaisir car, en définitive, toutes les dépendances ont une voie finale commune qui est le *circuit de la récompense*, lequel a pour neuromédiateur unique la dopamine). Le plaisir comme la douleur déclenchent une activation des circuits morphiniques endogènes (endorphines, enképhalines). C'est ce qui explique, par exemple, les dépendances au sport, car d'une part les crampes musculaires, d'autre part la satisfaction du dépassement de soi provoquent une libération d'endorphines et d'anandamide (principe actif du haschich). Ainsi, un marathon équivaut à un fix d'un ou plusieurs pétards ! Du coup, on observe fréquemment des complications en cas d'arrêt brutal de l'entraînement (retraite, blessure...) : obésité, alcoolisme, drogue, délinquance, déchéance. Le phénomène du dopage pourrait être expliqué dans ce contexte par le désir (financier) de gagner mais aussi par une recherche de plaisir, lequel est lié d'une part à la victoire et d'autre part à la « défonce » douloureuse sportive qu'ils facilitent, et donc à la fabrication de nos fameuses drogues endogènes. Il a en effet été montré en Australie, chez les nageurs, que la tolérance, voire la recherche de la douleur d'effort sont supérieures chez les sportifs de haut niveau par comparaison avec les sportifs « normaux ». Cela pourrait même être leur principale caractéristique psychologique. C'est d'ailleurs sur ce seul critère que les sélectionneurs repèrent leurs futurs champions.

Ces variations du nombre et de la sensibilité des récepteurs en fonction du temps permettent de comprendre que le même médicament, la même information, le même stress pourront avoir des conséquences tout à fait différentes, voire opposées, selon le contexte ou les circonstances.

LE FONDEMENT BIOLOGIQUE DU PLACEBO

Sur le plan biologique, l'effet placebo repose donc sur la fabrication de médicaments endogènes. Selon les circonstances – état psychologique, conviction du médecin, relation thérapeutique, suggestibilité, attente plus ou moins anxieuse de la guérison... –, nous fabriquons des antibiotiques, des antipyrétiques, des anti-inflammatoires, des antalgiques (endorphines), des antihistaminiques, des antimitotiques, etc., qui peuvent suffire à entraîner la guérison (c'est même le cas le plus fréquent), qui renforcent l'effet des médicaments de synthèse. Cette théorie a été parfaitement démontrée pour la douleur, dans la maladie de Parkinson et dans la dépression (voir encadré ci-dessus), par des études pharmacologiques et des études en imagerie dynamique et fonctionnelle (PETscan).

Il est hautement probable, bien que non encore démontré, que l'effet nocebo passe exactement par les mêmes mécanismes.

Le mystère des endosubstances : l'histoire de Dumbo

Une information scientifique très intéressante est contenue dans le dessin animé *Dumbo*. Le petit éléphant affligé de trop grandes oreilles prend un cours de vol par ses amis les corbeaux. Comme il a trop peur, son amie la souris lui offre une plume magique supposée lui permettre de prendre son essor. Tout marche bien jusqu'à ce que la plume lui échappe. Affolé, Dumbo perd toute son assurance et amorce un piqué fatal vers le sol. Dangereux placebo quand il se retourne pour devenir un nocebo ! Vite, les oiseaux révèlent à l'éléphanteau que la plume n'était qu'une supercherie et que « la force est en toi ». Dumbo reprend son vol. Il est guéri de sa phobie des transports aériens.

La recherche moderne confirme l'intuition de Walt Disney. Un grand nombre d'études montrent que le placebo marche en actionnant la sécrétion des substances naturelles destinées à lutter contre la maladie. La force de guérir est effectivement en chacun de nous. Ainsi, il a été démontré qu'un placebo d'antalgique destiné à contrer la douleur provoque la libération des endorphines (ou endomorphines), ces substances comparables à la morphine (tirée du pavot ou de l'opium) que l'organisme fabrique pour ne pas souffrir ou pour avoir du plaisir. Il a également été montré chez le patient souffrant de la maladie de Parkinson que le placebo fait réagir la partie du cerveau destinée à fabriquer la dopamine qui, justement, lui manque. De même, il est probable que le placebo de somnifère agit en stimulant la fabrication d'endotranquillisants (les endobenzodiazépines entre autres). On n'a pas encore trouvé le neuromédiateur qui permet de voler !

Il faut comprendre que le cerveau humain dispose d'une incroyable pharmacie destinée à se soigner, éventuellement à se shooter, voire se doper. C'est ainsi que nous avons tous à l'intérieur de nos neurones des quantités d'amphétamines, de cocaïne, de morphine, de cannabis, d'acide... Pourquoi voyons-nous dans les parcs autant de joggers, pourquoi les salles de musculation sont-elles peuplées d'autant de culturistes ? Pourquoi, en un mot, les sportifs aiment-ils tant souffrir ? La réponse est simple : l'effort douloureux, soutenu, lorsque arrivent la crampe musculaire, l'épuisement, provoque une libération d'endorphines (endomorphines) à l'origine du « deuxième souffle », ce moment quasi extatique, orgastique, objet de tous les désirs sportifs. Les sportifs de fond sont tous des morphinomanes qui s'ignorent.

C'est par l'intermédiaire de ces très médiatiques « hormones du plaisir » que l'on peut mieux comprendre le mal-être des grands sportifs lorsqu'ils ne peuvent plus pratiquer pour une raison ou pour une autre (entorse, grippe, suspension...). En fait, ils souffrent d'un véritable syndrome de manque. Pire, on voit parfois malheureusement d'anciens professionnels du sport à la retraite se mettre à grossir, devenir obèses (manger est une des nombreuses autres façons de s'envoyer en l'air), alcooliques, drogués, joueurs de casino. En réalité, ils ne font que remplacer une drogue par une autre. Ou alors, s'ils ne le peuvent pas, il leur arrive de déprimer.

Tous les champs thérapeutiques de la médecine sont concernés par le placebo et l'effet nocebo, et il n'est pas de maladie, à part peut-être le coma dépassé, qui échappe à son emprise. Certes, sa puissance dépend de la pathologie, allant du 84 % d'efficacité dans la douleur de l'angine de poitrine à des scores beaucoup plus modestes en matière de dyskinésies tardives ou d'insuffisance rénale, cardiaque ou respiratoire pour n'en citer que quelques-unes. De fait, il ne viendrait à l'esprit de personne de contester l'importance de ce paramètre qui coûte d'ailleurs des fortunes à l'industrie pharmaceutique, tenue par les agences gouvernementales de multiplier les essais comparatifs *versus* placebo tant celui-ci peut influencer les résultats.

Information, vieillissement, cancer et autres télomères

Le télomère n'est pas une nouvelle chaîne destinée aux mamans, c'est l'extrémité des chromosomes. Or il a été observé en laboratoire un raccourcissement progressif de cette terminaison qui fait qu'au bout de quarante divisions cellulaires *in vitro* environ, la cellule vieillit, dégénère et meurt. Selon son appartenance à telle ou telle lignée ou espèce et donc selon sa programmation, la cellule meurt plus ou moins rapidement. Tout se passe comme si l'heure de notre mort était inscrite dans nos gènes. Or il existe une sympathique enzyme, la télomérase, dont le métier est de réparer les télomères de manière à éviter leur raccourcissement.

Un chercheur du MIT, le professeur Weinberg, a montré que la caractéristique principale des cellules cancéreuses est de fabriquer beaucoup de télomérase, rendant immortelles les cellules qui prolifèrent et vivent beaucoup plus longtemps que leur hôte. Plus une cellule est capable de proliférer, plus son activité télomérase est importante. On sait d'ailleurs que le virus du sida utilise une enzyme de la même famille, la transcriptase inverse, qui lui permet non seulement de s'installer dans les lymphocytes T, mais d'y faire proliférer son ARN. La clé du cancer et du vieillissement se trouve donc au niveau de notre fameuse télomérase.

Tout cela est bien joli, mais peut-être vous demandez-vous ce que vient faire la télomérase dans un livre consacré aux médias ? Le fait est qu'il a été démontré (Université californienne de San Francisco, 2004) qu'être soumis à une pression psychologique intense et prolongée (mères ayant un enfant chroniquement et gravement malade) avait un retentissement important sur l'activité télomérase, raccourcissait les télomères et, par conséquent, favorisait le vieillissement.

Sa femme est morte et, depuis, il a pris un sacré coup de vieux ! Depuis toujours, on sait que les stress majeurs – veuvage, faillite, divorce – entraînent une sénescence rapide, favorisent (par exemple) le zona, et peut-être même le cancer. Il suffit aussi de se rappeler ces anecdotes où une information grave entraîne le blanchiment en une nuit des cheveux, à l'image de ce noble dont les « cheveux prirent couleur de neige » au cours des vingt-quatre heures qui ont précédé son passage sous la guillotine. La différence avec autrefois, c'est qu'aujourd'hui, on sait pourquoi !

Seulement, il ne faut pas oublier qu'il existe deux sortes de stress, le bon et le mauvais. Un stress[1] est considéré comme positif quand l'organisme est capable de le maîtriser, il est défavorable quand il est désespérant.

INFORMATION ET PERSONNALITÉ

Examinons maintenant ce qui se passe chez les personnes ayant subi un infarctus du myocarde. Les cardiologues se sont aperçus depuis très longtemps que cette maladie très grave et très fréquente concerne plus particulièrement les sujets ayant une typologie A, c'est-à-dire des personnes impatientes, stressées, impulsives, qui s'énervent dans les embouteillages, n'ont jamais le temps d'aller chez le coiffeur, combatives, tout le temps en compétition, polarisées sur leur travail, vulnérables à la dépression, et qu'elle épargne relativement celles qui ont une typologie B, plus philosophes, calmes, capables de relativiser, de prendre leur temps, de la distance, de remettre au lendemain. Celles qui ont aussi tendance à éviter les problèmes et qui seraient un peu plus prédisposées au cancer. Rien de nouveau dans tout cela. Plus surprenant, en étudiant le devenir des deux populations ayant eu un infarctus, les A (plus nombreux) et les B (plus rares), on constate que les chances de survie sont plus importantes chez les premiers. Pourquoi ?

1. Selon Hans Seylie, le stress est l'ensemble des mécanismes physiologiques qui permettent de stabiliser les fonctions vitales de l'organisme dans des conditions extérieures perpétuellement changeantes (principe de l'homéostasie).

Il semble qu'en fait les A, une fois passé l'orage douloureux de l'infarctus, reçoivent une explication claire : « Vous êtes trop énervé, trop hyperactif, apprenez à prendre votre temps, prenez des vacances, relaxez-vous, méditez… » Ils tirent les conséquences de cette information et changent effectivement, se transformant progressivement en B, en particulier ceux qui bénéficient de séances de psychothérapie cognitive et comportementale. En revanche, les B ne reçoivent aucune explication psychophysiologique et ne comprennent donc rien à ce qui leur arrive. Ils n'ont pas mérité l'infarctus puisqu'ils sont détendus, savent s'arrêter, se relaxer, d'où un sentiment d'injustice, de révolte ou de découragement. Ne pouvant pas faire l'effort de modifier leur fonctionnement ou leur mentalité parce qu'au fond, il n'y a pas grand-chose à changer chez eux, ils ne changent donc pas et refont des infarctus toujours aussi injustes. On ne leur a pas donné le moyen de contrôler, donc de maîtriser le processus.

Je me souviens d'un de mes vieux amis, à l'époque où j'étais un jeune interne, vertueux, moralisateur et, je l'avoue, un peu austère. Cet homme était alcoolique, tabagique et « hyperbringueur ». Un jour que je lui faisais la morale, l'incitant à plus de tempérance, il me rétorqua : « Il n'en est pas question car le jour où je serai diabétique, hypertendu, cirrhotique, je saurai quoi faire. Alors que toi, le jour où cela t'arrivera, tu ne pourras évidemment pas arrêter de fumer ou de boire, puisque tu ne fumes ni ne bois. »

Une manière comme une autre de garder la maîtrise de la situation.

CHAPITRE 2

Les journalistes cherchent-ils vraiment à nous désespérer ?

Préhistoire de nos systèmes d'information

Il existe de nombreux types de médias, nous en sommes à la fois des émetteurs, des vecteurs et des récepteurs chaque fois que nous bavardons avec la boulangère, regardons une publicité, donnons un coup de fil, écrivons une lettre, écoutons un sermon, tchattons sur le Web. Mais c'est sans doute la télévision, la radio, les journaux et maintenant Internet qui représentent les instruments les plus puissants de manipulation des foules, justifiant bien leur nom de *mass media*. C'est parce que l'espèce humaine vit en société qu'elle a autant développé les outils de communication, à l'image des autres animaux sociaux, sans oublier toutefois que tous, y compris les plus archaïques, utilisent des moyens d'information destinés à prévenir leurs congénères de l'existence d'un danger, de l'opportunité d'une nourriture, de la possibilité d'un accouplement, d'une humeur agressive. Il se trouve que, parmi les grandes différences qui distinguent l'homme des bêtes, la quasi complète disparition des phéromones a des conséquences que nous n'avons pas fini de mesurer.

Ces corps chimiques volatils sont sécrétés au cours de nombreuses circonstances de l'existence de tous les êtres vivants, y compris les plantes. Elles permettent au papillon de repérer à des kilomètres la présence d'une femelle fécondable, à des chiens de marquer leur territoire, à des herbivores de signaler le danger aux collègues, à un troupeau de repérer le passage de ses congénères. Les phéromones sont perçues par les mammifères grâce à l'organe de Jacobson, situé dans les fosses nasales, et c'est justement cet organe qui est presque complètement atrophié chez nous, de même que les gènes lui correspondant, à l'exception d'un seul. La perception des phéromones n'a bien sûr rien à voir avec l'odorat.

Cette atrophie fait douter certains scientifiques de la persistance dans l'espèce humaine de la capacité de détecter les éventuels messages chimiques de ses congénères, alors que d'autres considèrent qu'il existe toujours un cerveau archaïque capable de détecter des messages basiques comme, par exemple, l'amour ou la peur. D'où l'expression : « Je ne peux pas le sentir. » Il paraît cependant raisonnable de penser qu'en cas de circonstances extraordinaires, comme un coup de foudre ou une terreur collective, nous soyons capables de ressentir ce type de message, même si, chez nous, les cinq sens et notamment la vue restent largement prévalents[1]. Toujours est-il qu'avec les signaux de reproduction, ce sont sans doute les messages d'alerte, donc de peur – quel que soit le média, chimique, visuel, sonore, olfactif ou autre –, qui sont les plus cruciaux pour la conservation de l'espèce, notamment la nôtre ; d'où la nécessité de créer chez les animaux sociaux des médias collectifs permettant d'informer simultanément tous les individus d'un banc d'anchois, d'un troupeau de gazelles, d'une colonie de fourmis, d'un vol d'étourneaux..., de la présence d'un éventuel prédateur et donc de la nécessité de changer de direction « comme un seul homme » !

Mon hypothèse est que l'augmentation fantastique de densité des populations humaines aboutissant à des groupes comprenant

1. Lemoine P., *Séduire. Comment l'amour vient aux humains*, Paris, Robert Laffont, 2004.

des millions d'individus a entraîné la perte progressive de la possibilité de percevoir les messages spécifiques, quelle que soit leur nature. Imaginons qu'à São Paolo, Mexico, New York, Tokyo, Pékin, Londres ou Paris, chaque individu perçoive instantanément le message de terreur ou de fécondabilité émis par un seul sujet. Nous passerions notre vie à être terrorisés ou amoureux et à foncer à l'opposé, en cas de peur, ou, en cas d'amour, en direction de la personne émettrice ! On a peine à imaginer le chaos qu'une telle situation provoquerait en matière de circulation...

L'homme a donc mis au point des systèmes de plus en plus sophistiqués destinés à s'informer mutuellement mais sélectivement à des distances plus ou moins importantes selon la dispersion des groupes. Au Cameroun, par exemple, le tam-tam permettait de transmettre des messages précis aux différentes familles d'un même clan. Les Indiens d'Amérique, les guetteurs chinois sur la Grande Muraille ou les cardinaux en conclave utilisaient ou utilisent encore (pour les derniers) les signaux de fumée. Ailleurs encore, on se servait du sémaphore ou de l'éclair envoyé par un miroir. Aujourd'hui, les médias individuels comme le téléphone et collectifs comme la télévision sont devenus extraordinairement variés et puissants. La nouveauté est que celui qui émet un message n'a plus aucune idée de son public. Autrefois, le journal était lu par les abonnés ou les acheteurs en kiosque, la télévision regardée par ceux qui payaient la redevance. Aujourd'hui, quand je « balance » un blog sur Internet, vu les possibilités de relais par transfert, je ne sais jamais d'avance si mon message sera lu par trois pelés ou par des millions de tondus.

NON SEULEMENT L'ANGOISSE SE TRANSMET, MAIS EN PLUS ELLE EST TRÈS CONTAGIEUSE

Les aplysies sont des sortes de limaces de mer dotées de tentacules situées autour de l'orifice qui leur sert de bouche. Ce sont des organismes élémentaires qui possèdent un vague ganglion en guise de cerveau. La séquence expérimentale est simple : on installe une dizaine de ces animaux dans un aquarium. De temps en temps, on les soumet à une lumière intense suivie, quelques secondes plus tard, d'une décharge électrique. Comme on peut l'imaginer, ces animaux n'apprécient guère ce genre de traitement et lors du passage du courant, les aplysies commencent à se tortiller et cherchent à fuir dans toutes les directions. Au bout d'un certain nombre de chocs, elles assimilent la succession des événements :

lumière → courant électrique.

Et, chaque fois qu'elles perçoivent le signal lumineux, elles se mettent à nager et à frétiller, anticipant le choc même s'il n'a pas lieu. Après leur avoir fait subir un bon nombre de fois l'expérience, on prélève les aplysies désormais conditionnées et on les passe au mixer. Enfin, on verse le jus ainsi obtenu dans l'eau d'un aquarium où nagent des aplysies heureuses, car naïves et non conditionnées. Un peu plus tard, on leur envoie le même signal lumineux et aussitôt elles se mettent à se tortiller et à fuir, comme si elles anticipaient un choc électrique. Elles se comportent comme si elles étaient déjà conditionnées.

Cette expérience démontre l'existence d'un savoir chimique transmissible. La séquence lumière → courant électrique est gravée dans une molécule d'ADN comme une mélodie sur la cire d'un microsillon. Dans le jus d'aplysies conditionnées se cache une substance mystérieuse, capable de garder – et de transmettre – la trace de l'apprentissage. Le fantôme atomique du comportement appris. Personne n'a encore réussi à l'identifier, mais on sait qu'il existe. C'est la preuve aussi d'une possibilité de transmission d'une information à toute une population.

L'information est le premier des outils de communication sociale

Nous émettons sans arrêt des signaux verbaux et non verbaux qui peuvent être visuels (gestes, attitudes, mimiques, comportements...), sonores (cris, paroles, modulations, intonations...), olfactifs (sueur, odeurs d'angoisse, de plaisir, d'alerte, phéromones si elles existent) et peut-être d'autres messages encore plus inconscients. Ces signaux sont perçus de manière permanente par nos congénères qui y réagissent, et s'ils sont émis de manière massive par un certain nombre d'individus, ils se révèlent parfois capables de déclencher des mouvements collectifs de grande ampleur. Ce sont les paniques capables de rendre des foules irrationnelles et meurtrières, à l'image des moutons de Panurge se précipitant en masse du haut d'une falaise. Il n'est que de se rappeler l'affolement des populations américaines jetées sur les routes quand Orson Welles a lancé à la TSF son fameux canular intitulé *La Guerre des mondes*.

Si les signaux sont émis de manière répétitive, en boucle, et surtout si ceux qui les émettent sont perçus comme des leaders ou des modèles et qu'ils utilisent des arguments d'autorité, on observera le même type d'effet collectif avec des mouvements de morosité, d'anxiété, d'enthousiasme... En 1998, on a assisté à d'extraordinaires scènes de liesse lors de la victoire de la France au Mondial de foot : en Corse, des indépendantistes notoires se sont mis à entonner *La Marseillaise*, à brandir le drapeau tricolore en buvant le champagne de la métropole abhorrée... À l'inverse, on a vu le peuple des industriels, financiers, banquiers et autres boursicoteurs sombrer dans l'affolement et suicider en masse leurs entreprises dans un mouvement collectif totalement irrationnel lors de la crise économique de 2008-2010.

LA LANGUE D'ADAM

Une expérience cruelle réalisée au XIIe siècle par Frédéric II von Hohenstaufen démontre l'importance vitale pour chaque individu de la vie en groupe et des signaux éthologiques et sociologiques (parole, mimiques, gestes...) qui accompagnent la situation collective. Le souverain du Saint Empire romain germanique se posait une question à la fois essentielle et fondamentale pour l'époque : quelle était la langue originelle de l'homme, celle que parlaient Adam et Ève au Jardin d'Éden ? Quels pouvaient être les mots prononcés par les êtres humains avant Babel ? L'objectif était de parvenir à déterminer quel idiome des êtres humains, des petits d'hommes utiliseraient spontanément s'ils n'étaient soumis à aucune influence culturelle. On n'est pas loin du mythe de l'enfant sauvage, Victor de l'Aveyron, de Mowgli, Romulus et Remus... Pour résoudre cette énigme, le souverain imagina une expérience quasi scientifique à une époque où les comités d'éthique n'existaient pas. Il a prélevé dans son peuple six enfants, trois garçons et trois filles, et les a fait élever dans son palais. La consigne était que les nourrices devaient bien les traiter du point de vue de l'hygiène, de la nourriture, des vêtements et de tous leurs besoins matériels, mais qu'elles ne devaient jamais leur adresser la parole. Dans son idée, ces six enfants privés de tout modèle linguistique retrouveraient forcément la langue d'Adam pour communiquer entre eux.

Les enfants dépérirent tous et moururent.

Ce n'est probablement pas l'absence de parole qui les tua, après tout les enfants sourds muets ne dépérissent pas s'ils ont leur ration d'amour. C'est sans doute l'absence de toute communication avec leurs nourrices qui les a tués, car on peut supposer qu'elles extrapolèrent l'ordre impérial et s'abstinrent de leur adresser des gazouillis, des sourires, peut-être même des papouilles. Privés de signaux de tendresse et d'amour, ces enfants ne survécurent pas.

On sait que les mères parlent sans arrêt à leurs bébés, même quand ils sont encore incapables de saisir le sens des mots car elles savent qu'ils appréhendent l'intonation des phrases et l'interprètent comme des messages d'amour, de colère, de tristesse, de bonheur... Exactement comme les chiens et les chats de compagnie, les nourrissons ne comprennent pas le sens des mots, mais ils en captent parfaitement l'intonation.

De fait, l'asepsie relationnelle est un poison mortel chez le petit enfant. Une abeille privée de ruche meurt, même si elle est placée dans un univers où coulent le miel et... le miel. Elle survit, même si règne une certaine disette, à condition qu'elle puisse en parler avec ses copines. Puissance du bouche-à-antenne.

Il est probable que les ermites, stylites et autres anachorètes qui passèrent des vies de solitude dans des refuges loin de toute société avaient un sentiment d'appartenance à une communauté de croyance, de religion, de philosophie, qu'ils communiquaient par la prière avec leur dieu, et qu'au fond ils ne se sentaient jamais vraiment seuls.

Dans son livre *Anticancer*[1], David Servan-Schreiber explique que les femmes atteintes d'un cancer du sein qui participent régulièrement à des réunions animées par un psychologue ont significativement plus de chances de survivre que celles qui restent seules à lutter dans leur coin. On peut penser qu'au cours de ces réunions l'échange d'informations, de recettes, de messages d'espoir, procure à chacune un sentiment de contrôle, et qu'en plus, le fait de se retrouver partie prenante d'une microsociété de personnes ayant une appartenance commune favorise leurs défenses immunitaires.

Pour ne pas mourir, nous avons besoin de l'amour véhiculé par la communication, qu'elle soit verbale ou non verbale.

DRÔLES D'INFORMATIONS, INFORMATIONS PAS DRÔLES

Plus je lis et plus j'écoute les informations, plus je me demande pourquoi tout semble fait pour nous angoisser et nous déprimer. Quand je pense que l'un de nos journaux télévisés, *prime time* s'il en est, était précédé d'une musique élaborée à partir du thème central du film *Les Dents de la mer*, je me dis que toute cette mise en scène est faite sciemment pour que le malheureux téléspectateur soit mis dans la situation du baigneur sur qui fond le squale de l'information catastrophe. Le *20 heures* à la télévision est conçu comme une dramaturgie destinée à captiver le public dans tous les sens du mot. C'est sans doute le comique Smaïn, avec son sketch sur le *20 heures* de TF1 et son expression terrorisée quand il entend l'indicatif, qui illustre le mieux mon propos. Audimat oblige !

---

1. Servan-Schreiber D., *Anticancer. Prévenir et lutter grâce à nos défenses naturelles*, Paris, Robert Laffont, 2007.

On peut aussi se demander sur quels critères sont effectués les choix des sujets traités, tant les choses paraissent irrationnelles. Est-il vraiment nécessaire de répéter sur toutes les ondes qu'un malheureux gamin s'est tué dans un camping en tombant d'une falaise, d'envoyer un reporter qui va interviewer *ad nauseam* les malheureux parents, lesquels, chose incompréhensible, ne partent pas en courant à la vue des micros et caméras ? Tous ces pleurs, toute cette angoisse, cette culpabilité vont-ils nous rendre meilleurs, nous aguerrir ? Quelle en est l'utilité à part faire pleurer dans les chaumières ?

Tout cela est certes bien triste, mais quel est l'intérêt de ce type de nouvelles ? Pourquoi vouloir émouvoir à tout prix les braves gens qui n'en peuvent mais ? Parfois c'est le nombre de morts groupés qui est choisi comme critère. Si cinq personnes se tuent dans un accident de voiture, on va en faire toute une histoire, alors que si cinq accidents de voiture mortels simultanés se produisent en cinq lieux différents, on ne va pas les évoquer… pourtant, d'un simple point de vue mathématique, cinq fois un égale… cinq. D'autres fois, c'est le contexte plus ou moins anxiogène. Statistiquement parlant, chaque été, quand cent personnes se tuent en montagne, il y en a cent vingt-cinq qui se noient. Pourtant, deux ou trois personnes qui disparaissent le même jour sur les plages n'auront pratiquement droit à aucune mention nationale, tout juste un entrefilet dans la presse locale : « Un vacancier s'est noyé sur la plage de Bled-sur-Mer. » En revanche, si une cordée est emportée par une avalanche, les manchettes titreront : « L'impitoyable montagne a encore enseveli sous son blanc linceul. » Les chats et chiens écrasés d'altitude vaudraient-ils mieux que ceux de l'océan ? Immanquablement, on a droit au commentaire moralisateur d'un guide buriné de Chamonix qui rappelle la nécessaire préparation physique, l'indispensable expérience des montagnards diplômés (comme lui), sans parler de ces malheureux touristes inconscients qui partent en espadrilles et en short… Pourquoi ? Dans notre inconscient occidental, la montagne, l'Olympe, lieu traditionnel de villégiature des dieux et des sorciers, resterait-elle un lieu tabou réservé aux seuls initiés ?

Est-ce parce que l'alpinisme ne devrait être envisagé que par des sportifs accomplis, alors que la plage nécessite un peu moins de préparation physique ? Toujours est-il que, là encore, tout est fait pour nous angoisser à la moindre vue d'un sommet enneigé !

Quand une mère de famille lit, voit ou entend : « Un collégien agressé à l'arme blanche », elle se met à trembler pour ses enfants scolarisés : ce type d'information est-il vraiment utile ou nécessaire ? Oui si une solution est trouvée, mais tout ce qui a été proposé, brigade de police scolaire, portiques de sécurité, fouille par les professeurs, absolument tout a été joyeusement démonté par les spécialistes de la question et, bien entendu, par les polémistes de service. Alors, je le répète, à quoi bon tout ce battage médiatique à propos de ces malheureuses affaires s'il ne sert qu'à affoler les chaumières ?

Quand on ne trouve pas d'explication à l'accident de l'A330 du vol Rio-Paris, que des dizaines de « spécialistes » se succèdent sur les plateaux de télévision y allant chacun de sa petite hypothèse, je panique à l'idée de monter dans un Airbus, moi qui me croyais en sécurité avec Air France. Là encore, quel intérêt de revenir sans cesse sur une tragédie qui, en pourcentage, ne représente rien comparativement aux accidents de la route ? Un an plus tard, on sillonne toujours l'océan… Où sont les boîtes noires ? Faut-il vraiment clamer l'impuissance des systèmes de recherche ? Je connais en tout cas un certain nombre de personnes dont la phobie des transports aériens remonte à cet accident et plus encore à la tempête médiatique qui s'ensuivit. Nocebo toujours !

LA PEUR DU FOU

À Pau, le 17 décembre 2004, une infirmière et une aide-soignante sont égorgées par un fou furieux. L'une d'elles a même été décapitée. Le pire est qu'à cette occasion la loi de 2007 finit par être votée par l'Assemblée nationale. On y applique des sanctions pénales à des malades mentaux jugés irresponsables. À Grenoble, en 2008, un schizophrène évadé occit sans raison un passant, un malheureux étudiant de 26 ans dont le seul tort a été de se trouver là au mauvais moment. L'émotion est intense. Les médias se déchaînent. Les syndicats dénoncent l'insuffisance des moyens. Pour la première fois dans l'histoire de la Ve République, un président scandalisé se rend dans un hôpital psychiatrique et engueule les psychiatres[1] des hôpitaux publics. Tout le discours ou presque est consacré aux moyens de protéger la population des fous dangereux. Cette admonestation présidentielle fait scandale pour les syndicats, les professionnels, les psychiatres : pour eux, leur mission est de soigner leurs malades, les sortir de leur exclusion, pas seulement de protéger les populations. Qui à ce moment entend les protestations des représentants des familles (Unafam) et celles des usagers (Fnapsy) ? Ils ont pourtant parfaitement raison : dans les populations de schizophrènes, la criminalité est inférieure à ce qu'elle est dans la population générale. Toutes proportions gardées, il y a beaucoup moins d'assassins fous que de meurtriers sains ! En d'autres termes, on court moins de risques à se promener au milieu des malades mentaux qu'en ville. Le véritable problème est que ce sont les malades mentaux qui sont le plus souvent les victimes et que ce sont eux qu'il faut protéger de certaines fractions de la population, proxénètes, dealers et autres délinquants.

Le véritable scandale n'est-il pas que, en cinquante ans, aucun président n'ait jamais daigné venir dans un hôpital psychiatrique, alors que ces malades représentent une proportion très importante du nombre total de personnes hospitalisées ? Honte sur les prédécesseurs de Nicolas Sarkozy, en particulier honte sur Charles de Gaulle dont la fille était trisomique et honte sur Jacques Chirac dont la fille anorexique a tenté de se suicider et dont le gendre s'est suicidé. Tous les présidents en exercice se sont rendus dans des services de pédiatrie, de chirurgie, de médecine, de gériatrie, que sais-je, aucun n'a jamais eu le cran de contempler la folie en face et d'éprouver de la compassion pour les plus déshérités de nos concitoyens.

---

1. En l'occurrence, il n'avait, semble-t-il, pas tout à fait tort pour l'affaire de Saint-Égrève.

Il est vrai que l'électorat des fous n'est pas très porteur. Combien de drames faudra-t-il encore pour qu'un président revienne faire un tour en psychiatrie ? Les patients hospitalisés en psychiatrie seront-ils un jour des citoyens comme les autres ?

Cette histoire risque pourtant de laisser d'importantes séquelles sanitaires car, pour les politiques, les administrations et le grand public la priorité est désormais donnée aux unités fermées, certes indispensables, à la nouvelle exclusion, ruinant ainsi des décennies d'efforts de déségrégation, désexclusion, de « retour du schizophrène dans la cité ». La logique des soignants en psychiatrie et celle du public effrayé finiront-elles par se rejoindre ? À l'heure actuelle, rien n'est moins sûr.

Médias : la faillite d'un contre-pouvoir
(de Philippe Merlant et Luc Chatel, Paris, Éditions Fayard, 2009 [1])

Selon différents sondages, les Français ne font plus confiance aux journalistes, suspects d'être inféodés aux politiques et aux financiers. Les connivences entre les deux mondes (politique et journalistique) sont nombreuses et mal vécues : Kouchner/Ockrent ; Borloo/Schönberg ; Strauss-Kahn/Sinclair…

Dans ce monde endogamique, les capacités à l'autocritique sont proches du néant, alors que les renvois d'ascenseur sont la règle, comme par exemple la promotion d'un livre, toutes chaînes confondues, du moment qu'il a été écrit par un journaliste.

« En France, jamais aucun directeur de rédaction ni aucun journaliste n'a démissionné de son poste après avoir commis (et reconnu) une faute grave. » On peut néanmoins rappeler qu'Alain Genestar a été fermement poussé vers la sortie.

Du fait de ce climat de faiblesse éthique, la presse est un pouvoir certes, mais n'est plus un véritable contre-pouvoir. Du coup, les politiques tentent d'en prendre le contrôle : concentration croissante des titres, pressions diverses, convocations judiciaires, placements en garde à vue, perquisitions, fouilles à corps, les exemples foisonnent de cette perte d'indépendance.

1. Cet encadré a été rédigé à partir de l'analyse de Yan de Kerorguen trouvée sur Internet.

LE PRINCIPE DE PRÉCAUTION POUSSÉ À L'EXTRÊME

Bien que moins spectaculaires, des réactions d'effroi continuent à être créées de toutes pièces par les autorités relayées par les médias et *vice versa*. Parmi les grandes peurs de l'humanité, celle des épidémies provoque des paniques collectives irrationnelles, lointain reliquat des hécatombes dues à la peste, au choléra, à la tuberculose et, plus près de nous, à la grippe espagnole ou au sida, sans oublier la mythique grippe aviaire, dont beaucoup de scientifiques se plaisent à répéter que la question n'est pas tant de savoir si le virus se transmettra d'homme à homme, puisqu'il l'a déjà fait dans le passé (grippe espagnole), mais quand cela se produira. L'exemple du communiqué ci-dessous illustre comment, en toute bonne foi, un ministère joue avec la peur en évoquant des épidémies en forme de bulles de savon :

> ÉPIDÉMIE DE *LISTERIA*
> CABINET DE LA SECRÉTAIRE D'ÉTAT À LA SANTÉ ET À L'ACTION SOCIALE
> PARIS, LE 22 FÉVRIER 2000
> COMMUNIQUÉ
> Les derniers résultats de l'investigation épidémiologique menée par l'Institut de veille sanitaire (InVS) ont permis de repérer le principal aliment responsable de l'épidémie de listériose.
> Dominique Gillot, secrétaire d'État à la santé et à l'action sociale, précise qu'il s'agit de langue de porc en gelée. La marque de ce produit n'est pas encore identifiée. Cet aliment – qui a été consommé par la majorité des personnes atteintes interrogées – est très vraisemblablement le principal véhicule de transmission de la bactérie *listeria* qui a provoqué la survenue de l'épidémie de listériose touchant 23 personnes dans 19 départements français.
> L'InVS avait initié une enquête épidémiologique le 2 février dernier, suite à une alerte déclenchée par le Centre national de référence des *listeria* (Institut Pasteur, Paris) qui avait identifié 6 malades contaminés par la même souche de *listeria*. L'enquête épidémiologique a permis de recenser à ce jour 23 cas dont 7 décès et 1 avortement. L'analyse des enquêtes alimentaires comparant la consommation des malades à celle des personnes « témoins » a

> permis d'incriminer la langue de porc en gelée comme principal aliment responsable de cette épidémie.
> Sur la base des éléments épidémiologiques, une enquête bactériologique portant sur la chaîne alimentaire est actuellement réalisée conjointement par les services vétérinaires et les services de la consommation, de la concurrence et de la répression des fraudes. Cette enquête alimentaire devrait permettre de confirmer dans les prochains jours les fortes présomptions épidémiologiques actuelles et d'identifier la source de cette épidémie.
> Dans l'attente de la confirmation formelle de l'origine de cette épidémie, Dominique Gillot, recommande d'éviter la consommation de langue de porc en gelée. Elle rappelle par ailleurs aux personnes particulièrement sensibles à la *listeria* (femmes enceintes, personnes dont le système immunitaire est altéré, personnes âgées) d'éviter la consommation des aliments les plus fréquemment contaminés par la *listeria :* fromages au lait cru, poissons fumés et certains produits de charcuterie tels que pâtés, rillettes et produits en gelée.

Émanant de la même source, il est précisé que : « Aucun malade sans terrain n'a été identifié. » Autrement dit, vu les très faibles quantités de microbes contenus dans les aliments incriminés, seules les personnes à haut risque (femmes enceintes, immunodéficients, vieillards, bébés...) ont été concernées. En principe, on parle d'épidémie essentiellement quand toute une population est concernée, pas uniquement les sujets à risque.

Tout cela était-il bien raisonnable ? N'aurait-il pas été plus logique de mettre en garde les personnes vulnérables donc concernées plutôt que de ruiner les entreprises de produits en gelée ?

Le mot « épidémie » est défini comme une « augmentation inhabituelle et subite du nombre d'individus atteints d'une maladie transmissible existant à l'état endémique dans une région ou une population donnée ; apparition d'un nombre plus ou moins élevé de cas d'une maladie transmissible n'existant pas normalement à l'état endémique dans une région donnée [1] ». Par extension,

1. *Trésor de la langue française.*

on parle d'épidémie devant une « multiplication considérable de cas de toute maladie (transmissible, carentielle ou autre ; intoxication) ou de tout autre phénomène biologique ou social (accident, divorce, suicide, etc.) ».

Peut-on parler d'épidémie lorsqu'on dénombre six cas dans un pays de soixante millions d'habitants ? Même si, par la suite, on en découvre vingt-trois dans dix-neuf départements. On voudrait déclencher une panique que l'on ne s'y prendrait pas autrement ! On peut aussi comprendre l'attitude des politiques et des fonctionnaires car, principe de précaution oblige, une réaction considérée comme insuffisamment énergique de la part des pouvoirs publics déclencherait immédiatement une énième polémique avec un risque de crise politique et de limogeages à la clé. Le résultat a été en tout cas une méfiance accrue de la part du consommateur vis-à-vis de la charcuterie et une faillite programmée des fabricants de langue de porc en gelée.

Encore une fois, n'aurait-il pas suffi de mettre en garde les populations à risque ?

LA VACHE FOLLE

Cette crise mondiale qui a mis en difficulté tout un secteur économique repose sur une « pandémie » ayant concerné l'Europe : 175 cas mortels d'encéphalite spongiforme (155 en Angleterre, 17 en France, 2 aux Pays-Bas, 1 en Espagne, chiffres officiels publiés le 20 novembre 2006). Des autodafés à grand spectacle de troupeaux entiers de bovins ont été organisés et médiatisés sur une grande échelle. Sur la foi de projections mathématiques complexes, différents chercheurs[1] de très haut niveau prédisent une catastrophe majeure en Angleterre, aboutissant à la mort de millions de Britanniques dans les décennies à

1. Comité scientifique de l'Union européenne : « Opinion of the scientific steering committee on the human exposure risk (HER) via food with respect to BSE », European Union Scientific Steering Committee, 10 décembre 1999.

venir. Même si un article de la prestigieuse revue *Nature*[1] revoit les prévisions à la baisse, on arrive en 2000 à envisager une fourchette allant de 63 000 à 136 000 victimes d'ici 2040. Les journaux se délectent et reprennent à cœur joie ces chiffres d'apocalypse. Plus personne ne mange de viande de bœuf. Les actions d'une chaîne de restaurants spécialisés en viande de bœuf s'effondrent. Qu'en est-il exactement ?

Vingt-trois ans, donc une génération, après la découverte du premier cas d'encéphalopathie spongiforme bovine en Grande-Bretagne, dix-huit ans après le premier cas français, tout semble à peu près rentré dans l'ordre. À peu de chose près, le nombre de cas de maladie de Creutzfeldt-Jakob est retombé à ce qu'il était auparavant, c'est-à-dire rien ou presque.

Il est certes toujours facile de dire après coup ce qu'il aurait fallu faire, mais, par exemple, l'abattage de troupeaux entiers sur la base de la découverte d'un seul animal contaminé alors que, déjà à l'époque, on savait que la maladie ne pouvait pas se transmettre directement d'un animal à l'autre, reste un complet mystère. Il a été dit qu'il fallait « rassurer le public par des mesures spectaculaires propres à frapper les esprits » (*sic*). On peut se demander si l'on n'a pas, au contraire, terrorisé les foules avec ces bûchers dignes du Moyen Âge. La Sainte Inquisition et ses exécutions collectives ont poursuivi le même but d'exemplarité avec les résultats que l'on sait. En espagnol, *autodafé* signifie « acte de foi ». On est loin de l'« acte de science ».

Il a aussi été avancé que le fait d'incendier les carcasses pouvait prévenir toute velléité de les utiliser pour fabriquer des poudres animales. Depuis quand adopte-t-on des mesures aussi radicales pour faire appliquer une loi ou une réglementation ? Va-t-on faire des bûchers de Ferrari et de Porsche pour faire respecter la limitation de vitesse sur les autoroutes françaises qui ont pourtant beaucoup plus tué que les vaches folles ? On sait aujourd'hui qu'une mesure aussi simple que l'interdiction claire, nette et

1. Ghani A. C. *et al.*, « Predicted mortality in Great Britain », *Nature*, 2000, 406, p. 583-584.

définitive de toute introduction de matière animale dans les aliments destinés aux ruminants aurait suffi à stopper net l'épidémie. Et puis, le bon sens, cette vertu si peu partagée, ne nous souffle-t-il pas que si les omnivores, porcs, humains, rats, ont acquis avec l'évolution des systèmes de défense destinés à les protéger contre les dangers véhiculés par la viande avariée, les herbivores, eux, n'ont aucune raison de les avoir développés ? N'oublions pas que nos lointains ancêtres dans la savane africaine furent des charognards et que nos tubes digestifs se défendent assez bien contre ce genre d'agression.

L'annonce solennelle d'une mesure d'interdiction de l'introduction de toute substance animale dans la nourriture des herbivores aurait probablement suffi à rassurer l'opinion et aurait évité la ruine et le désespoir d'un grand nombre d'éleveurs, bouchers et autres fabricants de tripes... et ma tristesse de ne plus jamais trouver de ces délectables amourettes (moelle épinière de veau) qui ont enchanté mes papilles enfantines ! Sans parler d'un certain nombre de phobies alimentaires et du fait d'avoir à se battre encore plus avec les anorexiques qui ont désormais beau jeu de justifier leur dramatique refus de toute alimentation carnée.

Mais principe de précaution oblige, n'est-ce pas ! Ce type de mauvaise communication est en grande partie à l'origine d'une maladie nouvelle, l'orthorexie (voir plus bas), variante contemporaine de l'ascèse prônée par les grands mystiques du Moyen Âge.

Après la peste et le choléra, voici venir le sida, la grippe aviaire, le charbon et la tremblante du mouton, la vache folle et ses prions, la grippe H1N1 pour couronner le tout... Ce n'est plus Dieu qui punit un peuple blasphémateur, ce sont les insuffisances de notre science médicale... il faut bien trouver un coupable. Ce ne sera plus le curé en chaire mais les médias qui accuseront les pouvoirs publics, la médecine, le capitalisme sauvage et le cynisme de ses patrons... Rien n'a changé dans notre landernau.

En tout cas, le pauvre citoyen du XXIe siècle n'est pas plus avancé que son ancêtre médiéval... sauf qu'il n'a plus les églises pour se rassurer avec la foi du charbonnier et que, là encore, les informations qu'il reçoit sont contradictoires... qui va l'aider ? Psys de tous poils, coaches, méditation, gourous, sectes, comment s'y reconnaître[1] ?

Comment vit-on le stress médiatique ?

Dès le matin, le citoyen moyen commence sa journée en écoutant sa chaîne d'information préférée. Selon sa vélocité à avaler son petit déjeuner, prendre sa douche et se laver les dents, il ou elle aura droit à un cycle complet, voire deux, de (mauvaises) nouvelles diffusées en boucle. Nous avons tous en mémoire les images mille fois revues des bombardements de Bagdad ou des avions fonçant dans les Twin Towers de New York. Mais s'il est malade, qu'il a du temps libre ou qu'il travaille à la maison, ledit citoyen risque de sombrer dans une dépendance à peine moins sévère que l'alcoolisme ou le tabagisme. L'histoire vraie qui suit illustre bien ce phénomène.

Marie-Geneviève a 51 ans. Elle est d'un tempérament anxieux, mais comme c'est une femme active, aux hautes et multiples responsabilités professionnelles, elle « assure ce qu'elle assume », comme elle dit. Comme tous les angoissés, elle ne conjugue ses verbes qu'au futur, à l'image de ces Gaulois qui vivaient avec la hantise qu'un jour à venir, demain peut-être, le ciel ne leur tombe sur la tête. Il lui faut donc « prévoir pour prévenir », autant que faire se peut. Dès le matin, elle écoute la météo, et une ou deux fois par jour, se connecte sur Internet pour noter le temps qu'il va faire. Elle contrôle aussi l'état du trafic automobile. Au réveil et avant de se coucher, elle écoute BFM, la chaîne d'informations financières. Et elle engueule copieusement son mari s'il a le malheur de changer la programmation de la station

1. *Dites-nous, Patrick Lemoine, à quoi sert vraiment un psy ?*, Paris, Armand Colin, 2010.

de radio. Moyennant ces petites manies, tout va bien. Mais, un jour, le ciel de son entreprise s'écroule en effet sur elle. C'est le dépôt de bilan. Marie-Geneviève est effondrée et humiliée car elle n'a pratiquement rien vu venir, le département dont elle a la charge étant des plus florissants. Elle ne dort plus, ne mange plus, a sans arrêt des crises de larmes. Son médecin lui signe un arrêt de travail. Pour le symbole, dit-il. Malgré un traitement bien conduit et des entretiens fréquents et réguliers avec un psychothérapeute, son état ne s'améliore pas, loin de là. Elle devient acariâtre avec les siens et émet des idées noires car, selon elle, « la vie ne vaut plus d'être vécue quand on est aussi nulle ». Un jour, le mari excédé demande à rencontrer le médecin traitant. Il ne supporte plus que sa femme écoute sa chaîne d'information continue du matin au soir, ingurgitant dix fois, vingt fois par jour la même provende d'informations catastrophes. Il a essayé une ou deux fois de lui suggérer d'arrêter, mais s'est fait rembarrer sans ménagement.

Après négociation, un sevrage progressif est enfin décidé en accord avec le médecin. Une dure négociation s'engage. Marie-Geneviève devra, le premier jour, n'écouter que trois heures d'informations, puis deux heures le deuxième, puis une heure, puis cinq minutes de moins par jour. Au bout d'une semaine de ce régime, elle réalise à quel point cette infomanie est nocive et déprogramme elle-même sa chaîne d'informations au profit de Radio classique. De ce jour, elle retrouve sa sérénité, son appétit et son sommeil.

Cette histoire peut paraître étrange et pourtant ! La dépendance aux chaînes d'information continue est une réalité dont le corps médical et les journalistes devraient être conscients, tout comme le grand public. Les techniques de sevrage sont parfois nécessaires et, comme pour tout sevrage, elles peuvent être cruelles.

ILS SONT FOUS CES ROUMAINS !

En Roumanie, une proposition de loi a été votée à l'unanimité le 25 juin 2008. Le texte « oblige les médias à diffuser au moins 50 % d'informations positives pour éviter selon ses initiateurs l'extraordinaire nocivité des informations négatives et leurs effets irréversibles sur la santé et sur la vie des gens[1] ». On ne saurait mieux dire. L'intention peut paraître louable puisqu'il s'agit du bien-être du peuple de la part de politiques responsables, quoique un peu paternalistes.

Cependant, il existe des risques à prendre ce genre de décision. Le procédé consistant à endormir le public avec des nouvelles lénifiantes fait partie des techniques de propagande utilisées par les régimes fascisants, de Hitler à Staline, de Néron à Mao. « Il est minuit, braves gens, tout va bien, vous pouvez dormir », ce qui n'empêchait nullement les égorgeurs, tire-laine et autres vide-gousset d'accomplir leurs sinistres besognes. Et le seigneur local de prélever ses impôts. L'autre danger est de créer de toutes pièces un univers bleu et rose layette, angélique et donc factice. Impossible donc de décréter l'usage des bonnes nouvelles sans risquer de tomber dans certains excès, entre dictature et Disneyland ! Il sera intéressant néanmoins de suivre l'expérience roumaine à la loupe. Cette loi restera-t-elle lettre morte (le plus probable), rendra-t-elle l'information mensongère, la stérilisera-t-elle ?

En outre, quels pourraient être les critères permettant de décider si une information est positive ou non ? Par exemple, si la météo annonce de la pluie, c'est une mauvaise nouvelle pour les vacanciers et l'industrie du tourisme, mais cela peut constituer une information positive pour les cultivateurs. Bref, beaucoup de questions à résoudre ! La crise financière est une mauvaise nouvelle pour beaucoup d'entre nous, mais c'en est une bonne pour les mécaniciens qui réparent les voitures qui tombent plus en panne parce que les gens en changent moins souvent. Elle rend

1. *Le Monde*, 26 juin 2008.

également florissantes les entreprises de rechappement de pneus car les automobilistes n'ont plus les moyens d'en acheter des neufs. La chute du nombre d'accidents de circulation depuis l'instauration des radars automatiques constitue une bonne nouvelle pour la société, mais pas pour les croque-morts ni pour les carrossiers !

On me rétorquera que, dans le passé, plusieurs tentatives de lancement de journaux d'informations positives ont été réalisées et que toutes, à part les magazines people, ont échoué comme si la population n'était friande que de catastrophes. Toujours le sang ! La création d'une nouvelle chaîne de télévision, Nouveaux-Mondes[1], vient d'être annoncée. Selon son site officiel, cette « nouvelle chaîne de télévision souhaite donner la parole aux organismes et aux personnes [qui] contribuent à l'amélioration des conditions de vie en France comme à l'étranger [...]. Le ton : la ligne éditoriale s'appuie sur un ton volontaire et résolument optimiste. Sur Nouveaux-Mondes, convivialité, pertinence et humour sont obligatoires ». Les titres des émissions sont éloquents et à contre-courant du catastrophisme ambiant : *Graines de joie au Burkina*, *Zéro déforestation en Amazonie*, *Développement sans frontières*... Il sera intéressant de suivre l'évolution de Nouveaux-Mondes. Les émules de Cassandre auront-ils raison, et le peuple avide des jeux sanglants de l'arène lui tournera-t-il le dos ou, au contraire, le désir d'optimisme prendra-t-il le dessus ? À suivre.

Comment le public (donc nous) ne retient que les mauvaises nouvelles

Dans une étude réalisée par une jeune retraitée, le pourcentage de bonnes nouvelles, de nouvelles neutres et de mauvaises nouvelles a été évalué au cours de deux périodes de l'automne 2008 avant et au début de la crise financière marquée par la faillite de la banque Lehman Brothers. Notons que cette évaluation est forcément subjective.

1. http://www.nouveaux-mondes.org/.

LA MÉTHODE

Une auditrice retraitée a noté, stylo et chronomètre en main, le nombre et la durée de chaque information en les répartissant de manière arbitraire et selon sa sensibilité en trois catégories, bonnes, mauvaises et neutres.

Cette répartition pourrait être critiquée, car, nous l'avons vu, une même nouvelle comme « il pleut » peut être bonne pour un agriculteur et mauvaise pour un touriste, mais l'auteur n'avait pas les moyens d'augmenter son échantillonnage d'auditeurs évaluateurs.

De manière à augmenter son échantillonnage et pour comparer deux périodes, une « normale » et une « de crise », la retraitée a répété sa mesure après le 15 septembre 2008.

Tableau n° 1

MÉDIA (avant la crise)	**Bonnes nouvelles**	**Mauvaises nouvelles**	**Nouvelles neutres**
Europe 1 – 11 septembre – 8 heures	5 = 11 minutes	2 = 5 minutes	4 = 14 minutes
Europe 1 – 16 septembre – 9 heures	2 = 2 minutes	2 = 2 minutes	1 = 1 minute
Europe 1 – 20 septembre – 12 heures	1 = 1 minute	3 = 7 minutes	5 = 12 minutes
Total	8 = 14 minutes	7 = 14 minutes	10 = 27 minutes
LCI – 10 septembre – 19 heures		7 = 21 minutes	4 = 22 minutes
LCI – 14 septembre – 18 heures	1 = 6 minutes	6 = 13 minutes	4 = 4 minutes
LCI – 19 septembre – 12 h 30	4 = 8 minutes	2 = 3 minutes	5 = 10 minutes
Total	5 = 14 minutes	15 = 37 minutes	13 = 36 minutes
Fr 2 – 9 septembre – 13 heures	4 = 6 minutes	8 = 19 minutes	4 = 7 minutes
Fr 2 – 15 septembre – 20 heures	6 = 14 minutes	5 = 11 minutes	4 = 8 minutes
Fr 2 – 18 septembre – 20 heures	4 = 15 minutes	1 = 1 minute	8 = 18 minutes
Total	14 = 35 minutes	14 = 31 minutes	16 = 33 minutes
TF1 – 10 septembre – 13 heures	8 = 14 minutes	3 = 3 minutes	10 = 17 minutes
TF1 – 10 septembre – 20 heures	4 = 4 minutes	9 = 16 minutes	4 = 10 minutes
TF1 – 14 septembre – 13 heures	3 = 3 minutes	6 = 6 minutes	1 = 1 minute
TF1 – 14 septembre – 20 heures	4 = 7 minutes	7 = 10 minutes	6 = 14 minutes

MÉDIA (avant la crise)	**Bonnes nouvelles**	**Mauvaises nouvelles**	**Nouvelles neutres**
TF1 – 17 septembre – 20 heures	4 = 10 minutes	6 = 13 minutes	7 = 10 minutes
Total	23 = 38 minutes	31 = 48 minutes	28 = 52 minutes
France 3 – 11 septembre – 12 h 30	3 = 8 minutes	8 = 13 minutes	2 = 4 minutes
France 3 – 11 septembre – 19 heures	3 = 8 minutes	7 = 18 minutes	8 = 18 minutes
Total	6 = 16 minutes	15 = 31 minutes	10 = 22 minutes

Tableau n° 2

MÉDIA (au début de la crise)	**Bonnes nouvelles**	**Mauvaises nouvelles**	**Nouvelles neutres**
Europe 1 – 25 octobre – 8 heures	1 = 1 minute	4 = 8 minutes	3 = 3 minutes
Europe 1 – 29 octobre – 19 heures	2 = 2 minutes	2 = 2 minutes	2 = 3 minutes
Total	3 = 3 minutes	6 = 10 minutes	5 = 6 minutes
France Inter – 14 octobre – 8 heures	4 = 6 minutes	5 = 7 minutes	3 = 4 minutes
France Inter – 28 octobre – 12 heures	2 = 2 minutes	2 = 2 minutes	2 = 2 minutes
Total	6 = 8 minutes	7 = 9 minutes	5 = 6 minutes
LCI – 12 octobre – 12 heures		2 = 2 minutes	3 = 3 minutes
LCI – 23 octobre – 20 heures	3 = 3 minutes	5 = 5 minutes	7 = 10 minutes
Total	3 = 3 minutes	7 = 7 minutes	10 = 13 minutes
France 2 – 12 octobre – 20 heures	2 = 5 minutes	4 = 7 minutes	5 = 27 minutes
France 2 – 27 octobre – 13 heures	5 = 18 minutes	6 = 12 minutes	4 = 13 minutes
Total	7 = 23 minutes	10 = 19 minutes	9 = 40 minutes
TF1 – 22 octobre – 13 heures	8 = 14 minutes	4 = 7 minutes	8 = 8 minutes
TF1 – 22 octobre – 20 heures	3 = 6 minutes	6 = 10 minutes	5 = 13 minutes
Total	11 = 20 minutes	10 = 17 minutes	13 = 21 minutes

MÉDIA (au début de la crise)	Bonnes nouvelles	Mauvaises nouvelles	Nouvelles neutres
France 3 – 24 octobre – 19 heures	6 = 9 minutes	10 = 18 minutes	5 = 14 minutes
France 3 – 5 novembre – 19 heures (élection Obama)	6 = 27 minutes	6 = 10 minutes	4 = 10 minutes
Total	12 = 36 minutes	16 = 28 minutes	9 = 24 minutes

Tableau n° 3

MÉDIA (au début de la crise)	Bonnes nouvelles	Mauvaises nouvelles	Nouvelles neutres
Europe 1 – 25 octobre – 8 heures	1 = 1 minute	4 = 8 minutes	3 = 3 minutes
Europe 1 – 29 octobre – 19 heures	2 = 2 minutes	2 = 2 minutes	2 = 3 minutes
Total	3 = 3 minutes	6 = 10 minutes	5 = 6 minutes
France Inter – 14 octobre – 8 heures	4 = 6 minutes	5 = 7 minutes	3 = 4 minutes
France Inter – 28 octobre – 12 heures	2 = 2 minutes	2 = 2 minutes	2 = 2 minutes
Total	6 = 8 minutes	7 = 9 minutes	5 = 6 minutes
LCI – 12 octobre – 12 heures		2 = 2 minutes	3 = 3 minutes
LCI – 23 octobre – 20 heures	3 = 3 minutes	5 = 5 minutes	7 = 10 minutes
Total	3 = 3 minutes	7 = 7 minutes	10 = 13 minutes
France 2 – 12 octobre – 20 heures	2 = 5 minutes	4 = 7 minutes	5 = 27 minutes
France 2 – 27 octobre – 13 heures	5 = 18 minutes	6 = 12 minutes	4 = 13 minutes
Total	7 = 23 minutes	10 = 19 minutes	9 = 40 minutes
TF1 – 22 octobre – 13 heures	8 = 14 minutes	4 = 7 minutes	8 = 8 minutes
TF1 – 22 octobre – 20 heures	3 = 6 minutes	6 = 10 minutes	5 = 13 minutes
Total	11 = 20 minutes	10 = 17 minutes	13 = 21 minutes
France 3 – 24 octobre – 19 heures	6 = 9 minutes	10 = 18 minutes	5 = 14 minutes

MÉDIA (au début de la crise)	Bonnes nouvelles	Mauvaises nouvelles	Nouvelles neutres
France 3 – 5 novembre – 19 heures (élection Obama)	6 = 27 minutes	6 = 10 minutes	4 = 10 minutes
Total	12 = 36 minutes	16 = 28 minutes	9 = 24 minutes

– Total avant la crise

Bonnes nouvelles : 56 = 117 minutes.
Mauvaises nouvelles : 79 = 161 minutes.
Nouvelles neutres : 88 = 170 minutes.

– Total période de crise

Bonnes nouvelles (hors élection Obama) : 36 = 63 minutes.
Mauvaises nouvelles : 50 = 80 minutes.
Nouvelles neutres : 47 = 100 minutes.

– Total général des deux périodes qui regroupent 28 journaux (radio ou télévision)

Bonnes nouvelles : 92 = 180 minutes, soit 3,29 par journal, pour une durée moyenne de 1,96 minute.

Mauvaises nouvelles : 129 = 241 minutes, soit 4,61 par journal, pour une durée moyenne de 1,87 minute.

Nouvelles neutres : 135 = 270 minutes, soit 4,82 par journal, pour une durée moyenne de 2 minutes.

– Total par média

• Europe 1 : pour 5 journaux

Bonnes nouvelles : 11 = 17 minutes, soit 2,2 par journal, pour une durée moyenne de 1,545 minute.

Mauvaises nouvelles : 13 = 24 minutes, soit 2,6 par journal, pour une durée moyenne de 1,85 minute.

Nouvelles neutres : 15 = 33 minutes, soit 3 par journal, pour une durée moyenne de 2,2 minutes.

• France Inter : pour 2 journaux

Bonnes nouvelles : 6 = 8 minutes, soit 3 par journal, pour une durée moyenne de 1,33 minute.

Mauvaises nouvelles : 7 = 9 minutes, soit 3,5 par journal, pour une durée moyenne de 1,29 minute.

Nouvelles neutres : 5 = 6 minutes, soit 2,5 par journal, pour une durée moyenne de 1,2 minute.

⇒ La radio est nettement moins pessimiste que la télévision.

• LCI : pour 5 journaux

Bonnes nouvelles : 8 = 17 minutes, soit 1,6 par journal, pour une durée moyenne de 2,125 minutes.

Mauvaises nouvelles : 22 = 44 minutes, soit **4,4** par journal, pour une durée moyenne de 2 minutes.

Nouvelles neutres : 23 = 49 minutes, soit 4,6 par journal, pour une durée moyenne de 2,13 minutes.

⇒ LCI est la chaîne de télévision la moins pessimiste.

• France 2 : pour 5 journaux

Bonnes nouvelles : 21 = 58 minutes, soit 4,2 par journal, pour une durée moyenne de 2,76 minutes.

Mauvaises nouvelles : 24 = 50 minutes, soit **4,8** par journal, pour une durée moyenne de 2,08 minutes.

⇒ Nouvelles neutres : 25 = 73 minutes, soit 5 par journal, pour une durée moyenne de 2,92 minutes.

• TF1 : pour 7 journaux

Bonnes nouvelles : 34 = 58 minutes, soit 4,85 par journal, pour une durée moyenne de 1,71 minute.

Mauvaises nouvelles : 41 = 75 minutes, soit **5,86** par journal, pour une durée moyenne de 1,83 minute.

Nouvelles neutres : 41 = 73 minutes, soit 5,86 par journal, pour une durée moyenne de 1,78 minute.

⇒ TF1 est le deuxième plus pessimiste de tous les médias concernés par cette étude au cours de la période considérée.

• France 3 : pour 5 journaux dont un JT le jour de l'élection de Barak Obama

Bonnes nouvelles : 18 = 52 minutes, soit 3,6 par journal, pour une durée moyenne de 2,89 minutes.

Mauvaises nouvelles : 31 = 59 minutes, soit **6,2** par journal, pour une durée moyenne de 0,76 minute. Ce n'est pas du bombardement, mais du mitraillage.

Nouvelles neutres : 19 = 46 minutes, soit 3,8 par journal, pour une durée moyenne de 5,11 minutes.

⇒ Malgré le biais de l'élection américaine, France 3 reste de loin le plus pessimiste de tous les médias concernés par cette étude au cours de la période considérée.

Premier constat

Les mauvaises nouvelles sont loin d'être aussi prédominantes que je le pensais et si l'on additionne les nouvelles bonnes et les neutres, il y en a nettement plus que de mauvaises. Je suis donc le jouet de ce que les statisticiens appellent un biais de sélection : avant de démarrer cette étude, j'étais persuadé que je trouverais une écrasante majorité de mauvaises nouvelles ; en réalité, comme la plupart des gens, je garde préférentiellement en mémoire les mauvaises et j'ai tendance à « oublier » ou négliger les bonnes et les neutres.

Deuxième constat

La télévision est nettement plus catastrophiste que la radio. C'est le choc (programmé) des images.

Troisième constat

Pour des raisons commerciales d'audimat, je pensais (comme beaucoup de mes amis) de manière idéologique que les médias privés, notamment TF1, considérés comme sensationnalistes, seraient plus pessimistes que les chaînes publiques. Il n'en est rien.

Quatrième constat

Les JT ne sont plus les seuls moyens d'information. Les pages d'accueil des fournisseurs d'accès genre Yahoo ou MSN ont un impact considérable. Par exemple, sur une page d'accueil de Yahoo prise au hasard au cours de l'été 2009, on peut contempler la photo d'une fillette portant un masque avec gros titre « Ils sont 10 ! » Notons bien le point d'exclamation et le commentaire : « Ce ne sont plus 7 collégiens qui ont été contaminés par la grippe A près de

Toulouse, mais 10 ! », puis : « 7 personnes tuées à Téhéran », « Michelin prévoit de supprimer 1 500 emplois en France », « Une détenue s'évade à l'intérieur d'une prison » et CAC 40 en baisse. Tout et n'importe quoi sont donc mis en exergue, l'accent étant mis sur le sensationnel dans les gros titres afin de déclencher le maximum de clics. Il est vrai que plus on balaie large, plus on stimule l'attention et plus les liens seront activés… et mieux l'hébergeur de sites gagnera sa vie.

Pas de biais de sélection ici. Cent pour cent de mauvaises nouvelles, pur sucre, garanti !

Discussion

Cette étude réalisée par une seule personne n'est évidemment pas représentative de la sensibilité de la population générale, ni de l'impact général des journaux télévisés. Ce n'était d'ailleurs pas son objectif. Néanmoins, elle démontre avant tout un phénomène bien connu des statisticiens : le public est encore moins objectif que les médias et a tendance à ne mémoriser que ce qui correspond à ses *a priori* et à ce qui le frappe. C'est la vieille histoire des trains qui arrivent à l'heure, beaucoup moins intéressants et mémorables que ceux qui arrivent en retard. On ne retient que les faits saillants. Ce n'est pas très nouveau, mais cela méritait peut-être d'être confirmé quantitativement. Ce constat a pourtant d'énormes conséquences sanitaires car le retentissement du stress ne repose pas sur la nature ou le nombre réels de stress, mais sur le vécu du stress à travers le filtrage de nos émotions. Je rêve d'une étude qui mesurerait les conséquences cardio-vasculaires (accélération du pouls, perte de cohérence cardiaque) déclenchées par différents JT. On verrait probablement que la thèse de cet ouvrage, « les médias nous rendent malades », serait loin d'être inexacte.

Conclusion

1) L'humain, cet animal masochiste, retient préférentiellement les mauvaises nouvelles, il s'en repaît et… ça le rend malade !

2) Il est trop facile de dénoncer le matraquage médiatique des « journalistes à sensation ». En revanche, ces derniers devraient être conscients de l'impact beaucoup plus fort des mauvaises que des bonnes nouvelles et en tenir compte. De plus, il ne faut pas oublier que, de nos jours, la presse est loin d'être le seul système d'information. Internet est devenu avec ses forums un acteur de premier plan

et lance sans arrêt des rumeurs, des calomnies, des buzz sans aucune régulation « le vaccin rend plus malade que la grippe » ; « nos députés sont tous vendus aux sectes » ; « les antennes relais donnent le cancer » ; « nous allons tous mourir de la vache folle » ; « la jungle des banlieues »... et autres faridondaines.

Et là, on peut vraiment parler de matraquage.

Un certain nombre de peuples ont compris les dangers de la surinformation. Du coup, ils ont tenté de contenir ce qu'ils considèrent comme un poison en utilisant d'autres méthodes. Si les Roumains et leur exigence d'un quota de bonnes nouvelles ont déjà été évoqués, on peut aussi observer le système de filtrage mis en place par les Chinois.

PAS FOUS LES CHINOIS ? LES SIRÈNES DE L'OCÉAN GOOGLE

Les hiérarques de l'Empire du Milieu ont sans doute lu et plus encore médité l'*Odyssée*, notamment le passage qui concerne les sirènes dont la communication musicale peut mener les hommes à leur perte. Leur conclusion fut que la seule manière de ne pas céder aux sirènes de l'information consiste tout simplement à faire comme Ulysse, c'est-à-dire à boucher les oreilles de ceux qui rament. Ce que jusqu'à présent la Chine s'est ingéniée à faire.

Loin d'en tirer les mêmes conclusions que les Roumains, les Chinois considèrent que la déréglementation, pour ne pas dire la complète anarchie libertaire qui régit le système Internet en général, et Google en particulier, peut constituer un grave danger pour les populations naïves, c'est-à-dire non aguerries par des siècles d'une liberté non strictement encadrée. Ils ont donc décidé d'ériger selon leurs termes une « grande muraille informatique », censurant Google, engageant un combat de titans avec l'opérateur américain. Il est de bon ton, c'est-à-dire occidentalement correct de blâmer les censeurs communistes donc autoritaires donc totalitaires... mais ont-ils complètement tort ? Après tout, Dieu merci, on ne diffuse pas sur les chaînes nationales des films pornographiques, sadiques, pédophiles et il ne viendrait à l'idée de personne de parler de censure dans ce cas. Alors pourquoi tout le monde monte-t-il au créneau pour défendre la libre circulation d'un média qui véhicule tous ces thèmes et plus encore ? La Chine n'a-t-elle pas le droit de protéger des populations qu'elle juge encore incapables de faire le tri parmi les informations reçues ? À supposer que les populations occidentales en soient capables… ce que l'actualité dément quotidiennement.

On me rétorquera que censurer est une manière de maintenir le peuple dans l'enfance et qu'il vaut mieux éduquer qu'interdire et c'est vrai que, de ce côté, la Chine n'est pas en pointe. Mais, chez nous, pourquoi n'éduque-t-on pas non plus ? Où sont les programmes scolaires pédagogiques apprenant aux enfants et aux populations à faire le tri sur Internet ? Comment espérer que les gens n'iront pas sur les sites sensibles ou stupides ou pervers, alors qu'on les abrutit *ad nauseam* avec des émissions de téléréalité comme *L'Île de la tentation* ?

Qui *in fine* du dragon ou de l'aigle l'emportera ?

Il y a fort à parier qu'Internet finira par trouver le moyen de contourner ladite muraille, histoire de la reléguer au rang de ligne Maginot. Toujours est-il qu'en attendant sa défaite annoncée la Chine a publié le 7 juin 2010 un livre blanc défendant sa grande muraille et recommandant « le recours à des moyens techniques en accord avec les lois existantes et les normes internationales afin de prévenir et réprimer les effets nocifs des informations illégales sur la sécurité d'État, l'intérêt public et la santé des mineurs ». Sacré amalgame de la politique et du sexe sans doute, mais prise de conscience également des effets nocifs, nocebos d'une information non conforme (à l'idéologie, aux bonnes mœurs ?) sur la santé d'une nation.

Panique organisée : la nostalgie n'est plus ce qu'elle était

Qui est-il donc ce Lucifer morose qui pousse le public à se délecter avec les informations stressantes, affolantes, paniquantes et à rechercher prioritairement les médias capables de le satisfaire en permanence ?

Sans vouloir jouer les vieux barbons nostalgiques et prétendre que « c'était tellement mieux avant » (quand j'étais jeune évidemment), je dois avouer que je regrette les nouvelles du temps passé. Quand, de son ton inimitable, le speaker ou la speakerine chantait les merveilles technologiques de « la machine à laver la vaisselle qui libère la ménagère moderne », révérait le président inaugurant les chrysanthèmes, humait le bouquet remis au vainqueur du Tour de France. Pas question alors d'assombrir le tableau par des considérations écologiques, des soupçons de dopage, des polémiques douteuses. On célébrait le prix Cognacq-Jay des mères de famille méritantes et de leurs douze mouflets sans songer aux prédateurs pédophiles tapis dans l'ombre. Quand les forts des halles offraient des étrennes au président de la République, on ne se demandait pas si les fruits et légumes étaient de saison et s'ils avaient été produits sans consommer trop de pétrole, si ce n'étaient pas des OGM et si l'agriculture était vraiment biologique. Ni si lesdits forts des halles étaient traîtres à leur classe. Quand un champion remportait une médaille, pulvérisait un record, on ne le soupçonnait pas immédiatement de dopage. On se réjouissait, naïvement, bêtement dirais-je. Le bonheur vous dis-je !

PRISE DE TÊTE OU VAINE NOSTALGIE ?

Qu'auraient dit mes chères speakerines du volcan islandais ?

Si la même éruption avait eu lieu il y a trente ans, on aurait fermé les aéroports, puis on les aurait rouverts quand la menace se serait éloignée. Je ne pense pas que l'on se serait pris la tête pour savoir si le principe de précaution constitutionnel avait été outrepassé ou non. Quand un tsunami déferlait, on disait que c'était un raz de marée, on pleurait les morts et on n'accusait pas les autorités.

Cela devait être drôlement agréable cette absence ou presque de polémique systématique... du moins pour les survivants.

Le premier degré a des vertus depuis longtemps oubliées. Vues avec des yeux contemporains, les « nouvelles » d'alors, rythmées par des « réclames » de Jean Mineur sans prétentions, peuvent apparaître bien candides, voire mièvres, mais qu'est-ce qu'elles devaient être reposantes pour nos parents !

Nostalgie quand tu nous tiens... Tout cela est bien fini, nous sommes à l'ère des « news », des « actus » et des « infos people ». Sans parler des scoops, teasing, pitch, buzz, twitters et autres infos trash. Lol ! Moi, j'aime bien les documentaires animaliers, et depuis que je suis tout petit je me délecte à regarder les colonies de marmottes, les mœurs des babouins, les splendeurs des récifs de corail. J'avoue qu'aujourd'hui j'hésite avant de me brancher sur Planète, National Geographic ou Ushuaïa, parce que je sais que, même si les films sont d'une qualité bien supérieure à ce qu'ils étaient autrefois, je ne couperai pas au commentaire final : la jolie gerboise, le majestueux varan, l'éléphant d'Afrique sont comme tous leurs collègues, voués à une prochaine disparition du fait de l'incurie des hommes, des besoins des autochtones que l'on ne peut pourtant pas blâmer, car ils sont victimes des prédateurs capitalistes occidentaux. Je sais, tout cela est exact, il faut sensibiliser le public, mais j'aimerais de temps en temps pouvoir contempler un troupeau d'oryx, une harde de gazelles de Thomson ou d'addax sans qu'on me fasse la morale, mais juste parce qu'elles sont ravissantes.

L'univers était plus simple, plus calme aussi, quand les journalistes étaient moins « branchés ». Et qu'ils n'avaient pas peur de passer pour des naïfs provinciaux, ne cherchant pas la petite bête rebaptisée « polémique » chaque fois qu'un événement survient.

Il est vrai que le monde d'alors se relevait à peine de deux guerres atroces et avait soif d'optimisme, de candeur et de douceur, alors que maintenant, chez nous, tout va bien ou presque si l'on compare la sécurité qui règne en Occident depuis plus de soixante ans aux boucheries du siècle passé. Peut-être faut-il admettre que l'on peut, sans trop de risque, se permettre de jouer à se faire peur ?

Loup y es-tu ?
M'entends-tu ?
Prom'nons-nous dans les bois…

À L'HEURE DE LA CULPABILISATION

Entre la culpabilité des pouvoirs publics accusée d'être de gauche par la presse de droite et *vice versa* et l'accusation du public énergivore et gaspilleur de ressources, on ne sait plus à quels saints se vouer.

Si le matin en allant au travail, je me retrouve sur le quai du fait d'une grève des transports, je ne peux même plus hurler sans me sentir coupable contre ces « salauds de grévistes juste bons à emmerder ceux qui travaillent, eux », car un micro-trottoir judicieusement sélectionné m'aura démontré que les braves gens comme moi sont certes un peu gênés mais qu'ils soutiennent malgré tout les grévistes et leurs justes revendications. À moins que je n'aie pris la peine de sélectionner une autre chaîne qui n'aura interviewé que ceux qui râlent. Comment s'y retrouver ?

L'information en ligne est devenue telle qu'un malheureux Jivaro ne peut plus s'égratigner le petit doigt avec sa sarbacane dans sa lointaine Amazonie sans que la planète en soit informée dans l'heure. Et les médias de gloser en boucle avec tables rondes d'experts, mise en place de micros-trottoirs, sans parler de l'avis des sociologues, anthropologues et psys de tous poils. Intervention à la Chambre des députés, réponse du gouvernement… La « faute à qui » est devenue le principal moteur des médias. Ah, l'insécurité du monde moderne, l'incurie des pouvoirs publics et du gouvernement même pas capable de réglementer l'usage des sarbacanes... oubliant que, au Moyen Âge, à la Renaissance et jusqu'au début du XXe siècle, il n'était pas question de sortir sans escorte après le coucher de soleil au risque d'être la proie des tire-laine, routiers, chauffeurs, grandes compagnies, vide-gousset et autres saigneurs de guerre.

Même si certaines banlieues contemporaines ne sont pas précisément des jardins d'Éden, je ne pense pas tomber dans un angélisme béat en affirmant qu'il y fait bon vivre par comparaison avec les cours des miracles d'antan. Pour ceux qui n'en seraient pas convaincus, j'en appelle aux chroniques médiévales et aux mânes de Victor Hugo, Eugène Sue, François Villon et Alexandre Dumas ! (Sans oublier Torquemada !) On pourrait objecter que ce point de vue ne change rien pour ceux qui vivent dans les banlieues dites sensibles puisqu'ils éprouvent un sentiment de danger. Et c'est vrai, sauf que si on évitait de leur dire en permanence qu'ils vivent dans la jungle et si on arrêtait aussi de gratifier les prédateurs des HLM en leur tendant sans arrêt le micro, on pourrait espérer que le sentiment de danger et le danger aussi diminueraient.

C'est bien simple, moi, ce genre de martèlement continu me rend malade, même si je sais que le martèlement est plus dans ma tête que dans la réalité objective. Même si ce n'est pas tout à fait vrai, j'ai l'impression d'être un rat soumis à des stress permanents et incontrôlables... et je vais finir par avoir peur du cancer à force de voir mes défenses immunitaires baisser du fait de la multiplication des émotions médiatiques négatives. Arrivé à ce point, serait-il déraisonnable, de mesurer mon taux de cortisol, de noradrénaline, de me faire un check-up complet à la recherche d'un ulcère, d'une hypertension, d'un Alzheimer, que sais-je ?

Homéostasie de la presse

(Cet encadré a été inspiré par l'article du chef d'escadron de gendarmerie Formell, source Internet)

Depuis que la Révolution française puis la loi du 29 juillet 1881 ont garanti la liberté de la presse, un système d'autocensure s'est mis en place comme si les différents médias formaient un organisme capable de s'autoréguler. Le pouvoir ne pouvant plus comme dans l'Ancien Régime se livrer à un contrôle *a priori* mais seulement *a posteriori* et uniquement pour réprimer la diffamation et les injures, la presse s'est mise spontanément à se contrôler elle-même dans certains domaines. Ainsi, lors des émeutes des banlieues de 2005, l'état d'urgence a été proclamé, ce qui aux termes de la loi de 1955 aurait pu conduire à restreindre fortement la liberté de la presse. Cette éventualité ne semble même pas être venue à l'esprit du gouvernement, tant cette liberté est fortement ancrée dans notre culture. En revanche, les médias, notamment France 3, ont décidé de ne plus publier le décompte des voitures incendiées de manière à ne pas alimenter la surenchère entre quartiers. Bel acte de civisme souligné par la presse toujours prête à s'autoencenser. Néanmoins, le fait que les journaux ne soient plus sponsorisés par l'État, mais par la publicité, les pousse à fidéliser, voire à tenter d'augmenter leur audience et donc à faire toujours plus dans le sensationnalisme, considéré comme pourvoyeur de clients.

Et le porte-monnaie semblant plus près du cerveau droit émotionnel que du cerveau gauche rationnel, les articles événementiels priment désormais sur les tribunes et chroniques de réflexion ou d'analyse, à l'image des chaînes d'information où le fait brut et non vérifié est délivré en boucle. Le problème est que la mémoire affective est plus durable que la mémoire factuelle. Par exemple, dans dix ans, je me rappellerai que tel film était ennuyeux ou passionnant, torride ou amusant, même si je ne me souviens plus très bien de l'histoire ou de la distribution. C'est ainsi que les termes de « racaille » et de « nettoyage au Kärcher » sont définitivement inscrits dans notre mémoire collective alors qu'on sait aujourd'hui que le reportage de l'émission *Arrêt sur images* qui en a été la source était un montage idéologique destiné à discréditer le ministre de l'Intérieur de l'époque. La répétition du message a pour effet de stimuler plus fortement le cerveau émotionnel d'où ce sentiment de matraquage pénible souvent ressenti. Enfin, le recrutement des journalistes tous issus du même moule universitaire tend à niveler leur mode d'exercice. Il est frappant à cet égard de constater que le plus apprécié des journalistes de notre pays, Jean-Michel Aphatie, même s'il est issu d'une de ces écoles (IUT de journalisme de Bordeaux), n'est pas vraiment du milieu, ayant commencé sa carrière en travaillant comme garçon de café à l'âge de 14 ans, comme si le public avait besoin d'une parole autre. Au point de plébisciter son accent du Sud-Ouest !

La crise économique mondiale ou quand l'information manipule l'information

Jusqu'à présent, seuls les journaux sportifs étaient capables de créer l'événement qui permet de vendre du papier. Par exemple, quand le tirage de *L'Équipe* plafonnait, il lui suffisait de susciter une nouvelle compétition sportive, un match, une polémique sur un joueur, pour voir repartir les ventes. Ce n'est pas pour rien que ce journal a créé le Tour de France ! De nos jours, on a vraiment le sentiment en lisant et écoutant les commentaires des chroniqueurs économiques qu'ils procèdent de même. La Bourse est un monstre irrationnel dont les cotes ne suivent en rien les réalités économiques des entreprises. Les traders obéissent sans se poser de questions à des mouvements d'humeur, des rumeurs infondées, des épidémies de panique, des états d'âme. Le suivisme panurgique règne aussi à la corbeille.

Quand Jérôme Kerviel se défend devant ses juges, il explique qu'il n'est pas coupable parce que ses chefs ne l'ont pas surveillé d'assez près. Un peu comme si un automobiliste disait : « Ce n'est pas ma faute si j'ai provoqué un accident par excès de vitesse, c'est la faute des pouvoirs publics parce qu'aucun radar ni gendarme ne se trouvaient là pour m'en empêcher. » On voit par exemple les cours de certaines actions s'effondrer alors que les sociétés attaquées se portent parfaitement bien et que leurs bilans sont florissants, et cela juste parce que le gouverneur du Trésor américain, ou européen, a fait une déclaration intempestive. Pour ne parler que des entreprises qui œuvrent dans le secteur de la santé, du retraitement des déchets ou de l'environnement, il est clair que les gens vont continuer à tomber malades, à avoir besoin d'être opérés, à vieillir, à produire des déchets, à polluer la planète, et pourtant les actions de tous ces grands groupes ont chuté de manière spectaculaire malgré des bilans des plus positifs.

Quand l'euro monte, on nous explique que c'est catastrophique pour nos exportations, nos produits sont beaucoup trop chers, mais quand il descend comme c'est le cas dans la crise de 2008-2010, cela renchérit nos importations, notamment le pétrole et c'est mauvais pour (l'image de) l'Europe. Avant, c'étaient les paysans et les commerçants qui étaient réputés n'être jamais contents. Maintenant, ce sont les économistes. « Ça a eu payé, mais ça paie plus[1] ! »

Plutôt que de décourager les traders et les investisseurs en leur assenant sans contrôle des nouvelles désastreuses, ne serait-il pas bon de les rassurer *aussi* avec les bilans qui restent positifs pour un très grand nombre d'entreprises ? Ne serait-il pas bon de rappeler un certain nombre de points d'histoire, qui démontrent que les crises sont souvent suivies de périodes florissantes ? Par exemple la guerre de 1870 et la dépression économique ont été suivies de la Belle Époque (1896-1913), la Première Guerre mondiale a précédé les Années folles (non moins que fécondes), la Seconde Guerre mondiale a préfiguré les Trente Glorieuses...

Je ne suis pas en train de dire que les effroyables carnages des guerres mondiales, les crises économiques ou sociales sont des événements positifs, je pense seulement que la résilience existe en matière sociologique comme en matière psychologique. Et qu'après la pluie vient le beau temps.

RÉSILIENCE ÉCONOMIQUE ?

En sidérurgie, la résilience est la capacité d'un métal déformé à retrouver sa forme initiale. En psychologie, elle désigne la capacité à prendre appui sur les traumatismes que l'on a vécus et d'en tirer de la force. À l'inverse de Sigmund Freud qui pensait que les traumatismes (sexuels) infantiles conduisaient inévitablement à la névrose, et donc à un affaiblissement de l'individu, Boris Cyrulnik démontre, preuves à l'appui, que les malheurs (qu'il qualifie

1. Sketch de Fernand Raynaud.

de « merveilleux[1] ») sont dans certains cas à l'origine de réussites non moins merveilleuses. Il en est d'ailleurs le vivant exemple[2]. Aurons-nous un jour le bonheur de lire un Cyrulnik du journalisme, un chroniqueur capable de nous faire rebondir, nous expliquer que c'est parfois du pire que provient le meilleur, un analyste joyeux capable de nous redonner le moral ? Toyota s'effondre ? Tant mieux, leurs chercheurs vont se concentrer sur les véhicules fonctionnant exclusivement avec des énergies renouvelables.

Les crises sociales, guerres, épidémies, catastrophes naturelles forcent les nations à reconstruire, à lancer des plans Marshall, à élaborer des règles pour éviter que les choses recommencent et elles se révèlent positives au final. À force d'expliquer que rien ne peut enrayer la crise financière, que les plans de relance ne servent à rien et que, de toute manière, la dette sera telle que les comptes de nos enfants, petits-enfants et arrière-petits-enfants sont plombés pour des siècles, on est sûr d'aggraver la crise tant les financiers sont des gens normaux donc influençables... Mais en voyant le sourire de délectation, la gourmandise même, avec laquelle certains journalistes, et pas des moindres, égrènent les catastrophes qu'ils prévoient pour la France, on finit par se poser des questions sur leurs intentions profondes. Sadisme en miroir du masochisme des foules ? Besoin permanent de faire de l'audience ? Si les Romains n'avaient pas tant aimé les gladiateurs, il n'y aurait pas eu de boucheries dans les arènes. On sait bien qu'il n'y a pas de bourreau sans victime et *vice versa*.

Il arrive en effet que la presse ne se contente pas d'un rôle prophétique passif à la Cassandre, mais qu'elle provoque sciemment, ou presque, lesdits événements. Je l'ai déjà dit, je ne pense pas que le rôle de la météo soit de faire tomber la pluie. Elle devrait se contenter de l'annoncer

1. Cyrunik B., *Un merveilleux malheur*, Paris, Odile Jacob, 2000.
2. Cyrunik B., *Autobiographie d'un épouvantail*, Paris, Odile Jacob, 2008.

LA SOCIÉTÉ MÉDIATIQUE

L'espèce humaine fait partie des espèces sociales, à l'image des étourneaux, des abeilles, des gnous, des dauphins, des fourmis, des sardines ou des loups, pour n'en citer que quelques-unes. Un des éléments qui a fait son succès est son incroyable faculté d'apprentissage, fondée avant tout sur l'imitation. Qu'on l'appelle enseignement, pastiche ou plagiat, copiage, écholalie ou transmission, de la naissance à la mort tout ce que nous apprenons, faisons, disons se fait grâce à notre capacité hypertrophiée à faire la même chose que notre prochain. C'est cette capacité qui rend à la fois merveilleux et redoutables les médias de toutes sortes qui élèvent ou asservissent l'esprit humain, l'abêtissent ou le cultivent. Comment s'identifier à la fois à Homer Simpson et à la reine Élisabeth, à Lady Gaga et à George Clooney ? À Johnny Hallyday en plein *delirium tremens* et à Nelson Mandela ?

Les médias, à l'origine, ont été inventés pour mettre en garde, prévenir les catastrophes, proposer des moyens d'y faire face, reconstruire après leur passage. Du tam-tam au signal de fumée, des feuilles jaunes de nos ancêtres aux colonnes d'Internet, du cancan de nos pipelettes aux cours à la faculté, de la publication des bans au rendu de jugement, du sermon en chaire à la harangue de meeting, du tabloïd au journal télévisé, du texto au Web porteur de spams, l'humain a toujours été la cible d'informations multiples. Ce qui est nouveau aujourd'hui, c'est la profusion des nouvelles, leur déferlement incessant, leur ubiquité et, aussi, leur absolue déréglementation.

Informer, enseigner, représente une immense responsabilité dont les dirigeants, les journalistes, les médecins, les juges, les curés, les professeurs ne se rendent pas toujours compte. Il peut d'ailleurs paraître étonnant que les pouvoirs publics, si prompts à tout réglementer « pour notre bien », du taux d'alcool aux quotas de pêche, de la ceinture de sécurité aux gaz à effet de serre, ne se soient jamais préoccupés, ou n'aient jamais osé tenter de donner un minimum de règles aux médias en général et à l'information en particulier. La manipulation de l'opinion n'est pas la liberté de la presse et réciproquement. Certains tabous ont la vie dure et celui de la soi-disant liberté de la presse en fait partie, comme si propagande et intox en étaient des composantes essentielles, des organes vitaux. Un peu comme on confond piquet de grève et droit de grève.

Informer, enseigner, confère un gigantesque pouvoir et tous les propagandistes de tous les régimes ont compris ce point essentiel tant les outils de communication peuvent permettre de manipuler ses contemporains. À chaque coup d'État, on apprend que ce sont les locaux de la télévision qui ont été investis en premier. Pas fous les putschistes !

Il a suffi à un crétin moustachu d'avoir le génie des discours enflammés et de communiquer ce qu'il fallait et quand il fallait dans les tavernes de Munich pour rendre paranoïaque et délirante pendant plus d'une décennie toute une nation habituellement raisonnable, mais humiliée par un traité inique.

Il a suffi que leurs maîtres trouvent très chic de ne pas se laver les mains après les autopsies, juste avant les accouchements, pour que des générations de médecins infectent et tuent des millions de femmes venues se confier à leurs (bons ?) soins.

Il a suffi à quelques antiques leaders d'opinion de déclarer tabous certains champignons dans certaines régions de Nouvelle-Guinée pour aggraver massivement la dénutrition des populations. Cette interdiction de consommer ces plantes, considérées là-bas comme des symboles de mort, a eu et continue d'avoir des conséquences dramatiques dans ces régions où les protéines sont plus que rares et où la famine reste endémique.

Ce pouvoir est tellement exorbitant que n'importe quel fou peut décider de s'en servir pour faire passer son message de pseudo-anarchie, à l'image de Mesrine, Youssouf Fofana et de son gang des barbares ou de terrorisme à l'image de Carlos.

J'ai un honteux souvenir d'enfant. Un souvenir de cette période où la pitié ne faisait pas partie des standards des cours de récréation. Je devais être en CE2 ou CM1. Un des élèves était différent. Probablement un peu demeuré, avec une drôle de tête et un net surpoids. Je me le rappelle comme un garçon très doux aussi, complètement inoffensif malgré ses kilos supplémentaires. Nous étions une bande de quatre ou cinq affreux jojos en culottes courtes et nous avions décidé de le harceler, juste pour s'amuser. Rien que pour voir. À chaque intercours, à chaque pause, sur le chemin de l'école, nous l'informions à notre manière ; nous lui expliquions qu'il ressemblait à un monstre, un dinosaure et nous lui scandions, lui serinions, lui martelions tous les mots que nous connaissions, tricératops, tyrannosaure, iguanodon, diplodocus, ptérodactyle, brontosaure... J'en passe car nous avions travaillé dur pour les mémoriser. Je les ai toujours en tête, à ma grande vergogne. Au bout d'une semaine de ce traitement, le malheureux fondait en larmes dès qu'il nous apercevait. Bientôt, ses parents le retirèrent de l'école. Je n'ai jamais su ce qu'il est devenu. Cet âge est sans pitié. Si l'on oublie l'aspect moral de l'anecdote, après tout c'est à moi de m'arranger avec ma conscience, je pense que nous avions sans le savoir réalisé une sorte d'expérimentation sauvage. Nous venions de démontrer les effets d'une répétition de messages incompréhensibles sur un être sans défense. Tous ces mots étranges lui étaient parfaitement inconnus, mais lui semblaient menaçants et agressifs. Et à force de les entendre sans pouvoir les maîtriser, il s'est effondré.

Du catastrophisme au manque d'espoir

Quand, du matin au soir et du soir au matin, la même information est donnée en boucle sur toutes les chaînes et qu'elle n'est pas vraiment intelligible – qui connaît précisément le mécanisme des *subprimes* ? – et qu'elle est sans issue – qui peut savoir comment sortir de la crise ? –, les conséquences sanitaires d'un tel stress répété, bien que difficiles à chiffrer avec précision, sont probablement considérables. La difficulté vient du fait que deux facteurs sont mélangés : d'une part le stimulus négatif perçu comme continu et exclusif et d'autre part le terrain sur lequel il s'exerce. On l'a vu, les conséquences du même stress sont différentes selon l'individu qui le subit. Une étude récente[1] a permis de suivre pendant vingt-trois ans une cohorte de 7 746 hommes âgés de 42 à 53 ans dans les années 1970. À cette époque, on avait mesuré sur eux les conséquences d'un stress psychologique (le test d'effort est considéré par les spécialistes comme un stress psychologique léger) en prenant tout simplement leur pouls au moment de l'épreuve. Il a été démontré que ceux dont la fréquence cardiaque s'élevait le plus lors du test avaient le plus grand risque de présenter une mort subite par arrêt cardiaque. Cela se passe de commentaire !

Bientôt, il faudra un certificat du cardiologue pour avoir le droit de regarder le JT ou d'ouvrir un journal ou l'ordinateur. Principe de précaution oblige !

C'est tellement facile au fond d'asservir et d'affaiblir, voire de rendre malade quelqu'un grâce à la suggestion répétitive. Même si le mot « malade » n'est plus politiquement correct et que, de nos jours, on préfère parler de « patient », appellation autrefois utilisée pour désigner les condamnés à mort dans l'attente de leur exécution. Et comment ne pas tomber malade pour de bon quand il suffit d'ouvrir un journal, allumer la radio ou la télévision pour être abreuvé d'informations toutes plus pénibles les unes que les autres ? Des informations qui ne laissent plus de place à l'espoir qui, c'est bien connu, fait vivre.

Quand on lit *Le Monde*, quotidien respectable s'il en est, et que l'on parcourt la rubrique « Santé », on ne peut qu'être frappé par le ton régulièrement adopté par les différents chroniqueurs médicaux dont l'écriture se révèle particulièrement anxiogène. Ces journalistes, excellents scientifiques au demeurant, semblent vivre dans la hantise de donner de faux espoirs aux gens et, en conséquence, d'apparaître comme crédules. Du coup, leurs analyses véhiculent toutes le même message de désespoir. Soit il s'agit de découvertes non confirmées (« cela prendra des années »), soit il s'agit d'une hypothèse de laboratoire tellement ténue, tellement

---

1. Jouvent R., *Le Cerveau magicien, De la réalité au plaisir psychique*, Paris, Odile Jacob, 2009.

fragile, que dans le meilleur des cas il faudra attendre encore au moins une décennie avant de voir *éventuellement* le médicament correspondant vendu en pharmacie ! L'enthousiasme ne fait pas partie de la culture de ce quotidien, excellent au demeurant.

On pourrait faire le même commentaire à propos des articles économiques et de l'évolution de la crise financière, mais c'est surtout à propos de l'évolution du climat et du devenir de la planète réchauffée que le désespoir médiatique atteint son acmé. Il est des domaines réservés, des thèmes sensibles où le politiquement correct fait des ravages et où le catastrophisme domine effectivement. Sans parler de certains truquages élaborés sciemment comme, par exemple, la soi-disant disparition des rapaces, propagande destinée à lever des fonds pour la promotion de l'écologie et la protection de la nature. Tous les ornithologues le savent – ainsi que tous les automobilistes –, on ne peut plus prendre sa voiture sans voir des alignements de buses, faucons, milans, circaètes et autres bondrées apivores perchés sur les grillages et barrières qui longent les autoroutes et les nationales. Il n'y a jamais eu autant de rapaces tant ils sont protégés. Et c'est tant mieux. De la même manière, on a accusé les émirs arabes de dévaster les nids des éperviers en Allemagne pour récolter les œufs et les oisillons de manière à en faire des oiseaux de chasse. Or, dans ces pays de désert, on chasse l'outarde que les rapaces germaniques, beaucoup trop faibles, sont incapables de maîtriser. Ce sont donc des gerfauts de Scandinavie qui sont élevés quasiment en batterie et dressés à la chasse par des professionnels. Les pétrodollars permettent d'organiser ce type d'opération. Nos rapaces européens peuvent donc dormir tranquilles… mais cela, si ça se savait, ne permettrait pas de faire pleurer dans les chaumières écologiques et donc de lever suffisamment de fonds…

SOIGNER LA CRISE ?

Pour en revenir au sujet de la crise économique : qui sont ou plutôt qui devraient en être les médecins ? Les économistes et les politiques, bien sûr ! Et qu'avons-nous entendu tout au long du développement de ce séisme financier ?

– Le pire reste à venir…

– La crise a d'abord été financière, elle va devenir économique, le chômage et la récession ne vont pas tarder à suivre…

– Il y en a pour des années avant que la situation se rétablisse, si elle se rétablit un jour…

– Le chômage va entraîner un chaos social, l'euro, voire l'Europe va disparaître, les extrêmes de tous bords vont gagner de l'audience… La révolution est probablement proche… Merci, M. de Villepin, de nous avoir déclaré en 2009 que la France était en état préinsurrectionnel, presque comme avant la Révolution française…

– …

Imaginons qu'un médecin dise à son patient : « Vous souffrez d'une maladie grave, mais rassurez-vous, le pire est devant vous ; pour le moment, ce n'est que votre estomac qui est atteint, mais bientôt tout votre organisme sera envahi. » On sait que l'altération du moral aggrave la maladie. C'est même le fondement de l'effet nocebo. Pourtant, c'est ce que font sciemment les journalistes économiques. L'objectif n'est plus l'information mais bien l'audience.

Certains remèdes sont diamétralement opposés : allégement des impôts pour relancer la consommation, donc la croissance, augmentation des impôts pour réduire la dette et augmenter la marge de manœuvre de l'État ; réduction des charges des entreprises pour améliorer leur compétitivité, augmentation des charges des entreprises bénéficiaires pour renflouer l'État ; injection de sommes gigantesques pour sauver les banques ou telle industrie, abandon des entreprises déficitaires pour assainir le marché par sélection naturelle… Bien malin celui qui s'y retrouve. Si une de ces mesures est suivie d'une amélioration du contexte, on dira que c'est notoirement insuffisant ; si la crise continue, on criera à l'inefficacité du gouvernement. Par exemple, l'injection de milliards pour sauver les banques a entraîné trois types de commentaires :

– le gouvernement donne l'argent aux riches banquiers plutôt qu'aux travailleurs ;

– la France joue petit bras et n'envisage que des mesurettes ;

– la dette ne fait que s'aggraver et nous sommes en train de grever l'avenir de nos enfants et petits-enfants.

Mais, dans tous les cas, ne sommes-nous pas en face de phénomènes naturels, cycliques, mondiaux, que rien ou presque ne vient modifier ? Cela ne signifie pas qu'il ne faille rien faire. Mais d'un point de vue pratique, le plus raisonnable est probablement de faire le gros dos et d'attendre que ça passe…

La crise est une sorte de grippe saisonnière. Il faut essayer de mettre les plus faibles en sécurité, les hydrater, les oxygéner. Quant aux plus forts, laissons-les se débrouiller avec leurs défenses immunitaires, ils en sortiront aguerris. Comme disait Nietzsche : « Tout ce qui ne me tue pas me rend plus fort. »

Beaucoup de chroniqueurs ont évoqué les suicides en masse des entrepreneurs et boursicoteurs en 1928, lors de la grande dépression économique. Sans vérifier que ce phénomène a été, paraît-il, très exagéré, pour ne pas dire inventé. Un des articles les plus démonstratifs dans le domaine du catastrophisme inutile et de la recherche inconsciente d'un effet nocebo est celui de *Libération* du 5 février 2009 intitulé : « La crise économique va-t-elle provoquer davantage de suicides ? » Et de consacrer plus d'une page aux « tendances suicidaires à la hausse », indiquant que « l'Union nationale pour la prévention du suicide tire la sonnette d'alarme lors de ses 13es Journées nationales qui se déroulent demain » : « Parce que souffrance sociale et désespoir peuvent conduire au suicide, l'UNPS veut alerter les pouvoirs publics sur "l'urgence de la situation" pour que "cette crise socio-économique ne se transforme pas en crise sanitaire". » Suivent les propos du docteur Jean-Marc Limare, psychiatre et psychanalyste de son état au Havre, qui souligne qu'il y a de plus en plus de tentatives de suicide : « Les chiffres sont sous-estimés car toutes les tentatives n'aboutissent pas à une prise en charge par le système de soins. Il y a probablement autour de 200 000 tentatives de suicide par an. »

On voit qu'à partir de chiffres pour le moins imprécis et non référencés, sans aucune comparaison avec ceux des années précédentes, assenés beaucoup trop tôt puisque l'interview a été réalisée au début de la crise et que, par conséquent, l'étude du nombre de suicides en lien avec la crise ne pouvait intervenir qu'un an plus tard, le psychiatre comme le journaliste affirment malgré tout qu'il y a « de plus en plus de tentatives de suicide », corrèlent sans preuve ce futur phénomène supposé à la crise financière et en tirent des conclusions hasardeuses. Et alarmistes, cela va de soi, il faut bien vendre.

On pourrait se contenter de sourire à la lecture d'un article aussi pauvrement argumenté, mais ce serait oublier que le suicide est un phénomène épidémique, que chaque autolyse en appelle une autre. Il suffit de voir que dans les banlieues, quand un adolescent se donne la mort, presque immanquablement il s'en trouve d'autres pour tenter de l'imiter dans une dynamique proche de celle des possédées de Loudun ou de Morzine. C'est jouer avec le feu que d'évoquer les risques d'augmentation des morts provoquées par la crise, et de donner en exemple les mythiques suicides de la crise de 1929.

Ainsi, en partant d'intentions certes louables – tirer la sonnette d'alarme pour tenter de prévenir un phénomène –, on risque fort de le provoquer. Encore une fois, on est en plein phénomène nocebo.

En tout cas, les experts en économie, eux qui n'avaient rien vu venir, loin de se remettre en question, ont repris doctement la plume et continué de commenter les phénomènes qu'ils n'ont jamais été capables de prévoir. Ce n'est pas pour rien que Pierre Desproges les a définis comme des « experts qui sauront demain pourquoi ce qu'ils ont prédit hier n'est pas arrivé aujourd'hui ». On trouvera toujours, bien sûr, dans le tas, un ou deux « experts » financiers qui déclareront « Je l'avais bien dit », il y aura toujours des articles ou livres prémonitoires et on les propulsera au firmament des prévisionnistes, un peu comme les astrologues qui, du fait des lois statistiques, se trompent une fois sur deux... et donc, cinquante pour cent peuvent proclamer : « Je le savais, je l'avais dit ! » Le *hic* est que, contrairement aux météorologues qui, pendant des siècles, se sont trompés avec une touchante régularité mais dont les erreurs n'ont jamais affecté le climat, les prévisions pessimistes des économistes du monde entier ont un retentissement certain sur le climat économique. Comme une notice médicamenteuse est capable de déclencher un symptôme rien qu'en l'évoquant. C'est par le même mécanisme que l'expert financier plombera les cours de la Bourse rien qu'en prédisant que la Bourse va chuter.

L'INFORMATION NOCEBO

Le remède supposé, en l'occurrence l'information, censé fortifier l'individu, l'aguerrir en le tenant au courant de ce qui se passe, en le mettant en relation avec ses semblables et en lui permettant, le cas échéant, de prendre ses dispositions, car « (se) gouverner, c'est prévoir », devient une substance hautement toxique car à l'origine de pessimisme. Sans parler de ses effets secondaires, de plus en plus nombreux. Et si l'on en croit les épidémiologistes, le moins que l'on puisse dire est que le nombre de (tentatives de) suicides, d'états de stress, d'infarctus, d'ulcères à l'estomac, de crises d'asthme, d'insomnie, de mal-être, de cancers est en augmentation constante pour ne citer que les plus criants de ces maux consécutifs à la pollution du monde moderne. Certes, on ne peut pas réduire ce phénomène à la seule pression des médias : de nombreux autres facteurs entrent en ligne de compte comme la pollution (la vraie), les rythmes de vie, la réduction du temps de sommeil, l'augmentation de la durée de vie qui accroît les risques de contracter une de ces maladies liées à l'âge, à la surabondance des viandes, à l'insuffisance de consommation de poissons, de fruits et de légumes frais…

Il avait raison, au fond, le bon docteur Knock qui avait compris l'importance du marketing médical, se révélant capable, rien qu'en communiquant, de mettre au lit tout un canton jusque-là en bonne santé. Après tout, « média » ne commence-t-il pas comme « médicament ». Mais il est loin de s'achever de la même manière.

Comme le médicament, le média peut soigner mais il peut aussi tuer en cas de surdosage. Et tout cynisme mis à part, puisque non seulement nous sommes des patients et que nous sommes tous condamnés à plus ou moins brève échéance, autant que cela serve à quelque chose et que cela rapporte à ceux qui s'en occupent, médecins, assurances, mutuelles, industrie pharmaceutique, curés, croque-morts et... médias.

CHAPITRE 3

Le mystère du nocebo

Origine de nocebo et de placebo

Nocebo signifie en latin, « je nuirai ». Rares sont les vocables français à transposer du latin et sans changement, un futur à la première personne du singulier. *Placebo*, quant à lui, est extrait des vêpres des morts : *Placebo Domino in regione vivorum*. « Je plairai au Seigneur dans la région des vivants » (traduction littérale et inélégante). Il est piquant à cet égard de remarquer que l'histoire du placebo est émaillée d'un grand nombre de quiproquos, erreurs et autres mystifications. On ne s'étonnera donc pas que, dès son origine, le vocable repose sur une faute de traduction : saint Jérôme, chargé par le Saint-Siège de traduire en latin (*vulgate* = langue courante, vulgaire) la Bible jusqu'alors en grec et en hébreu, fait une erreur à propos du psaume 16 (ligne 9) : au lieu de *Placebo Domino* « Je plairai au Seigneur », il aurait dû écrire. *Ambulabo coram Domino*[1] ou « Je marcherai à la face de Yahvé[2] ». On devrait en réalité parler d'effet *ambulabo*, pas d'effet

1. Merci à Sébastien Legal pour sa précieuse aide de latiniste (presque) patenté…

2. Traduction de la Bible de Jérusalem.

placebo et d'effet *stabo* et non pas d'effet *nocebo* ! Mais qu'importe le vocable, l'histoire avait démarré !

Une erreur de traduction[1] ?

Pas si sûr !

Le texte source est le psaume 116 : 9 dont la « bonne » traduction ou plutôt la traduction littérale est :

« Je marcherai devant l'Éternel,

Sur la terre des vivants. »

Le texte biblique hébreu emploie ללכת en latin *ambulare* qui signifie « marcher » que saint Jérôme, dans la Vulgate, traduit comme si cela avait été בבקשה en latin *placere*, en français « plaire ». S'agit-il vraiment d'une erreur ? Il est permis d'en douter. Peut-être faudrait-il cesser de prendre la Vulgate au pied de la lettre pour en traquer les fautes. En réalité, Jérôme avait une mission bien précise et se devait d'interpréter plus que de traduire. Du coup, il le fait délibérément et en fonction de l'idéologie du temps. C'est d'ailleurs ce qui fait de la Vulgate… la Vulgate !

Dans sa traduction/interprétation, Jérôme s'appuie sur Genèse 5 : 24 : « Énoch marcha avec l'Éternel. » En effet, le mot original en hébreu ללכת: « marcher » est polysémique et implique qu'Énoch « marche », mais aussi qu'il chemine de haut en bas, de droite à gauche, qu'il passe du dedans au dehors et inversement, qu'il déambule de long en large, bras dessus, bras dessous avec l'Éternel, conversant continuellement avec Lui et se rapprochant de plus en plus de Lui. Ainsi, Genèse 5 : 24 dit qu'Énoch, tout au long de sa vie, marcha agréablement devant Dieu. Genèse 5 : 24 dit explicitement « Énoch marcha avec l'Éternel ; puis il ne fut plus, parce que l'Éternel le prit », et Hébreux 11 : 5 donne de Genèse 5 : 24 l'interprétation suivante : « Car, avant son enlèvement, il avait reçu le témoignage qu'il était agréable à Dieu. » Énoch fut agréable à l'Éternel car il marchait « agréablement » avec Lui.

Il est donc probable que Jérôme ne s'est pas livré à une grossière erreur de traduction mais qu'il a sciemment construit une interprétation en combinant Genèse et Hébreux pour indiquer que « marcher

1. Merci à François Lupu et à Sébastien Legal de nous avoir aidé avec leur interprétation toute personnelle de l'« erreur de Jérôme ».

comme Énoch avec Adonaï », c'est *in fine*, lui « plaire ». Pourquoi Jérôme a-t-il placé ce verset dans les vêpres des morts ? Tout simplement parce que Énoch, ayant marché agréablement avec Adonaï, ce dernier « l'enleva ». Énoch n'est donc pas vraiment mort et a, de ce fait, échappé aux affres de l'agonie. L'idée de « mort enlèvement » représente une sorte de consolation pour ceux qui restent. Dans la Bible, nombre de justes comme Élie ne sont pas morts, mais sont montés au ciel avec armes et bagages à l'image de Jésus (Ascension) et de sa mère (Assomption), événements tellement consolants qu'ils sont commémorés chez nous par des jours fériés.

Au cours du XIIIe siècle, les familles endeuillées prirent l'habitude de psalmodier ce verset de manière à tromper leur attente des vêpres des morts. À partir du XIIIe siècle, le terme *placebo* a été attribué aux pleureurs recrutés et parfois rétribués[1] pour chanter ce psaume lors des vêpres des morts. L'habitude fut alors prise de les brocarder en les surnommant « placebos » afin de stigmatiser ce comportement déplacé. Par un subtil glissement de sens, la société se laïcisant, le seigneur perdit sa majuscule et placebo défroqua pour revêtir l'habit de courtisan. Désormais péjoratif, le mot fut utilisé pour désigner les flatteurs, les flagorneurs, bref, tous ceux qui cherchaient à *plaire* à leur suzerain par tous les moyens. On retrouve cette utilisation aussi bien en France dans la *Satire Ménippée* ou chez Molière, qu'en Angleterre, dans les contes de Canterbury où Chaucer nomme Placebo son courtier sycophante… la fourberie, vous dis-je, toujours la fourberie !

Au XVIe siècle, à travers une incursion dans le droit canon, le placebo fut utilisé pour confondre les possédés : de manière à éviter des exorcismes abusifs administrés par des clercs trop zélés, quand un individu présentait des signes douteux de possession diabolique, on lui présentait de fausses reliques, des reliques placebos en quelque sorte. Si le « possédé » réagissait à leur vue, de la même manière que si elles avaient été authentiques (ou du moins authentifiées moyennant finance par le Vatican), on en

1 « Marguerite Kérusoré a my un placebo cinq sols. » BMS de Saint-Méen (source Internet).

déduisait que leurs convulsions résultaient de leur imagination et non de l'œuvre du Malin. L'idée d'un contrôle en aveugle quasi scientifique d'une manifestation clinique douteuse par l'administration d'un produit à la fois inactif et trompeur est probablement née de cette pratique. Jusqu'à une époque très récente, certains médecins internistes utilisaient des placebos de médicaments pour confondre les hystériques imaginatives dont les symptômes mimaient trop bien des maladies organiques (pathomimies) et risquaient de les induire en erreur. On a compris depuis que dans cette indication ce test n'est pas fiable et s'avère même dangereux puisque d'une part les symptômes organiques peuvent répondre au placebo et que d'autre part les symptômes fonctionnels dits de conversion peuvent ne pas y répondre, d'où des risques de retard au diagnostic ou même des erreurs.

À cette même époque, les écoliers de Normandie traitaient de « placebos » ceux qui cherchaient à plaire par tous les moyens à leur maître, c'est-à-dire les fayots, ce qui relevait d'une certaine élégance sémantique ! Enfin, placebo revêtit définitivement la blouse blanche ; c'était en Amérique, à la fin du XVIIIe siècle, apparaissant en 1785 dans le premier dictionnaire médical, le *Motherby's New Medical Dictionary* où il est défini comme « une méthode banale ou un médicament ». En 1956, dans le *New Gould Medical Dictionary*, il est décrit comme « *a medicine having no pharmacological effect, but given for pleasing or humoring the patient* », ce qui pourrait être traduit comme « un médicament dénué d'effet pharmacologique mais administré pour plaire ou apaiser le patient ».

Il faut probablement prendre le mot banal au sens de anodin. Placebo deviendra donc petit à petit une substance anodine administrée pour plaire, c'est-à-dire pour apporter du confort au patient. Il fallut cependant attendre la seconde moitié du XXe siècle pour qu'enfin il arrivât en francophonie. C'est en 1958 que le mot « placebo » apparaît officiellement en France dans la dix-septième édition du dictionnaire des termes techniques de médecine de Garnier et Delamarre et quelques années plus tard dans les dictionnaires grand public.

C'est avec l'avènement des essais comparatifs en double insu avec tirage au sort (randomisation) que le placebo acquiert sa légitimité fournissant une respectabilité scientifique à un concept qui jusque-là sentait par trop le soufre du charlatanisme. Les plus récentes recherches en neuropsychopharmacologie ont également aidé à comprendre comment une suggestion, une attente de la part du médecin comme du patient pouvaient induire des changements objectifs et quantifiables. Autrement dit, on est capable aujourd'hui de parler de la biologie des états d'âme.

Le concept comme le vocable « nocebo » sont beaucoup plus récents. On ne compte plus les articles, les études sur l'effet placebo, rares sont ceux qui traitent de l'effet nocebo. Pas la moindre trace non plus du mot « nocebo » dans les dictionnaires de la langue française... Le mot a en effet été créé dans les années 1990 pour désigner l'inverse du placebo, décrire ce qui se passe quand la thérapeutique ne plaît pas. Non seulement elle n'apporte pas de mieux-être, mais elle nuit, soit à travers ses effets secondaires, soit du fait d'une efficacité réduite, soit encore à cause d'une aggravation de la maladie. Si l'on dépasse le cadre restreint de la médecine et que l'on décortique point par point les effets véhiculés par les grandes institutions – pouvoir politique, école, science, justice, prison, religion –, on finira par s'apercevoir qu'avec les meilleures intentions du monde les médias chargés de les relayer peuvent rendre malades des populations entières rien qu'en les informant de manière irresponsable.

Quand Marie-Antoinette, à la fois émue et écervelée, propose publiquement de donner de la brioche faute de pain aux populations affamées, elle ne se doute pas que cette simple phrase va agir comme un détonateur mettant le feu aux poudres de la Révolution dont elle, sa famille et quelques milliers de personnes vont faire les frais un peu plus tard. Ce qu'elle avait pensé être un traitement anodin allait en réalité fonctionner comme un remède de cheval puis comme un toxique ! Quand Madeleine Albright, secrétaire d'État des États-Unis d'Amérique[1] déclare, le 27 septembre

1. Ministre des Affaires étrangères.

1996, « *It's a positive step*[1] » en apprenant la prise de Kaboul par les talibans, elle pense faire preuve de diplomatie vis-à-vis des musulmans afghans. Comme de bien entendu, cette phrase abominable sera reprise par les médias du monde entier. En réalité, elle donne le sentiment d'un soutien politique aux fondamentalistes qui s'emparent sans coup férir du pays. On connaît la suite et ses conséquences pour les droits de l'homme et surtout de la femme, ainsi que les conséquences sanitaires puisque, du coup, les populations féminines n'auront plus accès aux soins. Ce que l'on connaît moins, c'est l'impact de ce genre de gaffe de communication sur l'état psychologique des peuples et son retentissement sur la santé des citoyens.

Comme quoi une simple parole peut avoir des effets dévastateurs.

Nocebo médiatique

En médecine, au niveau individuel, l'effet nocebo représente l'écart négatif entre l'effet prévisible d'un traitement et l'effet réellement observé. Par exemple, j'ai mal aux dents, je prends un antalgique et, au bout d'une heure, j'ai toujours autant mal aux dents et en plus j'ai mal au ventre, et tout cela parce que j'ai lu sur Internet que ce genre de médicament peut au passage perforer à la fois mon estomac et mon bon sens. Aujourd'hui, on connaît mieux les mécanismes psychologiques qui agressent à la fois muqueuse gastrique et cerveau, et on sait aussi quels sont les circuits de neurones qui partent de l'esprit pour aboutir à l'estomac afin de lui donner l'ordre de sécréter de l'acide chlorhydrique, ce qui permet aux bactéries[2] de se développer et d'attaquer la paroi

1. C'est un pas positif.
2. *Helicobacter pylori*.

gastrique. On sait, oui, mais cela ne change pas grand-chose quand on a mal au ventre.

À un niveau collectif, dans notre société dite développée, l'effet nocebo, au sens étendu où je l'entends ici, est véhiculé par la pression permanente que la société et ses différents médias exercent sur chacun de nous en croyant souvent bien faire. Cette pression culturelle qui nous rend malades en nous privant de tout sentiment de contrôle.

Autrefois, quand les parents faisaient peur aux enfants en leur racontant des histoires de loups éventuellement garous, le but était de les rendre méfiants, donc prudents, et de maîtriser une situation de risque évitable : la rencontre d'un animal dangereux, un fauve à l'image du grand méchant loup des *Trois Petits Cochons*, ou éventuellement d'un ogre pervers à la Gilles de Rais.

Plus près de nous, lors de la Seconde Guerre mondiale, les recommandations de défense passive diffusées par les ondes et les affichages avaient pour objectif d'éviter d'être piégé par un bombardement. On savait qu'en éteignant la lumière la nuit et en occultant les fenêtres on risquait moins d'être vaporisé par un V2. Et l'on pouvait facilement vérifier que les voisins faisaient de même. On tremblait pour sa maison, mais pas trop pour sa vie. Le plus étonnant, d'ailleurs, est que les études épidémiologiques font état d'un meilleur état sanitaire des populations : moins de suicides, moins de problèmes cardio-vasculaires du fait d'une perte de poids généralisée, moins de cirrhoses – pour le cancer, on ne sait pas trop. On pense généralement que ce phénomène d'amélioration est dû essentiellement à des régimes plus frugaux, moins riches en alcool, en viandes et en graisses. Ne serait-ce pas dû aussi au bon stress, celui qui est maîtrisé collectivement, à l'action de la Résistance dans tous les sens du mot ?

De nos jours, on l'a bien vu à Bagdad, à part se terrer et prier, il n'y a plus guère de moyens de contrôler le risque induit par une guerre moderne. Les radars, lasers et autres scanners font fi de l'obscurité et des caves souterraines. Le danger tombe n'importe où, n'importe quand, et il n'y a aucun moyen de s'en prémunir. Toutes proportions gardées, je serais prêt à parier que le nombre de personnes tombées malades en 1939-1945 des suites du stress des bombardements fut nettement inférieur à celui observé en Irak. Il sera intéressant dans quelques décennies de dénombrer les maladies cardio-vasculaires, les cancers, les maladies dégénératives de ce pays martyr…

Le caractère incessant et parfois contradictoire des informations contemporaines ne vise plus à prévenir (tocsin), au sens premier de *prévention*. Elle sert juste à dire et à décrire. Si, par exemple, j'entends tout au long d'une journée que la grippe aviaire risque de me frapper parce que le virus, inévitablement, va finir par muter et qu'aucun vaccin n'est disponible, je risque de développer un état d'angoisse chronique, une phobie des bêtes à plumes, surtout si l'on a pris la précaution d'ajouter qu'il s'agit exactement du même virus que celui de la grippe espagnole, mais oui, vous savez bien, cette épouvantable épidémie qui a fait encore plus de millions de morts que la Grande Guerre ! Et mon angoisse chronique, si elle tombe sur un terrain favorable, pourra se transformer en néoplasmes, en infarctus, en Alzheimer, en vieillissement prématuré et j'en passe… je sais, je me répète… exactement comme sur France Info !

TOUTE UNE CULTURE DU NOCEBO

Le vocable « nocebo » recouvre d'une certaine manière la capacité de nuisance du soin. Les conséquences néfastes d'une action qui pourtant vise à aider son prochain. Sacré paradoxe ! Ce mot est donc particulièrement lourd si l'on réalise qu'il qualifie un effet de la médecine dont la mission est de faire du bien, sauver des vies, soulager les souffrances, représenter un baume, une consolation. Même mécanisme que l'hôpital devenu aujourd'hui le « lieu de tous les dangers » du fait de l'explosion des maladies nosocomiales. Dès à présent le lecteur doit comprendre que la médecine, comme toutes les activités humaines, n'est pleinement efficace que si elle correspond à une pratique validée par le groupe, en l'occurrence la société occidentale, devenue culture dominante sur la planète Terre.

J'ai pour ma part compris ce qui devrait être une évidence pour tout le monde, le jour où j'ai eu vent d'une jolie anecdote africaine. L'histoire se passe dans les années 1960, à une époque où les Massaïs n'avaient pas encore eu beaucoup de contacts avec notre médecine. C'est un *flying doctor*, interviewé par une revue type *National Geographic*, qui raconte comment les guerriers d'une certaine tribu n'acceptaient d'avaler les comprimés de quinine que si le médecin blanc avait au préalable craché dessus. Le journaliste comme le praticien ne se posaient pas de questions, ils se contentaient de rapporter ce curieux comportement comme une historiette gentiment exotique, quoique légèrement écœurante pour notre culture occidentale d'asepsie qui rend dégoûtantes toutes les sécrétions d'autrui à part les larmes et, dans une certaine mesure, le lait.

Pour mieux comprendre mon propos, il suffit de se mettre dans la peau d'une de ces personnes, comme nous, soumise à la pression culturelle de ses propres médias, véhiculée par ses propres « tradithérapeutes ». Quand un patient de cette ethnie souffre d'un symptôme particulier comme une fièvre, il est d'abord interrogé et examiné. Le sorcier va ensuite dans la savane pour prélever une racine, non sans avoir au préalable prié et remercié les esprits de la plante. À ce moment précis, la racine n'est qu'une simple racine, pas encore un remède. Dans un second temps, il se livre dans sa case à des incantations, fumigations, danses sacrées et, progressivement, la racine acquiert des vertus thérapeutiques. Elle devient remède, exactement comme nos médicaments qui ne soignent et n'ont le droit d'être utilisés que s'ils ont été couchés au préalable sur un parchemin sacré nommé « ordonnance » par des tradithérapeutes occidentaux appelés « médecins ». Le rituel terminé, le sorcier peut enfin administrer au malade la racine transformée en médicament.

Dans le cas qui nous occupe, le traitement traditionnel avait échoué, d'où le recours à la médecine occidentale et à ses prescripteurs de comprimés. Le problème est que ce petit objet rond et blanc n'avait aucune signification pour les membres de cette ethnie. Il fallait donc que le *flying medicine man* y mette du sien dans une sorte de rituel acceptable pour les deux parties. Le compromis adopté, mettre de la salive, donc de la parole (?), sur la pilule était en réalité une élégante manière d'acculturer le remède, de le rendre culturellement correct et, partant, de potentialiser son action. Transformer la racine-comprimé ronde et blanche en remède africain. Ces guerriers massaïs avaient sans doute une sorte de prescience de la nature de l'effet nocebo et voulaient éviter des complications ou une inefficacité au cas où il n'y aurait pas eu un peu du médecin blanc incorporé au comprimé. Chacun sait que lorsqu'on avale une pilule, c'est un peu du prescripteur que l'on engloutit, dans une sorte de communion cannibalique. En un mot, il fallait que le toubib y mît du sien.

LE CONDITIONNEMENT ET SES EFFETS BIOLOGIQUES

Chez nous, en Occident, il existe une séquence acquise depuis la naissance :

bobo → docteur → comprimé → guérison

Il s'agit typiquement d'un conditionnement pavlovien, avec renforcement positif chaque fois que la prise du traitement précède la guérison. Nous sommes tous conditionnés, et parmi les nombreux agents de renforcement le rôle des médias est immense. Le fait d'être informé suffisamment à l'avance que je suis sur le point d'avoir de sérieux ennuis va entraîner chez moi un état d'éveil salutaire si cela me permet de me prémunir, de me protéger. De me mettre en alerte. En revanche, si cette condition se prolonge, et surtout si on ne me donne pas les moyens de me mettre à l'abri, l'information répétitive, prolongée et désespérante, provoquera chez moi un état de stress chronique capable d'engendrer des symptômes et même un état pathologique constitué. La question est donc de déterminer à quel niveau l'effet nocebo agit.

Ce modèle peut-il être reproduit chez l'animal ? Ce dernier point a bien été étudié chez l'éternel martyr biologique, le rat de laboratoire.

Comme les humains, les animaux ont tendance à se fier à la séquence des événements et à en tirer des conclusions, surtout si ceux-ci ont des conséquences pénibles. Par exemple, si l'on mélange sournoisement à leur nourriture une substance provoquant très rapidement des maux d'estomac et qu'au cours de leur repas on fait retentir une clochette ou qu'on émet un signal lumineux, au bout d'un certain nombre de repas suivis de sensations pénibles, les animaux auront tout naturellement tendance à attribuer leurs maux d'estomac au bruit ou à la lumière et s'abstiendront de toucher à la nourriture chaque fois qu'ils percevront le signal. Pour eux, succession signifie relation de cause à effet. Les policiers et les juges ont d'ailleurs tendance à raisonner de la même manière : si un individu s'est promené en un lieu où l'on a découvert plus tard un cadavre, il sera logiquement promu suspect. Parfois de manière justifiée, parfois non. C'est aussi de cette manière que l'on peut expliquer la naissance des superstitions : si une personne brise un miroir ou croise un chat noir et que, par la suite, elle se trouve confrontée à un certain nombre d'ennuis, elle aura tendance à établir une relation de cause à effet entre le miroir (ou le chat noir) et lesdits ennuis.

C'est l'effet nocebo du miroir (ou du chat noir) qui ne contient pourtant pas de principe pharmacologique actif.

Si en revanche, après avoir cassé son miroir, la même personne effleure une croix et que les ennuis attendus ne se produisent pas, elle pensera que toucher du bois (à l'origine celui d'une croix) « coupe le mauvais sort » et aura tendance à reproduire ce geste (ou croiser les doigts si elle est américaine) chaque fois qu'elle voudra éviter des ennuis ou exaucer un vœu.

C'est l'effet placebo du bois qui ne contient pourtant pas non plus de principe actif.

Que penser d'une société où l'on est en permanence abreuvé de nouvelles catastrophiques contre lesquelles on ne peut rien ? Qu'il s'agisse de tsunami, de vache folle, de grippe aviaire, d'attentat terroriste, de réchauffement de la planète, de krach boursier, de catastrophe aérienne, de grippe mexicaine, des innombrables divorces de Britney Hilton ou Paris Spears, je ne peux rien faire, sinon attendre dans l'angoisse et, si j'ai la foi, prier ou brûler des cierges. C'est selon. Je ne suis pas en train de dire que France Info et LCI provoquent ou favorisent le cancer du sein… mais je ne suis pas loin de penser que, d'une certaine manière, ils lui préparent le terrain. À l'opposé, la capacité du médecin à communiquer à propos de la maladie et du traitement avec ses aléas, ses effets secondaires, ses chances de succès, augmente certainement les chances de survie des patientes atteintes de cancer du sein. De même, la capacité des malades à se rendre sur le *bon* site Internet, à lire, écouter, surfer sur des informations scientifiques et raisonnables, a certainement aussi des effets favorables sur la maladie. La possibilité pour un citoyen de varier ses sources d'information, de les analyser, les comparer, d'en douter et, finalement, de trouver des parades, lui permet de réduire les conséquences physiologiques de son stress, voire de transformer ce dernier en bon stress.

HISTOIRE DE NOCEBO

Carole a 33 ans. Cette architecte de talent est comblée. Mariée, elle vit le grand amour avec son conjoint artiste, le couple a acheté une jolie maison en banlieue, ils ont déjà un enfant de 3 ans et il est magnifique. Carole est à nouveau enceinte. Joie et bonheur de toute la famille. Première échographie, déclaration de la radiologue : « Vous savez, madame, passé 30 ans, toutes les grossesses sont à surveiller de près. Votre bébé a une clarté nucale qui reste dans la norme, certes, mais en comparaison un peu moins bonne que celle de son aîné. *De toutes les manières, vous serez angoissée pendant toute votre grossesse !* » Comme quoi échographie ne rime pas toujours avec psychologie…

Carole se rue sur Internet, découvre des malformations insoupçonnées, des complications effroyables, fait le siège de son gynécologue, réclame des échographies supplémentaires qu'on lui prescrit « pour la rassurer », ce qui évidemment ne fait que l'angoisser car « si le médecin accepte de me les prescrire, c'est qu'il a malgré tout un doute ». Elle ne dort plus, ne mange plus. Les prises de sang, les échographies se succèdent, tout est dans la norme, mais tout est « un peu moins bien » que lors de la première grossesse. Son mari est au bord de l'implosion. Elle passe des nuits entières sur Internet. Devient une encyclopédie des complications de cette maladie nouvelle : être enceinte. Elle néglige ses affaires, rate un appel d'offres qu'elle n'aurait jamais dû perdre.

À sept mois de grossesse, le mari a une idée géniale : il met en panne l'ordinateur, histoire de supprimer le principal empoisonneur de sa femme. Plus de connexion possible ! La tension retombe d'un cran. Carole redort un peu. À presque huit mois, « toujours pour la rassurer », son gynécologue lui propose une amniocentèse, non sans l'avoir dûment informée de tous les risques de fausse couche que cela peut comporter. Avec, aussi, tous les choix cornéliens que les résultats pourraient impliquer : en cas d'anomalie supposée, comment avorter d'un bébé parfaitement viable ? Et si elle perdait le bébé à cause de l'examen et qu'il se révélait en parfaite santé, mais mort ! Réflexe salutaire (enfin), elle refuse. Elle accouche. Aux dernières nouvelles, le bébé et la maman vont très bien. Merci pour eux, mais pas merci aux médecins, à leur style de communication, ni à Internet.

Cette simple histoire a des conséquences incommensurables si l'on s'y arrête un moment et elle devrait amener les médecins et les journalistes à réfléchir un peu plus à leur pratique. Comprendront-ils un jour que la phrase : « Je suis certain que vous n'avez rien, mais *pour vous rassurer*, je vais vous faire une prise de sang et un scanner » n'a aucun sens ? Pour les patients, il est évident que le médecin n'est sûr de rien puisqu'il leur prescrit un examen, ce qui, bien entendu, les angoisse terriblement. Le jour où les médecins auront compris ce simple principe de communication, leurs patients iront mieux et le trou de la Sécu se comblera un petit peu. De même, le jour où les journalistes comprendront que la simple description d'un processus non assorti des indispensables conseils de prévention et de traitement présents dans tous les ouvrages destinés aux médecins, provoque une incompréhension, une peur latente ou manifeste, susceptible d'engendrer de multiples complications.

C'est à leur style de communication que les médecins doivent réfléchir, ainsi qu'aux médias que leurs patients fréquentent. Avec le temps, les docteurs se cuirassent un peu, pas trop car il faut rester compatissant, ne pas se montrer impassible. Ils parviennent néanmoins à relativiser. En revanche, rien de tel chez les malades qui, du fait des journaux, de la radio, de la télévision et d'Internet, reçoivent de plein fouet des informations qui devraient toujours être commentées par des professionnels à la manière de certains sites médicaux, simple forum où un expert à la fois régulateur, modérateur et garant scientifique, intervient quand les discussions dérapent entre internautes. La presse médicale grand public est de mieux en mieux faite, et ne véhicule généralement que des informations validées, pourtant :

– à force de prendre des précautions « pour ne pas donner de fausses espérances », elle risque de devenir trop sceptique, voire pessimiste. On le sait, le découragement, le désespoir ne sont pas bons pour la santé ;

– le message n'est pas forcément très bien compris par le grand public qui peut alors l'interpréter de manière erronée et s'inquiéter à tort.

À TROP VOULOIR BIEN FAIRE…

Molière avait raison de moquer tous les Diafoirus et leur pseudo-science enrubannée de latin de cuisine, *purgare, saignare…* On connaît la chanson ! Il avait raison, c'est certain, mais il avait tort aussi, car il est un signe qui ne trompe pas : malgré leur quasi totale inefficacité thérapeutique, les cabinets des médecins, mires, panseurs, mages, toubibs, sorciers, tradithérapeutes, hippocrates et autres médicastres n'ont jamais désempli depuis la préhistoire, quelle que soit la culture concernée. Il faut donc admettre que le public y a toujours trouvé son compte et que sa demande ne se cantonnait pas aux soins, à des traitements auxquels personne au fond ne croyait vraiment. Ce n'était pas la guérison que les patients réclamaient. En réalité, le thérapeute a toujours eu un triple rôle : diagnostiquer, pronostiquer et surtout consoler. Le rôle thérapeutique n'est apparu que très récemment.

Quand un serf ou un seigneur avait mal au ventre, il était examiné par un médecin, plus ou moins diplômé selon la condition du malade. Interrogatoire, inspection, palpation, percussion, les outils naturels du soignant, en l'occurrence ses oreilles, ses yeux et ses mains, n'ont guère changé au cours des siècles. À la fin de l'examen, un diagnostic était posé. Soit le mal paraissait bénin, une fébricule, un flux de ventre, une colique, et le malade était renvoyé à son champ ou à sa cour, nanti de précieux conseils d'hygiène de vie, d'une bonne diète et d'une solide décoction. Soit la chose paraissait plus sérieuse, une masse avait été perçue dans l'abdomen, les ganglions étaient trop nombreux et trop durs, un début d'apoplexie ou de paralysie se faisait jour, et l'on conseillait alors au malheureux de mettre ses affaires en ordre, d'appeler un prêtre, de (faire) rédiger son testament. Et l'on tâchait ainsi de l'aider à partir l'âme en paix. Le latin apportait sa touche d'ésotérisme, de science, de sérieux donc. Langue des clercs, il assurait la connexion avec Dieu. En cas d'épidémie de peste, le long bec emmanché d'un long costume noir dotait le médecin d'une aura un peu effrayante, mais sans doute réconfortante car capable de faire peur, qui sait, aux miasmes pestilentiels.

Si l'on y réfléchit bien, on peut dire que toute cette antique procédure avait un but essentiel : donner au malade un sentiment de maîtrise sur les événements obscurs qui se déroulaient en lui. Le médecin ne disposait pas d'un arsenal thérapeutique sophistiqué comme aujourd'hui, mais il jouait un rôle complémentaire de celui du prêtre, situé entre une divinité vengeresse ou compatissante et un patient souffrant et implorant. Plus le médecin donnait l'impression d'être efficace en tant qu'intermédiaire entre l'homme et le destin, plus le malade pouvait se sentir rassuré. La maîtrise passait par la magie et la religion. « Je le pansai, Dieu le guérit », proclamait Ambroise Paré, ce qui signifie que le thérapeute était investi de la mission sacrée d'intermédiaire de la divinité. De l'Antiquité au XXe siècle, pendant des milliers d'années, si l'on excepte la traumatologie, la médecine ne disposait que de placebos. En tout et pour tout ! Pourtant, elle favorisait forcément la guérison en donnant aux patients le sentiment que la situation était sous contrôle.

De nos jours, tout a changé. La médecine a inventé des traitements indiscutablement efficaces et il n'est plus question d'imploration et de supplication, mais d'exploration et d'explications. Et de guérison scientifique aussi. La maladie est une ennemie rationnelle, organisée, obéissant à des règles précises. Il faut la combattre sans merci, quitte à remporter une victoire à la Pyrrhus. Combien de patients sont morts guéris de leur cancer, amputés morceau après morceau de leurs métastases et (en passant) des organes qui sont autour ! Les Américains préconisent bien l'ablation préventive des deux seins aux femmes en bonne santé, mais porteuses du gène de vulnérabilité au cancer mammaire... Certains chirurgiens ont, à titre préventif, enlevé l'utérus, les ovaires et l'hypophyse (glande située dans le cerveau et qui régule la sécrétion des hormones) des femmes supposées à risque. Doit-on parler d'acharnement préventif ?

C'est cela, les dommages collatéraux de la médecine qui, à force de vouloir (trop) bien faire, en vient à être nocebo. Elle en arrive à oublier son aphorisme fondateur : *Primum, non nocere*, « d'abord, ne pas nuire ». Cette recommandation a eu cours tant qu'il n'existait pas de remède véritablement efficace, car si en plus de ne rien proposer de spécifique, la médecine se mettait à provoquer des maux supplémentaires, où serions-nous allés ? Il suffit de repenser à la pratique universelle des saignées, qui a sans doute beaucoup plus souvent tué qu'elle n'a soulagé. Rappelons-nous aussi que le verbe *nocere* conjugué au futur et à la première personne devient *nocebo*.

PRIMUM, NON NOCERE

« D'abord ne pas nuire. » Serait-il envisageable de placer cette phrase au fronton des écoles de journalisme ? Inculquer aux grands prêtres de l'omniprésent, omnipotent dieu Média, le souci de ne pas jeter les foules dans la terreur, l'incompréhension, le désespoir ? Leur rappeler qu'une bonne *news* est d'abord une *news* pédagogique ? Que penser dès lors du célèbre Dr House ? Ce grand interniste télévisuel sait-il quelque chose de la pédagogie, lui qui n'hésite jamais à faire pratiquer des biopsies diverses et variées, des prélèvements cérébraux, voire des hémisphérectomies et qui fait fi de l'éventuel effet dévastateur de ses interprétations sauvages ? Il faut croire que oui, car le plus étonnant de cette fameuse série télévisée américaine est son extraordinaire succès d'audience alors que le langage médical n'y est jamais expliqué et que, d'après les sondages que j'ai pu effectuer, le public ne comprend pas la moitié des termes employés, ni du raisonnement de ses enquêtes médicales. Peut-être, au fond, est-ce même la raison de son succès, les téléspectateurs ayant besoin d'être rassurés en constatant qu'il existe des gens compétents, des experts qui savent et qui compatissent car eux-mêmes souffrent aussi [1]. Des hommes qui consolent et, surtout, qui trouvent et souvent guérissent. Les savants thaumaturges ne sont jamais tout à fait compréhensibles, c'est connu. La médecine ne parle plus latin, mais elle utilise des racines grecques tout aussi abstruses !

Oui, il existe quelque part des spécialistes qui savent comment maîtriser ces maladies qui nous font si peur. Qui savent et qui n'hésitent pas à restituer leur savoir sur les ondes. L'information n'est pas forcément austère et *Dr House* nous apprend plein de choses, même aux médecins d'ailleurs, sans jamais se prendre au sérieux. Il est clair que l'équipe de conseillers qui participe à l'écriture des scénarios est composée de vrais pros. Mais c'est son type de communication qui est étonnant : certes il dit la vérité sans fard, mais il ne baisse jamais les bras, ne se montre jamais pessimiste, terrorise et malgré tout rassure en même temps. Je rêve d'un cours de communication médicale basé sur cette série !

De la même manière, la série à succès *Les Experts* se montre rassurante, car ses héros sont eux aussi des savants qui résolvent en une heure à peine les affaires les plus affreuses, enlèvements, meurtres, assassinats ; toute cette médecine judiciaire d'expertise permet aux « braves gens » de penser qu'ils sont en sécurité grâce à la police médico-scientifique.

1. Le Dr House est obligé de marcher avec une canne et de se droguer avec des opiacés tant son handicap le fait souffrir.

Il est piquant de se dire que ce sont les feuilletons américains qui informent le mieux le grand public français des progrès de la médecine, de la police et de tant d'autres domaines. Il existe d'ailleurs un marqueur, une preuve indiscutable des bienfaits de leur action : l'audimat !

Même s'il continue d'utiliser un langage ésotérique, le médecin ne peut plus se permettre de se comporter comme un prêtre, sorcier, magicien, rebouteux. Un thaumaturge. Ses patients sont de plus en plus informés, de plus en plus scientifiques. Ils surfent sur Internet, écument la toile, hantent les forums, tchattent comme des... malades. On les bluffe de moins en moins. Du coup, plutôt que de se comporter comme un démiurge secondaire, un acolyte des divinités, le docteur doit inventer de nouvelles voies pour que son malade ait la conviction de maîtriser avec lui le stress déclenché par la découverte et l'annonce de la maladie. Le partage de la connaissance, médecin et patient formant une équipe unie contre un ennemi commun, est actuellement le meilleur moyen de lui rendre le contrôle de la situation.

Ne faudrait-il pas que la société et ses représentants, consommateurs, journalistes scientifiques, politiques, Académie de médecine, se penchent un jour sur ce problème posé aux médias ?

NOCEBO-CI, NOCEBO-LÀ

Les définitions foisonnent à propos du placebo. Serait-ce encore un coup de ces étonnantes lunettes filtrantes que l'humanité affectionne tant ?

Quelques définitions, histoire de se clarifier les idées.

Le *placebo pur* est une substance pharmacologiquement inerte, par exemple du lactose ou du sérum physiologique, proposée dans un contexte thérapeutique. Si, à table, je vous sers du saccharose sous forme de poudre blanche pour adoucir vos fraises, ce n'est que du sucre en poudre, mais si je le mets dans des gélules et que je vous le « prescris » en affirmant que cela vous fera du bien, il devient du placebo. Ce n'est donc pas la substance qui fait le placebo, mais le contexte dans lequel il est proposé.

Le *placebo impur* est un médicament vendu en pharmacie. Il contient des molécules plus ou moins actives, mais son efficacité n'est pas scientifiquement prouvée. Le lecteur remarquera que je reste prudent, cette définition concernant une part non négligeable des boîtes qui s'alignent encore sur les linéaires des officines. En particulier du côté des « produits conseils », c'est-à-dire non remboursés par la Sécurité sociale. Cependant leur proportion tend à se réduire car un gros effort de révision a été déployé par les autorités de l'État (l'Afssaps, l'Agence française de sécurité sanitaire des produits de santé) pour toiletter les médicaments mis sur le marché et « dérembourser » ceux qui n'avaient rien prouvé. Il n'en reste pas moins que la majorité des spécialités contre la fatigue, pour la circulation veineuse, contre les pertes de mémoire, tous les magnésiums, oligoéléments, fleurs de Bach, composés homéopathiques, iso-urines et autres rajeunissants continuent à circuler et à hanter l'enfer des pharmacies familiales. Sans parler des antirides, antitaches, antipattes-d'oie, antisurpoids, antipeau d'orange, antitout, antipathiques, mais je m'égare...

Un autre cas de figure de cette rubrique « placebo impur » concerne les produits utilisés en dehors de leur indication officielle. Prenons par exemple la vitamine C : si je suis en mer et que je n'ai pas mangé de légumes ou de fruits frais depuis quelques mois, cette substance n'est certainement pas un placebo puisqu'elle va me sauver la vie en prévenant ou guérissant un éventuel scorbut qui est une maladie due à une carence en vitamine C. Cette redoutable affection a tué des millions de personnes à travers les siècles avant que Lind ne trouve son antidote, le jus de citron. En revanche, si je l'utilise pour combattre la fatigue, le rhume, la grippe, voire le cancer, ou bien améliorer la mémoire des futurs bacheliers, elle devient un placebo, c'est-à dire une substance sans action pharmacologique spécifique. J'ai récemment rencontré un cancéreux en phase terminale, alors que sa tumeur aurait théoriquement dû être curable. Il s'était laissé convaincre des bienfaits de la médecine orthomoléculaire véhiculée en son temps par Linus Pauling, double prix

Nobel[1] et de ses arguments d'autorité et il s'était donc bourré de vitamine C. Dans son cas, l'inoffensif placebo (la vitamine C) est devenu un nocebo mortel. Les médias irresponsables de l'époque avaient unanimement chanté les louanges de cette thérapeutique bidon en négligeant complètement la pertinence de l'information sous prétexte que son promoteur était un immense scientifique.

Autre exemple : le magnésium, efficace en perfusion dans certains troubles du rythme cardiaque, mais qui n'a rien prouvé dans les états de stress, d'insomnie, de névrose.

Sauf si l'on y croit.

Une étude est assez amusante à cet égard[2]. Amusante et instructive. Trois cent onze volontaires ont accepté d'y participer. La moitié d'entre eux, après tirage au sort, a reçu de la vitamine C pendant toute la mauvaise saison (automne-hiver), l'autre moitié s'est vu attribuer un placebo de vitamine C au cours de la même période. Personne, ni les investigateurs ni les volontaires, ne savait qui prenait quoi. C'est ce qu'il est convenu d'appeler un essai en double insu (ou double aveugle). Au printemps, il a suffi de comptabiliser le nombre de rhumes par personne, leur durée et leur sévérité, et de comparer les résultats dans chaque groupe, vitamine C ou placebo.

Résultats : le nombre de rhumes a été à peu près le même pour tout le monde, quelle qu'ait été la substance reçue, vitamine ou placebo : 1,36. La durée a été malgré tout un peu plus faible (une demi-journée en moins) chez ceux qui ont reçu la vraie vitamine C (*verum*) par rapport à ceux qui avaient eu du placebo. La sévérité fut également un peu moins importante chez ceux qui avaient reçu le vrai médicament. Quand ces résultats, modestes mais statistiquement significatifs, sortirent, les partisans de la vitamine C pavoisèrent et l'industrie pharmaceutique se frotta les mains…

Malheureusement, il y a toujours des esprits curieux pour aller creuser les données. Ces empêcheurs de citronner en rond

1. Prix Nobel de chimie et de la paix, en aucun cas de médecine.

2. Karlowski T. R. et coll., « Ascorbic acid for the common cold », *JAMA*, 1975, 231 (10), p. 1038-1042.

ont donc refait les calculs en fonction des croyances des sujets. Cinq groupes ont été définis :

– ceux qui avaient parié qu'ils avaient eu du placebo et qui effectivement avaient reçu du placebo (39/89) ; oublions-les ;

– ceux qui étaient sûrs d'avoir eu de la vitamine C et qui avaient raison (40/101) ; oublions-les aussi !

– ceux qui étaient convaincus d'avoir été sous placebo et qui, en fait, avaient été sous vitamine C (12/101) ; ceux-là nous intéressent ;

– ceux qui pensaient avoir eu de la vitamine C et avaient eu du placebo (11/89) ; eux aussi sont passionnants !

– ceux qui ne se prononçaient pas (tous les autres) ; ceux-là n'ont aucun intérêt pour notre réflexion.

Et l'on a effectué à nouveau les calculs statistiques en se concentrant donc sur ceux qui s'étaient trompés. Et c'est là que l'étude devient vraiment instructive car ceux qui avaient reçu de la vitamine C mais qui pensaient avoir eu du placebo ont eu plus souvent le rhume que ceux qui avaient eu du placebo et étaient persuadés d'avoir reçu de la vraie vitamine C. Cela signifie donc que c'est la croyance en l'efficacité de la vitamine C qui permet d'éviter (un peu) le rhume, mais que ce n'est pas la vitamine C en tant que molécule pharmacologiquement active. La croyance induit l'effet placebo et le scepticisme l'effet nocebo. On peut donc dire que nous sommes en présence d'un effet placebo dans le groupe des sujets convaincus sous placebo qui a eu moins souvent le rhume. Ou bien, d'un effet nocebo dans le groupe sous vitamine C puisque, du fait de leur erreur, les sujets ont eu plus souvent le rhume, alors qu'ils étaient sous vitamine C, que ceux qui n'étaient sous… rien. Une chose est sûre : la croyance en une thérapeutique dépend de l'information que l'on a reçue.

C'est la démonstration expérimentale d'une variabilité significative de l'activité d'une même substance en fonction de la valeur qui lui est attribuée. C'est aussi la démonstration de la puissance de l'optimisme… ou du pessimisme, de la foi ou du scepticisme thérapeutiques. Il suffit de penser que l'on n'a pas eu de chance en ne tirant pas le bon numéro et en recevant le placebo plutôt que la vitamine pour développer ou non un effet thérapeutique. Comme c'est celui qui donne le comprimé et les informations qu'il (et que l'on) a reçues qui induit la croyance, on mesure l'importance de la communication en médecine et de son retentissement sur l'état sanitaire des populations.

En d'autres termes, le pire des nocebos, c'est le scepticisme de celui qui ne croit à rien, n'attend rien. À ne pas confondre avec le scepticisme critique de celui qui ne s'en laisse pas compter par le premier charlatan venu ! À ne pas confondre non plus avec le scepticisme morbide, quasi dépressif, et son corollaire, le pessimisme. C'est la raison fondamentale pour laquelle j'ai entrepris de rédiger cet essai, car j'ai le sentiment profond que les médias contemporains, au sens large du terme et pour des raisons qui vont du simple snobisme à la paranoïa idéologique des bobos antilaboratoires capitalistes et antirecherche lucrative en passant par des phénomènes plus culturels, passent leur temps à nous insuffler un profond sentiment de désespoir. Entre la naïveté du ravi provençal et la défiance interprétative, il devrait quand même être possible de trouver un juste milieu.

TOXICITÉ DE CERTAINES INFORMATIONS

À les entendre, que l'on pense à la crise, à l'économie, à l'avenir écologique de la planète, nous sommes foutus, et si rien n'est fait, ils finiront par avoir raison car le désespoir mène au suicide, qu'il soit organique (ulcère, cancer, infarctus...), psychologique (suicide vrai, suicide lapsus comme la faute d'inattention non fortuite qui envoie l'automobiliste droit dans le mur) et surtout au suicide collectif (guerre, erreur d'orientation stratégique, décadence...). Il n'est que de penser à des civilisations brillantes comme Rome, l'Empire aztèque, et de voir ce qu'elles sont devenues à force de snobisme, de décadence et de désespérance. Même si le raccourci est rapide, comme tout raccourci, rappelons-nous que Rome était tellement esclave de ses esclaves et mercenaires, que ses citoyens ont fini par ne plus produire, à l'image des peuples d'Amérique centrale qui occupaient le plus clair de leur énergie à perpétrer d'innombrables sacrifices humains.

Le bon médecin est un médecin enthousiaste, le mauvais est celui qui garde une attitude de scepticisme élégant à l'image de certains neurologues de certaine école parisienne, une élite qui croirait déchoir en faisant preuve de ce qu'ils pensent être de la naïveté, par peur d'avaler une nouvelle d'un traitement trop miraculeux. Être positif ne signifie pas forcément être crédule. Un bon journaliste scientifique, selon moi, serait un journaliste qui vérifierait soigneusement ses informations, les recouperait, mais qui, de temps en temps, ferait preuve d'optimisme, quitte à risquer de se tromper, ce qui peut arriver à chacun de nous. Certes, donner des espoirs qui seront déçus est dommageable, mais ne jamais fournir d'information optimiste peut aussi provoquer des désastres sanitaires. Le commandant Cousteau n'a-t-il pas fait preuve de naïveté en croyant trop vite au moteur à eau ? Il a très vite fait amende honorable et personne ne lui en a voulu pour autant !

Nocebo au quotidien

COMMENT LA TECHNOLOGIE PEUT RENDRE MALADES LES POPULATIONS

Il est possible que de nos jours le plus grand danger qui menace l'avenir de notre espèce soit lié aux progrès technologiques. Depuis, par exemple, que M. Edison a réalisé sa lumineuse invention, l'humanité éclairée aurait perdu en moyenne deux heures de sommeil par nuit. Pour être juste, on peut considérer qu'une heure de cette réduction est attribuable à la lumière et une heure supplémentaire à la télévision, Internet et tous les autres moyens de se distraire à la maison. Ce type d'affirmation est difficile à confirmer de manière objective et quantifiée car il n'existait pas d'enregistrements de sommeil avant l'invention de l'électricité puisque, justement, l'électricité n'existait pas et que l'on ne pouvait donc pas brancher les appareils EEG ! Pour avoir une idée du véritable temps de sommeil de l'homme non électrifié, il faudrait se rendre dans des régions reculées d'Afrique, de Nouvelle-Guinée ou d'Amazonie, là où les tribus vivent encore sans lumière artificielle, selon le rythme jour/nuit, et les enregistrer. On saurait ainsi de manière objective combien de temps en moyenne nous dormons dans des conditions « naturelles ». Mais ces tribus de « bons sauvages » existent-elles encore réellement ou les Zoés ne sont-ils que des rassemblements de figurants propres à réjouir les spectateurs de National Geographic, Ushuaïa ou Planète ?

Néanmoins, selon certaines études récentes et plus précises réalisées en Amérique du Nord (États-Unis), les gens auraient perdu en moyenne 21,50 minutes par décennie depuis 1960[1]. Si ce phénomène perdure, en 2010 nous atteindrons donc un total de 107,50 minutes, soit en effet près de deux heures en moins en cinquante ans. Ce chiffre est considérable et personne n'a aucune idée de ses répercussions sur la santé, mais il serait étonnant qu'il n'y en ait aucune. Rien n'indique par ailleurs que cette diminution ait tendance à se ralentir et nul ne sait quels chiffres nous atteindrons.

Or, selon le chercheur Bixler[2], l'idéal de sommeil chez l'homme se situerait autour d'une moyenne de sept à huit heures, avec d'importantes variations individuelles. Cette dette de sommeil serait associée à une augmentation de la consommation d'alcool et de tabac. L'indice de masse corporelle[3] serait pour sa part corrélé au temps de sommeil, ce qui laisse penser que cette privation chronique de sommeil à l'échelle d'un continent pourrait éventuellement avoir quelque chose à voir avec l'épidémie d'obésité qui sévit outre-Atlantique. D'autres auteurs comme Eva

1. Bixler, *in* Lemoine P., *L'Insomnie*, Paris, Larousse, « Guides santé », 2002.
2. *Ibid.*
3. Rapport du poids sur la taille au carré reconnu comme permettant de savoir si une personne a un poids idéal par rapport à sa taille.

Van Cauter[1] pensent que la dette de sommeil est susceptible d'être associée au risque de diabète. Même si cette affirmation est actuellement controversée, il est vrai que la résistance à l'insuline est aggravée au fur et à mesure que le temps de sommeil diminue. D'autres auteurs enfin corrèlent la réduction du temps de sommeil à une augmentation de la tension artérielle. Sommes-nous en présence d'un gigantesque effet nocebo de la technologie moderne ? L'électricité, merveilleux remède inventé pour rendre la vie plus facile à l'humanité, pour vaincre aussi sa peur du noir, serait-elle en définitive un facteur de risque capable d'altérer notre santé, de favoriser l'infarctus du myocarde ; l'accident vasculaire cérébral et toutes les autres conséquences du surpoids, de l'hypertension et du diabète ?

Il a par ailleurs été montré que l'espérance de vie est réduite chez les petits dormeurs (moins de six heures) et les gros dormeurs (plus de neuf à dix heures de sommeil par nuit). Ce type de résultat d'étude épidémiologique, annoncé à grand renfort de publicité outre-Atlantique de manière à choquer l'opinion, alerter les autorités et finalement obtenir des crédits de recherche pour le sommeil, peut avoir des effets pervers et c'est ennuyeux car rien n'est vraiment prouvé. Si, en tant qu'insomniaque, je sais que je risque de mourir plus jeune en dormant mal ou peu, cela va m'inquiéter et je dormirai encore plus mal et encore moins… et je mourrai encore plus tôt ! Même chose pour les hypersomniaques qui, de toute manière, n'en peuvent mais. Quoi qu'il en soit, dans tous ces cas, l'information mal digérée fait entrer les sujets dans un cercle vicieux difficile à rompre.

Un certain nombre d'autres arguments mettent en évidence un lien entre le contrôle émotionnel et le temps de sommeil[2]. Il suffit de passer une nuit blanche pour comprendre à quel point une simple dette de sommeil peut mettre de mauvaise humeur,

1. Copinschi G. et Van Cauter E., « Effects of ageing on modulation of hormonal secretions by sleep and circadian rhythmicity », *Hormone Research*, 1994, 43, p. 20-24.

2. Walker, *in* Lemoine P., *L'Insomnie*, *op. cit.*

rendre agressif, entraîner des crises de larmes, des explosions de rage et autres réactions émotionnelles. Toutes ces manifestations sont en rapport avec les parties les plus archaïques de notre cerveau regroupées dans la zone limbique. En temps normal, celles-ci sont reliées au lobe préfrontal qui est la zone adulte, raisonnable, responsable de notre intelligence. De nombreux auteurs pensent d'ailleurs que l'homme est avant tout un « animal préfrontal ». Le lobe préfrontal est situé au-dessus de nos yeux. C'est pour permettre son développement que nos ancêtres ont vu progressivement leurs arcades sourcilières diminuer et disparaître leur front fuyant, caractéristique de la plupart des grands singes. Cette partie de notre cerveau capable de contrôler les mouvements affectifs instinctifs serait en définitive le siège anatomique de ce qui nous différencie de l'animal. Or il a été montré que les conditions de privation de sommeil « débranchent » le lobe préfrontal de la zone limbique. Cette déconnexion prive la partie consciente, raisonnable, de notre cerveau de tout contrôle sur les émotions, d'où une augmentation de l'émotivité et, éventuellement, de la violence et de l'agressivité.

La question est donc la suivante : la réduction progressive de notre temps de sommeil a-t-elle un rapport avec l'émotivité galopante qui semble toucher notre monde ? L'idéologie dominante consistant à proclamer que le temps de sommeil est du temps perdu et qu'un homme qui réussit est un homme hyperactif et donc un court dormeur aurait ainsi des conséquences incalculables sur notre équilibre émotionnel et le contrôle de nos pulsions.

Bien que tout cela ne soit que pure spéculation, si l'on réfléchit à la réaction des courtiers en Bourse, agents de change et autres traders, population connue pour son hyperactivisme, ses soirées plus ou moins arrosées d'alcool et poudrées de cocaïne, et également célèbre pour son faible temps de sommeil et que l'on fait le rapprochement avec les incroyables réactions émotionnelles qu'ils ont eues à l'automne 2008, période où les cours de la Bourse se sont mis à jouer au yo-yo à la moindre nouvelle favorable ou défavorable, on peut se poser ce genre de question de manière légitime, et finalement se dire que la crise financière est au moins en partie due à M. Edison !

On pourrait penser que tout ceci n'est qu'un exemple parmi tant d'autres. L'homme est un animal social, donc de communication. Il n'y a pas que l'électricité pour le faire communiquer et parfois disjoncter. Combien de morts à la suite de fantasmes aussi erronés qu'irrationnels, de superstitions, de fausses croyances médicales, d'erreurs scientifiques doctement enseignées en chaire par la faculté et relayées en chaînes par les médias ? La question peut paraître étonnante, provocatrice, voire déplacée, car n'avons-nous pas tous un devoir de foi envers la médecine, à l'image de Sganarelle, le valet du don Juan de Molière, quand il s'écrie, effaré : « Comment, Monsieur, vous êtes *aussi* impie en médecine ? »

VITAMINES VERSUS MORTAMINES ?

Si nous manquions d'exemples sur les effets nocebos de nos pratiques quotidiennes, examinons de plus près l'action de la prise excessive de vitamines. Une enquête[1] parue le 28 février 2007 dans le très sérieux *JAMA* (*Journal of American Medical Association*) s'est intéressée à l'espérance de vie de ceux qui consomment régulièrement les innombrables pilules que les Américains engloutissent sans compter. Ces vitamines dont ils raffolent au point d'en avaler de véritables poignées à chaque petit déjeuner. Et que les Européens, si souvent à la remorque de leurs grands-cousins d'outre-Atlantique, commencent à adopter à leur tour. Tous ces gens s'appuient sur des recommandations précises concernant les « facteurs de risque », lesquelles se fondent souvent sur des évidences[2] de bon sens. Des évidences, certes, mais des preuves ?

Prenons par exemple la question de la croissance osseuse et de l'ostéoporose. Les os sont fabriqués avec du calcium, le lait et

1. « Mortality in randomized trials of antioxydant supplements for primary and secondary prevention », *JAMA*. 2007, 297, p. 842-857.

2. Au sens français, car en américain, *evidence* signifie « preuve ».

tous les laitages en contiennent beaucoup, donc mangez des yaourts yopfidus et vous ne risquerez pas l'ostéoporose. Oui, mais comment se fait-il que près de deux milliards de Chinois et d'Extrême-Orientaux qui n'absorbent plus jamais [1] le moindre laitage [2] une fois sevrés du lait de leur maman ne soient pas plus ostéoporotiques que vous et moi ? Le véritable problème se trouve-t-il dans l'apport du calcium ou dans son utilisation ? Il est clair que c'est après la ménopause que les femmes se décalcifient, sans pour autant avoir changé de régime alimentaire. C'est donc la fixation du calcium qui est en cause, pas la quantité fournie, et l'on peut bien se nourrir exclusivement de yaourts, de camembert et de tomme de Savoie, cela n'y changera rien !

Les auteurs de l'article du *JAMA* ont recensé 68 études sérieuses (contrôlées) et comparables de manière à regrouper 232 606 participants, ce qui représente une population pour le moins respectable. Les résultats ont fait l'effet d'une bombe dans les milieux scientifiques et médicaux : la vitamine bêta-carotène augmente la mortalité de 7 %, la vitamine A de 16 % et la vitamine E de 4 %. Ils ne lèvent pas le doute en ce qui concerne la vitamine C, expliquant sans rire qu'ils ne disposent pas de données suffisantes ! Finalement, seul le sélénium tire son épingle du jeu et pourrait, mais ce n'est pas absolument certain, augmenter la longévité.

On savait depuis longtemps que le bêta-carotène augmentait le risque de cancer du poumon chez les fumeurs et les anciens fumeurs, et que la vitamine E pouvait se révéler dangereuse pour les personnes ayant des antécédents cardio-vasculaires. Mais tout de même, une telle augmentation de mortalité due à d'innocentes substances que l'on retrouve dans l'alimentation quotidienne, cela fait beaucoup, d'un point de vue juste arithmétique. Ce phénomène ne peut donc pas être expliqué de manière aussi simpliste.

Comment comprendre alors que ces substances naturelles appelées « vitamines » (étymologiquement, *vita* vient du latin et

1. Depuis plusieurs centaines d'années…

2. Pour ceux qui vivent de manière traditionnelle, encore la majorité aujourd'hui.

signifie « vie », et il est vrai que leur présence est nécessaire à la vie) supposées favoriser un bon état de santé induiraient en réalité la mort ? Les produits incriminés sont pour la plupart des antioxydants dont on sait qu'ils s'opposent à la destruction des cellules, en particulier des cellules nerveuses, par des mécanismes oxydatifs. Il apparaît en réalité que, au lieu d'être éliminées dans les urines lorsqu'elles sont consommées en trop grandes quantités comme la plupart des excédents alimentaires, ces substances sont stockées par l'organisme avant d'être transformées en produits toxiques, eux-mêmes puissamment oxydants. Finalement, les produits antirouille se transforment en prorouille quand ils sont trop abondants et, surtout, quand ils sont synthétiques et absorbés purs !

En réalité, le seul moyen efficace et sans danger de se supplémenter en substances antioxydantes et en vitamines est de consommer une nourriture variée, riche en fruits et légumes (au moins cinq différents par jour, si l'on en croit les messages gouvernementaux[1]), dont la complexité naturelle favorise le bon usage. En effet, le mélange extraordinairement important de molécules contenues dans un fruit ou un légume frais permet la mise en place de collaborations efficaces entre elles. De fait, leur absorption, leur utilisation, leur élimination sont meilleures et sans danger quand la source est alimentaire, naturelle, par comparaison aux substances synthétiques et isolées. Ainsi, même consommées en grandes quantités, il ne semble pas que les carottes augmentent la mortalité, contrairement à leur dérivé, le carotène.

La notion de foi en la médecine est forcément contraire à celle de science. Je suis souvent étonné d'entendre des médecins demander : croyez-vous en l'homéopathie ? Comme si une pratique devait reposer sur une croyance et non sur des preuves démontrées. C'est l'*evidence based medicine* ou médecine fondée sur la preuve. Pourtant, l'homéopathie marche souvent là où la médecine dite allopathique échoue. On voit parfois des patients

1. En réalité, ce n'est pas la variété, mais la quantité globale des fruits et légumes absorbés quotidiennement qui compte.

miraculés par cette méthode, alors que rien n'avait marché chez eux. Jusque-là, on est dans le constat et la foi ne devrait rien avoir à faire ici. Qu'ensuite on se pose la question des fondements pharmacologiques et non placebothérapeutiques de cette discipline est une tout autre affaire.

NOCEBO ET CANCER

Le cancer est le fléau des temps modernes, la peste contemporaine. Autrefois, nous ne vivions pas suffisamment vieux pour qu'il ait vraiment le temps de se développer, car même s'il peut exister chez les jeunes et les enfants, il s'agit statistiquement d'une maladie corrélée à l'âge. D'ailleurs, il ne constitue toujours pas une préoccupation majeure pour un continent comme l'Afrique noire. Aujourd'hui le cancer tue à grande échelle dans le monde développé. Il est aussi à l'origine d'une industrie pharmaceutique des plus florissantes. Les médicaments antimitotiques sont extrêmement lucratifs, d'autant que le mot cancer fait tellement peur que les agences gouvernementales piétinent souvent la plupart des règles qu'elles ont elles-mêmes édictées afin de pouvoir les commercialiser plus vite. Les agences font fi des comparaisons *versus* placebo qu'ils considèrent comme indispensables pour les autres maladies. Les études à long terme sont également négligées. Il s'agit de ne pas perdre de temps. Cette hâte gouvernementale à valider la sortie des produits anticancéreux et antisida est irrationnelle et liée aux peurs des scientifiques et des gouvernants. Ces deux maladies graves, certes, tuent beaucoup, mais pas plus que le diabète, l'insuffisance coronarienne, la cirrhose et même la dépression suicidaire.

La raison de la rentabilité des antimitotiques est simple à comprendre : ce qui permet de vendre un médicament, c'est d'abord son réseau de visiteurs. Si un produit comme un antalgique concerne toutes les spécialités médicales sans compter la médecine générale, il est nécessaire de recruter un très grand nombre de VRP pour informer les médecins prescripteurs, tous en l'occurrence, ce qui coûte cher et obère les comptes des laboratoires. À l'inverse, si une substance très onéreuse concerne un nombre suffisant de patients mais très peu de spécialistes capables de la manier, on comprend aisément que l'opération soit beaucoup plus intéressante sur le plan financier puisqu'il ne faut payer que peu de VRP. Et c'est tant mieux pour les cancéreux, mais tant pis pour les douloureux.

Actuellement, l'immense majorité des laboratoires de recherche considèrent que c'est dans nos gènes qu'il faut avant tout déterminer les causes du cancer. C'est donc dans le dépistage des erreurs de codage de notre ADN qu'il faut jeter tous les crédits. Pourtant, quelques voix discordantes s'élèvent pour critiquer cette orientation politique : on assiste depuis quelques décennies à une croissance exponentielle du nombre de cancers dont, justement, la génétique ne suffit pas à rendre compte. Et, curieusement, cette augmentation est concomitante aux changements de notre environnement. Nous ne respirons plus le même air que nos ancêtres, nous ne buvons pas la même eau, ne mangeons plus les mêmes aliments, n'évoluons plus sous le même éclairage. Nous ne menons plus la même vie et nos interactions avec nos congénères sont beaucoup plus nombreuses. Nous baignons dans un univers rempli d'ondes de toutes sortes. Une campagne de communication au moins équivalente à celles sur le dépistage du cancer du sein ou du côlon ne devrait-elle pas alerter l'opinion sur le caractère cancérigène de certains aliments, de certains conservateurs, de certains régimes ?

Lumière et cancer

La pollution lumineuse est permanente, et à moins d'être dans le désert, en haute montagne, ou de naviguer en solitaire sur l'océan, nous ne sommes plus jamais dans le noir complet. Revoilà donc encore une fois Edison mis sur la sellette, car c'est dans l'obscurité que nous sécrétons de la mélatonine, hormone puissamment antioxydante et donc théoriquement anticancéreuse. De là à penser que l'augmentation du nombre de cancers serait en partie liée à la lumière artificielle et à la réduction du temps de sommeil, il n'y a qu'un pas que certains ont franchi sans complexes.

D'un point de vue théorique et surtout épidémiologique, il est parfaitement concevable que ce soient tous ces changements écologiques qui favorisent en partie l'augmentation du nombre de cancers. On pourrait alors se demander pourquoi les chercheurs concentrent autant leurs efforts sur la génétique moléculaire et négligent autant l'écologie. Deux types d'explications peuvent être invoqués : d'une part la facilité, et d'autre part l'économie. Mais pour mieux appréhender ces processus, essayons de comprendre les raisons qui ont poussé les chercheurs du passé à se comporter exactement de la même manière devant un autre fléau sanitaire : le scorbut.

Scorbut, citron et autres fariboles

Le scorbut a ravagé des flottes entières sur les océans, décimé des armées en campagne, désertifié des pays. Aujourd'hui, une seule certitude, le scorbut est exclusivement lié à une carence d'apport en vitamine C et il suffit d'un peu de citron pour le prévenir. Du coup, il a pratiquement disparu de la planète. Pourtant, il a fallu plus de deux mille ans pour aboutir à cette évidence. Pendant des siècles, toutes les publications, et Dieu sait si elles ont foisonné, ont insisté sur un seul type d'explication : le scorbut ne frappe que les gens de mauvaise vie, de mauvaises mœurs, vivant au milieu des miasmes délétères. Pourquoi ? Parce que la maladie « respectait l'épaulette » (expression d'époque). En effet, elle ne frappait que les matelots, les fantassins et les pauvres, tous gens évidemment de mauvaise vie, mais épargnait les officiers et les riches dont les mœurs, comme chacun sait, ont de tout temps été irréprochables. En réalité, la soldatesque et les équipages étaient nourris avec des aliments de conserve, alors que les supérieurs avaient droit à des légumes et des fruits frais. De même, au cours de sa croisade, Saint Louis, qui avait été capturé et emprisonné par les Sarrasins, a été guéri de son scorbut par les médecins musulmans, lesquels s'étaient contentés de le nourrir convenablement. Mais à l'époque il n'était pas question de reconnaître ce fait pourtant élémentaire. Pourquoi ?

Admettre que ce n'étaient pas les mœurs dissolues de la piétaille qui la rendaient malade, mais que c'était uniquement l'injuste répartition de la nourriture qui ravageait les armées, revenait à introduire une théorie démocratique, gauchiste avant l'heure, dans une organisation aux antipodes de ce mode de pensée. De plus, procurer de la nourriture fraîche aurait eu des conséquences économiques non négligeables. Il a donc fallu une accumulation de preuves et attendre près d'un siècle après la découverte publiée par Lind pour que la marine militaire anglaise reconnaisse enfin les vertus du jus de citron et, aussitôt, le classe secret défense. La grande raison de la défaite ou de la victoire (question de point de vue) de Trafalgar réside dans la détention de cette arme secrète.

Mais aussi incroyable que cela puisse paraître, la marine marchande anglaise, pour des raisons purement économiques, a mis encore plus de cent ans avant d'utiliser les agrumes afin d'améliorer l'espérance de vie de ses équipages. Jusqu'au début du XIXe siècle, on a continué à faire la morale aux scorbutiques et à les envoyer au bon air[1]. Pendant des centaines d'années, les médias, c'est-à-dire à l'époque les cours à la faculté de médecine, les sermons en chaire, les feuilles jaunes des colporteurs, les maîtres en Sorbonne et le fameux bouche-à-oreille, ont insisté sur l'immoralité des scorbutiques.

On pourrait néanmoins se dire que l'histoire du scorbut appartient à notre passé, la maladie ayant été vaincue. Il n'en est rien : en 1979 (vous avez bien lu), le très respectable et très sérieux *Oxford English Dictionnary* imprimait le texte suivant sous la rubrique scorbut : « Maladie caractérisée par une faiblesse générale du corps, un extrême ramollissement des gencives, une respiration nauséabonde, des éruptions sous-cutanées et des douleurs des membres et causée par l'exposition au froid et par un régime trop riche en aliments salés. » On croit rêver, deux siècles après

1. Le lecteur désireux d'avoir plus de détails sur toute cette histoire peut se référer à Lemoine P., *L'enfer de la médecine est pavé de bonnes intentions*, Paris, Robert Laffont, 2005.

Lind, et plus de cinquante ans après la découverte de la vitamine C par Szent-Gyorguy c'est le retour des vieilles théories du changement climatique et des salaisons. Pas un mot sur la vitamine C.

Les médias ont donc continué à relayer sans y réfléchir un fantasme millénaire dangereux et inepte, car fondé sur l'idéologie facile à résumer : le scorbut touche les pauvres, population connue pour son immoralité et son manque d'hygiène.

Mais revenons au cancer. Nous sommes peut-être aujourd'hui dans une situation assez proche de celle du scorbut, et il est possible que, dans le futur, les historiens s'interrogent sur notre aveuglement.

Il y a quelques années encore, les liens entre cigarette et cancer étaient contestés par un grand nombre de médecins et de médias pour des raisons économiques évidentes. Il a fallu que l'Angleterre réalise une étude très simple : classer les médecins en deux groupes, fumeurs et non fumeurs, et comptabilise les survivants au fil du temps pour que, soudainement, le corps médical admette vraiment et enfin que « fumer tue ».

Le lien entre réchauffement climatique et émission de gaz à effet de serre a été très longtemps nié par les présidents américains quand ils étaient à la fois texans et liés à l'industrie pétrolière. Que l'on discute de l'importance de la contribution de l'homme à ce cycle naturel de réchauffement se comprend, que l'on attaque les mesures proposées est légitime, mais peut-on sérieusement nier la nocivité à la fois thermique, chimique et toxicologique de cette pollution ?

Se pencher sur le lien entre, par exemple, nourriture et cancer revient à remettre en cause toute la filière agroalimentaire, depuis la production jusqu'à la distribution empaquetée, ce qui aurait des conséquences financières considérables. Or la connexion est évidente entre les crédits de recherche et la bonne santé de l'économie. De plus, s'il est aujourd'hui relativement facile de décrypter le génome et de trouver les implications de l'ADN ou de l'ARN dans la genèse du cancer et d'en tirer de très nombreuses publications à assez bon compte et donc d'assurer la pérennisation du financement des laboratoires de recherche, il est beaucoup plus compliqué de débusquer un facteur isolé comme l'alimentation carnée et d'en tirer des conclusions pratiques. Une fois de plus, on se trouve dans la situation du promeneur nocturne qui a perdu ses clés et ne les cherche que sous le réverbère, car c'est le seul endroit où il a des chances de les retrouver puisqu'il n'y a que là qu'il y voit clair. Il ne faut jamais oublier que le but premier du chercheur scientifique n'est pas de trouver mais de publier, car c'est pour lui son gagne-pain.

Le dieu Recherche est un Moloch qui se nourrit de ses propres articles. Il se concentre donc sur ce qui est le plus facile (et le plus rapide) à publier, par conséquent ne trouve pas ce qu'il ne cherche pas et, du coup, le conteste. Si l'incroyable (par ses dimensions) enquête chinoise[1] avait eu le retentissement médiatique qu'elle méritait, on aurait assisté à une chute vertigineuse de l'alimentation carnée, suivie de la faillite d'un certain nombre de régions (Argentine, Charolais...) et pays dont l'économie est fondée sur l'élevage, avec des conséquences difficiles à prévoir. En effet, ce travail, inconcevable ailleurs, qui a permis de suivre pendant des années des cohortes extrêmement importantes de sujets, a montré une corrélation impressionnante entre la quantité de viande absorbée quotidiennement (selon la culture et les moyens) et le nombre de cancers. Qui connaît cette enquête ? Quels sont les journaux, papier ou télévisés, qui ont envoyé spécialement des journalistes pour la vérifier, en rendre compte ?

Il est évident, à travers ce simple exemple, que la manière de financer la recherche sur le cancer et de la médiatiser tue, et va continuer à tuer, des millions de personnes à travers le monde.

Mais il existe encore bien des raisons psychologiques et culturelles de rendre malades les populations, et aussi de ne pas vouloir les guérir. Pour s'en convaincre, il n'est que de voir les difficultés qu'a engendrées la quête du premier traitement objectivement efficace contre la dépression.

---

1. Colin T. et Campbell Thomas M., *The China Study*, Benbella Books, 2006, p. 415.

VOL AU-DESSUS D'UN NID DE COUCOU

La psychiatrie n'échappe pas à l'effet nocebo, loin s'en faut. L'histoire de l'électrochoc en est une illustration frappante.

1938, deux psychiatres italiens, Ugo Cerletti et Lucio Bini, visitent des abattoirs italiens. Ils constatent que, pour des raisons humanitaires, les porcs, avant d'être égorgés, reçoivent une décharge électrique dans la tête et que celle-ci provoque chez eux une crise d'épilepsie. Or, comme tous les psys de l'époque, nos deux aliénistes sont à la recherche d'une technique qui permette d'induire sans danger ce phénomène de convulsions confondu avec la notion de choc, un des fantasmes de l'époque étant qu'un tel choc peut induire la folie et qu'un autre choc peut la guérir. Pourquoi une telle idée ?

Depuis l'Antiquité, il avait été observé que lorsque certains « aliénés » (en réalité des déprimés mélancoliques) faisaient une crise d'épilepsie, ils guérissaient à leur réveil. Le « haut mal » était considéré comme la marque des héros comme Alexandre le Grand ou Jules César. De même, à Rome, quand un sénateur convulsait après avoir siégé aux comices en plein soleil, sa crise « comitiale » était considérée de bon augure. Du coup, de nombreuses techniques ont vu le jour de manière à rendre les aliénés transitoirement (si possible) épileptiques. De plus, certains aliénistes avaient cru observer une incompatibilité entre épilepsie et folie. Bien que cette croyance fût totalement fausse, elle était alors largement partagée. Et tout le monde cherchait LA méthode capable de provoquer des convulsions avec le moins de risques possible.

Certaines étaient particulièrement barbares. Faute de publications scientifiques fiables, je ne m'étendrai pas plus avant sur la technique antique égyptienne qui aurait consisté à exposer les patients aux décharges du poisson-torpille, électrochoc avant la lettre. Au XIXe siècle, dans les maisons de santé, on cherchait aussi activement comment déclencher un choc, une émotion « salutaire » aux pensionnaires aliénés. Certaines méthodes étaient des plus exotiques. Par exemple, on créait un beau jardin avec un pont dans le style japonais ; quand le malade le traversait, on actionnait un mécanisme et les deux parties s'écartaient de manière à ce que le malheureux tombe dans l'eau glacée.

La palme du moyen le plus original (ou du psychiatre le plus cinglé ?) revient sans conteste à l'« orgue à chats » décrit par le père Kircher au XVIIe siècle. Il s'agissait d'un orgue ou d'un piano dont les touches étaient attachées à des queues de matous. Une autre version décrit des pointes qui venaient se ficher dans le corps des malheureux félins. Chaque animal était dans une case et on les choisissait d'âge, de taille et de sexe différents de manière à varier les cris et les notes. Quand un fou à la fois dépressif et mélomane voulait plaquer un accord, les greffiers poussaient des miaulements qui par leur effet comique causaient un grand émoi au musicien. Est-ce de cette invention que vient le vocable piano à queue(s) ? Mais laissons la plume au père Athanasius Kircher dans le livre VI de la *Musurgie :* sous les doigts agiles des pianistes, les pointes des marteaux allaient attaquer avec art les queues des différents animaux. Ceux-ci répondaient d'abord par des miaulements brefs et nets, mais bientôt, mis en fureur par la fréquence des piqûres, ils modulaient, *crescendo et rinforzando*, des sons capables de dérider les plus moroses et de mettre en danse les souris elles-mêmes, « *et vel sorices ipsos ad saltum conotare* ».

Un peu plus tard, dans les années 1930, le choc au Cardiazol prôné par von Meduna induisait un état de fièvre, de souffrances et de convulsions à la fois spectaculaires et dangereuses, parfois mortelles. Mieux qu'une potion amère !

La pratique de la malariathérapie fut proposée par Julius Wagner von Jauregg (1857-1940). Elle lui valut, en 1918, le seul prix Nobel jamais obtenu par un psychiatre. Comme quoi, les thérapeutiques musclées ont toutes les faveurs des scientifiques et des médias… tant qu'elles s'appliquent à des aliénés ! Il s'agissait cette fois de provoquer un choc grâce au paludisme qui, parfois, en effet, induit des convulsions dues à la fièvre. Les psychiatres, à qui décidément rien ne fait peur, se mirent à élever des moustiques et à inoculer le paludisme, avec tous les risques que cela comporte, à des malheureux qui tombaient du Charybde de la schizophrénie dans le Scylla de la fièvre périodique. Malheureusement – ou plutôt heureusement ! – quelques insectes s'échappèrent et piquèrent les gardiens des fous et les aliénistes. Passe encore d'impaluder des aliénés, mais quand il s'agit des soignants, c'est une tout autre paire de manches. La méthode fut définitivement abandonnée. C'est dans ce contexte « fiévreux » que tomba la découverte de nos deux aliénistes transalpins qui ne firent que reprendre les essais de leurs confrères égyptiens antiques déjà mentionnés.

À peu près à la même époque, à partir de 1933, Manfred Sakel se mit à induire des comas hypoglycémiques grâce à l'insuline. Ces comas pouvaient, mais pas toujours, aller jusqu'à la crise d'épilepsie. Cette technique, également dangereuse et jamais véritablement évaluée scientifiquement, fit florès et continua d'être préconisée jusqu'à une époque très récente. On murmure même que certains psychiatres continueraient à la préconiser (?).

On le voit, de très nombreux effets nocebos sont dus à une croyance médicale erronée. Mais revenons à nos cochons et à leurs abattoirs visités par les psychiatres italiens.

Après avoir testé la technique de l'électroconvulsivothérapie (ECT) chez d'autres animaux (des chiens) qui tous convulsaient sous l'effet du courant électrique avant de se réveiller en pleine forme, la méthode fut appliquée à l'homme par Cerletti et Bini. Le premier cobaye humain fut un schizophrène. On procéda bien sûr sans lui demander son avis. Ce n'était certes qu'un détail à l'époque ! Autre détail, l'équipe soignante était parfaitement opposée à cette expérience. À son réveil, le schizophrène déclara : « Pas de second essai, c'est mortel ! » Mais, à l'époque, on n'attachait guère d'importance à la parole d'un fou et on lui fit donc toute une série qui aurait fini par le guérir, chose étonnante vu que l'efficacité de cette technique est plus que douteuse dans cette maladie, à part certains symptômes comme la catatonie ou l'agitation incoercible… à moins que le diagnostic n'ait été erroné et qu'il se soit agi d'un maniaco-dépressif, tant les maladies peuvent se ressembler après quelques années de séjour à l'asile.

Malgré ces débuts, dont le caractère éthique est pour le moins discutable, la technique connut un succès foudroyant, si je puis dire ! En quelques mois, les asiles où elle fut employée furent, paraît-il, vidés de la moitié de leurs aliénés. Du jamais vu ! Comme quoi, une théorie parfaitement fausse peut engendrer une thérapeutique parfaitement efficace.

On peut donc affirmer, sans risque d'erreur, que l'ECT fut le premier traitement objectivement efficace de toute l'histoire de la psychiatrie. Du coup, même au milieu de la tourmente de 1939-1945, l'ECT connut une expansion exponentielle. La plupart des personnes internées de l'époque bénéficièrent – ou pâtirent ? – de séances de sismothérapie, pudiquement rebaptisées « électronarcose ».

Vinrent mai 1968 et son cortège de flamboyantes utopies. Parmi celles-ci, l'antipsychiatrie connut un extraordinaire succès. Ce fut encore un Italien, Basaglia, qui en fut le principal promoteur. La théorie était simple : la maladie mentale n'existe pas, elle n'est que le symptôme d'une société capitaliste malade. Provoquons, organisons le « Grand Soir », changeons la société, et les fous guériront d'eux-mêmes. C'est ainsi qu'au-delà des Alpes, l'internement et même l'hospitalisation psychiatrique furent proscrits. Du jour au lendemain, tous les asiles (*manicomio*) italiens furent fermés, avec les conséquences qu'on peut imaginer.

En France, dans la vague de l'antipsychiatrie, peu après mai 1981 et sa vague rose, une délégation d'hommes politiques fraîchement élus vint rendre visite à une unité de suicidologie.

– Bonjour, nous venons nous rendre compte de ce que vous faites, histoire de garder une trace de votre activité avant la fermeture de votre structure.

– Ah bon ?

– Oui, car vu la nouvelle ère qui s'annonce, le suicide va progressivement disparaître.

On aurait pu penser à un canular, mais non, ces gens étaient de bonne foi, sincères et convaincus d'apporter le bonheur à l'humanité et, dans leur belle candeur, persuadés de supprimer le désespoir. Dommage, d'ailleurs, qu'ils se soient trompés et que le nombre de suicides ne se soit pas infléchi par la suite ! Et puis, même si la période hippie *peace and love* datait un peu, toute forme de violence et donc de contrainte, devait être évitée. « Il est interdit d'interdire » reste un des slogans les plus marquants de mai 1968.

Notons que la psychiatrie italienne ne s'est d'ailleurs toujours pas relevée de cette approche antipsychiatrique et accuse un retard impressionnant.

Les scientologues qui, à l'évidence, ne reculent pas devant le charme suranné des critiques désuètes, continuent d'ailleurs à faire leur fonds de commerce avec la critique absurde de l'électroconvulsivothérapie et à désinformer les patients semaine après semaine avec leurs tracts dominicaux distribués devant la porte des hôpitaux psychiatriques.

Le contexte était donc parfait en 1975 pour que le film de Milos Forman connût un succès mondial. Le contexte sociologique, plus le talent de Jack Nicholson. *Vol au-dessus d'un nid de coucou* établit un savant amalgame (était-ce volontaire ?) entre l'inoffensif mais spectaculaire ECT, et l'abominable mais relativement peu cinégénique lobotomie. Toutes les bonnes âmes s'apitoyèrent – et s'indignèrent – sur le sort du pauvre journaliste, victime des tortionnaires en blouses blanches et finissant à l'état de légume. Et tous de répudier l'électrochoc dorénavant assimilé à une technique violente, barbare et répressive.

Il faut dire aussi que progressivement une dérive s'était produite dans certaines institutions psychiatriques où l'électrochoc était indiqué plus pour des raisons lucratives[1] ou disciplinaires que proprement thérapeutiques. Enfin, les indications étaient plus que floues et c'est un peu tout le monde qui « passait à la gégène », autre malheureux amalgame avec le sobriquet que les militaires donnaient à ce générateur d'électricité qui servait à

1. Une séance d'électrochocs étant cotée par la Sécurité sociale rapportait plus qu'une séance de psychothérapie ou une perfusion. De nos jours, heureusement, la sismothérapie est sous-évaluée et ne rapporte plus d'argent aux établissements.

torturer les fellaghas pendant la guerre d'Algérie, et que certains psychiatres peu futés donnaient à leur traitement.

En 1973, Alexandre Soljenitsyne était venu à point nommé pour dénoncer, à juste titre, les atrocités commises par les psychiatres soviétiques au service de *L'Archipel du Goulag*. Le monde occidental, effaré, apprenait à quel point la psychiatrie pouvait être violente. N'oublions pas non plus qu'un peu auparavant, la guerre de 1939-1945 avait vu disparaître par euthanasie 250 000 malades mentaux en Allemagne avec la complicité active d'un certain nombre de psychiatres germaniques et près de 50 000 en France, morts de faim sous les yeux (plus ou moins) passifs de certains de leurs collègues aliénistes français. La presse de l'époque commença à gloser sur la situation d'oppression en psychiatrie, relayée en cela par Michel Foucault et son chef-d'œuvre, *Histoire de la folie à l'âge classique* (Gallimard, 1972) décrivant le Grand Renfermement et établissant, lui aussi, un amalgame très convaincant (bien que relativement erroné !) entre prison, armée, école et hôpital psychiatrique, de ce qu'il considérait comme les quatre grandes institutions totalitaires de l'Occident. Les esprits étaient mûrs pour s'attaquer à l'ECT considéré comme le symbole de la violence asilaire, au risque de supprimer un traitement efficace, mener des gens au suicide, ce qui est sans doute un des pires effets nocebos que l'on puisse imaginer en psychiatrie.

Les beaux esprits de l'époque crièrent donc « haro sur l'ECT » qui commença à disparaître progressivement. Quand j'étais chercheur à l'Université Stanford en Californie, en 1981-1982, plus aucun psychiatre n'osait pratiquer d'ECT sur la côte Ouest des États-Unis d'Amérique. Comme le disait en rigolant mon chef de service : « *You'd need pretty good lawyers !* » (« Il faudrait avoir de sacrés bons avocats ! »). La ville de Berkeley alla jusqu'à organiser une consultation électorale pour demander aux citoyens s'il fallait interdire l'électrochoc en tant que « coups et blessures volontaires ». Le peuple vota pour l'interdiction, résultat que la Cour suprême annula, Dieu merci, comme non constitutionnel. Imaginons qu'aujourd'hui on propose un référendum pour demander aux gens s'il faut autoriser la perfusion ou la neurochirurgie !

C'est au moment (1985) où la technique était sur le point d'être définitivement bannie que l'OMS commença à s'émouvoir et se posa la question de l'opportunité de supprimer une méthode qui avait tant été encensée trente ans plus tôt. Une étude statistique (méta-analyse) fut organisée pour permettre la comparaison entre les effets des médicaments antidépresseurs et ceux de l'ECT. Le verdict ne tarda pas à tomber : quand l'indication est bien posée (dépression sévère avec mélancolie, dépression résistante...), l'électrochoc fait mieux, plus rapidement et plus régulièrement que les antidépresseurs. En revanche, comme avec les médicaments, la rechute intervient assez souvent quelque temps après que le traitement a été arrêté. De plus, au niveau de l'innocuité, l'ECT s'avérait plutôt moins dangereuse et mieux tolérée que les antidépresseurs de l'époque, à tel point qu'une des indications officielles concerne la femme enceinte, l'ECT étant au final le traitement le moins dangereux pour le bébé. Une conférence de consensus fut organisée, qui fixa les conditions éthiques (consentement éclairé donné par écrit) et techniques (indications claires et énumérées, anesthésie générale sous curare, choc unilatéral en cas de troubles de la mémoire) de la méthode.

On aurait pu croire qu'à partir de ce moment, la presse et l'ensemble des médias réhabiliteraient l'électrochoc. Il n'en fut rien, et maintenant encore, le sujet reste sulfureux. J'ai été contacté un certain nombre de fois par des journalistes désireux de réaliser des reportages sur l'ECT dans les services que j'ai dirigés, mais aucun (sauf un récemment) ne fut jamais diffusé, les rédacteurs en chef jugeant le sujet « pas encore arrivé à maturité » (*sic* !) et, de fait, l'électrochoc garde sa mauvaise image dans l'esprit du public. Sacré paradoxe, ce sont justement les médias qui permettent à un sujet d'arriver à maturité ! Cette attitude sectaire est dommageable ; en effet, il arrive souvent que des patients horrifiés, car mal informés, refusent d'en bénéficier, courant un risque mortel du fait du taux élevé de suicide dans cette maladie.

Il arrive même que ce soient les médecins généralistes ou les psychiatres qui, par idéologie ou par défaut de connaissances, réfutent cette indication[1].

On peut donc dire qu'en raison de la complicité des médias et de certains médecins, non seulement l'électrochoc garde sa mauvaise réputation, mais qu'en plus, il arrive que les patients qui l'acceptent à contrecœur développent une résistance ou des effets secondaires dommageables. Et là, je pense vraiment qu'on peut parler d'effet nocebo.

Oublier les fondements biologiques, génétiques et aussi culturels de la maladie mentale conduit à une abstention thérapeutique scandaleuse. J'ai trop assisté, étudiant, à des abandons dramatiques pour ne pas continuer à m'indigner quand je vois certains patients mélancoliques et suicidaires ne recevoir que de bonnes paroles et des médicaments souvent inefficaces, au lieu d'une série d'électrochocs salvateurs, suivie de chocs de rappel tous les quinze jours, puis tous les mois de manière à prévenir les rechutes, et vivre enfin, sans médicaments ou presque.

On peut donc dire que, dans le domaine de la dépression, la presse a failli et continue de faillir à son devoir d'information et qu'elle induit un effet nocebo majeur, parfois mortel.

1. Par moments, je rêve (méchamment) d'un procès attenté contre un de ces médecins anti-ECT par la famille d'un mélancolique suicidé… La plainte serait pour « perte de chance ». L'information au cours des débats serait peut-être enfin efficace.

CHAPITRE 4

Désespérantes politiques

Je ne sais pas ce qui se serait passé si l'on avait trop taquiné Napoléon Bonaparte à propos de sa petite taille ou trop brocardé Louis XIV à propos de la loupe qu'il avait sur le sommet du crâne[1], mais je pense que ce genre de propos aurait pu valoir aux impertinents séditieux quelques ennuis conclus à la Bastille ou sous les remparts du château de Vincennes. On avait certes un peu plaisanté à propos du duc de Guise, plus grand mort que vivant, mais justement… il était mort. Victor Hugo a beaucoup ironisé sur « Napoléon le Petit », alias Napoléon III. Mais prudent, il s'était exilé, bien en sécurité à Guernesey. Au cours des années 1980, on a relativement peu plaisanté sur la hauteur de Mitterrand ; d'ailleurs on osa (à peine) se gausser des tailles respectives de François le Petit et de Helmut (Kohl) le Géant, le premier ayant fait truquer la photographie où les deux chefs d'État étaient côte à côte, main dans la main, le regard tourné vers l'avenir.

1. Certains historiens n'ont pas manqué de faire des mots à propos des facéties de Dame Nature qui a pris soin de mettre une loupe (genre de grain de beauté) sur le sommet du crâne d'un aussi petit grand homme.

La fin des codes de bonne conduite ?

Depuis l'entrée en lice de Nicolas Sarkozy, les codes semblent avoir changé. Aussi bien pendant la campagne que depuis son élection à la présidence de la République, les allusions à ses talonnettes ne cessent pas, ce qui n'est pas extraordinaire dans notre pays de chansonniers impertinents et même si les attaques sur le physique restent choquantes. Après tout, les caricatures visuelles ont toujours existé, Honoré Daumier les ayant portées à leur apogée. Les *Guignols de l'info* le mettent régulièrement en scène, minuscule, bardé de Rolex et bourré de tics. On peut aussi considérer que c'est dans la tradition hexagonale et il est vrai que certaines chansons prérévolutionnaires à propos de Louis XVI et Marie-Antoinette n'étaient pas du meilleur goût en ce qui concerne le physique et les performances sexuelles de l'un et le comportement libertin de l'autre. Il est vrai, enfin, que les pamphlétaires de Paris n'y sont jamais allés avec le dos de la cuiller ! Pourtant, il n'est pas dans la tradition française de réserver le même traitement aux chroniqueurs eux-mêmes. Par exemple, je n'ai pas encore vu la marionnette de Guy Carlier ni entendu beaucoup de méchancetés sur le volume ou le poids de ce joyeusement féroce chroniqueur. Je ne suis pas sûr d'ailleurs qu'il apprécierait, alors qu'il n'a pas été le dernier à plaisanter le chef de l'État sur son physique.

Martine Aubry, Christine Boutin, traitées de « pots à tabac », ont aussi fait les frais de ce type d'humour. Mais, après tout, on sait que les politiques ont le cuir épais et puis ils n'ont qu'à choisir un autre métier s'ils ne supportent pas ce genre de pique. Il est vrai aussi qu'il n'y a pas de différence de nature entre une caricature dans *Le Monde* par Plantu et une vanne orale de Guy Carlier ou de Stéphane Guillon.

Rien à dire jusque-là, c'est la tradition, tout au moins dans notre pays.

En revanche, quand un journal comme *Marianne* sort un numéro spécial (21 avril 2007), arguments psys à l'appui, dans le but de démontrer cliniquement l'existence d'une possible sérieuse maladie mentale chez le candidat Nicolas Sarkozy, « Il est fou », il me semble que se pose là un véritable problème de fond et que la ligne jaune a été franchie. Outre le caractère blessant, non éthique, de ce type d'attaque pour l'individu qui les subit, le fait de suggérer aux citoyens que leur probable futur chef d'État est un aliéné est susceptible de créer un climat d'insécurité dont on mesure mal les conséquences. Il existe une réelle différence de fond entre l'irrévérence ou l'impertinence admises depuis toujours en Occident et un diagnostic de démence.

On sait depuis longtemps que le secret médical n'existe pas quand il s'agit de personnalités de haut rang. Théoriquement, selon l'ordre des médecins, le secret est absolu et persiste même après la disparition des individus. La folie de Louis X le Hutin, les hémorroïdes et la fistule de Louis XIV, sa gangrène terminale, la lithiase urinaire de Napoléon III, la syphilis nerveuse de Gamelin ou de Lénine, j'en passe… il est vrai qu'en ces temps anciens les choses n'étaient guère réglementées. On a su dès sa mort l'existence de l'anévrisme de l'aorte du général de Gaulle, on a appris (un peu tard) que François Mitterrand avait un cancer métastatique de la prostate. Les braves gens ont été choqués par la caricature publiée à propos de la maladie de Kahler du président Pompidou et de ses hémorragies rectales crûment représentées sur la couverture de *Hara-Kiri* le jour de sa mort. Mais on n'avait jamais imaginé que des gens traiteraient un probable futur président de malade mental en utilisant des termes pseudoscientifiques. Le problème est que, quiconque s'élève contre ce type de publication passera pour sarkoziste, y compris votre serviteur dans ces lignes. Pas moyen de dénoncer un procédé journalistique sans être classé dans une catégorie ou dans une autre, car l'intention prime toujours sur l'argumentation. Je ne crois pourtant pas appartenir à une quelconque mouvance politique et je sais que j'aurais réagi exactement de la même manière si ce genre d'attaque avait été dirigé contre Ségolène Royal ou François

Bayrou. Pourtant, je vous garantis que n'importe quel journaliste un peu hargneux n'aurait eu aucun mal à leur trouver à tous les deux des signes de déséquilibre à condition de trouver les « bons experts ».

Je n'ose même pas imaginer comment le public réagirait si un conflit international éclatait, le président étant chef des armées selon la Constitution de notre pays. Sa supposée psychopathie, son impulsivité, ses tics vont-ils le pousser à appuyer par inadvertance sur le bouton rouge atomique ? La sécurité nationale ne risque-t-elle pas d'être gravement compromise à se trouver ainsi entre les mains d'un bouffon irresponsable ? C'est un peu comme si les passagers d'un bateau de croisière apprenaient que le commandant de bord souffre d'une maladie d'Alzheimer et est totalement désorienté. Pour ma part, je pense que même si l'on a des idées opposées en politique, même si on hait un adversaire, c'est faire preuve d'une complète irresponsabilité que de lancer certains types d'attaques. Encore une fois, l'effet nocebo risque de jouer à plein et la suite l'a prouvé.

Dix-huit mois après son élection, Nicolas Sarkozy est président de l'Europe. Il s'investit à fond dans ses nouvelles fonctions et, de l'avis général, il y réussit plutôt bien. Sa cote de popularité remonte dans l'opinion publique après une première période de chute attribuée, entre autres, à des déclarations et comportements affectifs choquants car indiscutablement « bling bling ». À cause aussi de certaines mesures législatives considérées par les juristes comme attentatoires aux libertés individuelles.

La crise économique éclate. Le président de la République fait à nouveau preuve d'hyperdynamisme. En réalité, il prend à peu près les mêmes mesures que tous les chefs d'État des pays développés. Mais là, les choses sont différentes. Il en va de la sécurité financière des citoyens. Chacun risque de se retrouver au chômage, criblé de dettes, à la rue comme nos cousins d'Amérique et leurs *subprimes*. Que constate-t-on ? Malgré des plans de relance, des milliards déversés, rien n'y fait. Le peuple ne fait pas ou plus confiance à son chef. Quand il fait quelque chose pour l'université, on lui reproche son hyperactivité, et quand il s'abstient d'intervenir pour la Guadeloupe, on lui reproche son hypoactivité. Il est clair que les gens ne se sentent pas protégés. Quand on a un « fou » à la tête de l'État, c'est plutôt amusant et ça passe en période de stabilité, mais ça ne passe plus quand les choses vont vraiment mal.

SUICIDE, MODE D'EMPLOI MÉDIATIQUE

Automne 2009 : le microcosme hexagonal est secoué par une énième polémique sur l'air du « On se suicide chez France Télécom ». Cette vague inquiétante est *forcément* due aux méthodes de gestion de l'équipe de management. Les articles et émissions s'enchaînent, les débats fleurissent, l'opposition s'empare du dossier : « La souffrance au travail devient intolérable », « Le harcèlement professionnel, fléau des temps modernes », « L'entreprise, un monde fermé et impitoyable ». Un directeur gaffeur et non compassionnel a le tort de parler de « mode du suicide ». Haro sur le directeur !

Pain bénit pour l'opposition qui s'empare du dossier.

Personne ne lui avait rien demandé, mais un ministre affirme, au cas où : « La Poste est im-pri-va-ti-sa-ble. »

Le pouvoir tremble sur ses bases. Les têtes commencent à tomber dans l'entreprise. Enfin, lors du vingt-cinquième suicide réussi en deux ans, le plan de restructuration de l'entreprise est annulé *sine die*.

Tout le monde approuve. Le soufflet retombe instantanément. D'ailleurs il était temps car une nouvelle polémique se profile. Juste avant la suivante. Et la suivante encore.

LE SUICIDE APPELLE LE SUICIDE

Il faudrait quand même un jour que les politiques réfléchissent un peu aux questions de santé publique avant de laisser filtrer certaines campagnes tant la contagiosité est grande dans ce domaine. Les mécanismes d'identification jouent à plein entre pairs d'une même entreprise comme si le fait de médiatiser, donc justifier, donc glorifier la chose levait le tabou de l'autodestruction chez ceux qui subissent la même souffrance, mais qui n'y auraient pas forcément pensé. On connaît depuis longtemps ce phénomène dans les lycées où souvent la mort d'un adolescent en entraîne d'autres. Il ne viendrait à l'idée de personne d'affirmer que « les enfants se suicident par la faute des professeurs ou des proviseurs ou même de l'Éducation nationale ». Le suicide est un phénomène multifactoriel où entrent en ligne de compte des éléments culturels, familiaux, personnels, professionnels, sociologiques... Alors pourquoi la presse se permet-elle ce genre d'affirmation avec les entrepreneurs des grandes entreprises ? Est-il légitime de transformer les P-DG en boucs émissaires ? Et comment se fait-il que tout le monde trouve normal de condamner sans procès les employeurs plutôt par exemple que les enseignants ? Pourquoi tout le monde oublie-t-il aussi que si des personnes se sont suicidées chez France Télécom, ce genre de comportement tragique est beaucoup plus fréquent chez les chômeurs, les paysans, certains artisans, les médecins, les vétérinaires. Y aurait-il des suicides moins politiquement corrects que d'autres ?

Malheureusement, quand on tente de mettre en cause les journalistes à ce sujet, leurs réponses sont invariables : « Nous ne faisons que notre métier : la presse a un devoir d'information. » Et si l'on insiste trop : « Vous allez voir que ce sera encore de notre faute. »

Et si on insiste encore plus, on vous coupe les, enfin le... micro.

Parfois, la presse ne se contente pas de constater bruyamment et par conséquent de dénoncer. Elle peut stigmatiser, voire pousser au crime, en l'occurrence, au suicide.

LES JOURNALISTES COMME LES POLITIQUES ONT LA MÉMOIRE COURTE

Il suffit de penser à Roger Salengro et au lynchage médiatique, injuste et infondé, sur fond d'homophobie, dont il fut la victime de la part des journaux d'extrême droite qui l'accusèrent de s'être planqué pendant la Grande Guerre alors qu'il était prisonnier en Allemagne. Le soupçon se mit à planer sur lui, et pas seulement de la part des médias de droite. Le malheureux ministre, humilié et désespéré, a fini par se suicider. Culpabilisée, la France a donné son nom à diverses rues !

C'est un autre ministre, Frédéric Mitterrand, qui a récemment été accusé de pédophilie touristique par les mêmes gens d'extrême droite, toujours sur fond d'homophobie. Cette accusation a été relayée par des membres d'autres partis. Il ne m'appartient pas de juger du bien-fondé de ces affirmations et de rappeler que ceux qui accusent qui que ce soit d'avoir commis un délit sans le prouver peuvent être attaqués pour diffamation. Mais la peur du quatrième pouvoir est si grande, et la procédure judiciaire si complexe, que rares sont ceux qui prennent le risque de ce type d'action car ils peuvent être sûrs qu'une bonne partie de la presse leur tombera dessus par réflexe corporatif. Et que leur carrière sera brisée. Mais mon propos n'est pas là. En revanche, il m'appartient en tant que psychiatre de m'indigner contre ceux qui prennent le risque de rendre malades leurs contemporains qui, devant ce type de manipulation de l'opinion, n'ont que trois alternatives : faire le gros dos, mépriser, rendre coup pour coup ou tomber malades et, parfois, mourir. Contrairement à Salengro, le ministre de la Culture a opté pour la première stratégie. Son oncle aurait sans doute choisi la deuxième, manifestement la plus efficace de toutes, mais tout le monde n'est pas doué pour le mépris.

NOUS SOMMES TOUS COMPLICES

L'objectif de cet ouvrage n'est ni d'attaquer, ni d'accuser, ni même de dénoncer. Mon projet est plutôt de réfléchir aux raisons de ces phénomènes médiatiques et surtout à leurs conséquences sanitaires qui sont majeures. Si les principaux médias que sont la presse écrite, la radio, la télévision, Internet, la politique, la médecine, la religion, la justice, sans oublier les cancans de comptoir, font tant dans le catastrophisme et le sensationnalisme, c'est bien aussi que le public n'attend que cela. Comme il n'y a pas de bourreau sans victime, il n'y a pas de journal télévisé rempli de drames sans téléspectateur avide de sensations fortes. L'un se justifie, se nourrit de l'autre et *vice versa*. Il s'agit probablement d'un phénomène éthologique. L'animal humain, étant à la fois un prédateur et une proie, a besoin d'être averti des dangers à prévoir et des gibiers à venir...

Entre tocsin et glas, il reste encore à trouver une juste mesure.

Des lois aux effets nocebos

Ne nous y trompons pas, je ne vais pas mettre en accusation les hommes politiques, quel que soit leur bord. Ils font souvent ce qu'ils peuvent avec les moyens dont ils disposent dans un contexte difficile de mondialisation de l'économie et de fédéralisation (européenne ou américaine) des lois. Néanmoins, force est de reconnaître que les textes qu'ils votent régulièrement dans un bel élan de générosité ont parfois des effets pour le moins délétères.

PRISON : ESPOIR DÉÇU

Un exemple récent : une loi a été votée qui permet d'augmenter le champ d'application des bracelets électroniques. Plus de condamnés et de prévenus pourront sortir de prison et tenter de se réinsérer grâce au nouveau dispositif législatif. Formidable, non ?

Le seul ennui est que, si la loi est un médicament, son principe actif est l'argent. En d'autres termes, si une loi est votée, mais que le financement qui permet sa mise en application n'est pas prévu, on risque de provoquer un effet inverse à celui qu'on espérait.

Premier temps, phase de l'effet placebo : espoir suscité chez les détenus (et leurs familles) qui entrevoient la possibilité de se retrouver à l'air libre ; soulagement chez les surveillants ; réduction de tension dans les prisons. Mis à part quelques fachos, les citoyens se réjouissent dans leur grande majorité.

Deuxième temps, phase de latence : attente interminable car la libération anticipée n'intervient pas, faute de budget pour acheter les bracelets et recruter ceux qui seront chargés de surveiller les écrans de contrôle. La frustration augmente chez ceux qui auraient le droit d'être dehors, mais restent dedans ; la prison est plus facile à supporter quand on sait qu'on a mérité d'être dedans. Elle devient intolérable si l'on pense qu'on aurait la possibilité légale d'en sortir, d'en être sorti... Haine contre la principale responsable qui préfère parader en tenue de chez Dior plutôt que de débloquer les budgets nécessaires.

Troisième temps, phase de l'effet nocebo induit par la déception, le regain de colère, l'augmentation de tension dans les prisons, le risque d'explosion. Révolte des détenus, grève des surveillants qui dénoncent à juste titre la surpopulation carcérale. Suicides. Mécontentement populaire attisé par les médias indignés à juste titre. Le nectar s'est transformé en potion amère, le résultat est précisément à l'inverse de ce qui était attendu.

La même démonstration pourrait être faite à propos de la loi en préparation sur l'encombrement des prisons. Pas plus d'une personne par cellule, c'est promis. Là encore, si le financement n'est pas prévu, ceux qui s'entassent à cinq ou six dans des lits superposés avec un trou à la turque au milieu (sans paravent ni rideau) pour faire leurs besoins supporteront encore moins bien leurs abominables conditions de vie. La différence entre Simone Veil, ministre de la Santé et tous les derniers ministres de la Justice, c'est que, elle, quand elle a dit qu'elle humaniserait les hôpitaux... elle l'a fait !

PARITÉ ; PROMESSES NON TENUES

Toujours dans le registre des lois nocebos, on pourrait évoquer la disposition qui prévoit des quotas de femmes dans les diverses élections. L'affaire était mal engagée depuis le départ, car le principe même du quota imposé, et donc de la discrimination positive, a quelque chose d'humiliant. Il part en effet de l'idée que, sans une loi spécifique, les femmes seraient incapables de s'imposer. Il transforme les femmes en assistées, comme n'importe quelle minorité, alors qu'elles sont nettement plus nombreuses que les hommes. On sait pourtant que la récompense est plus efficace et, surtout, plus durable que la répression. Une incitation financière qui aurait réduit les charges des partis, des administrations et des entreprises capables de propulser les femmes aux plus hautes responsabilités aurait sans doute eu des effets plus persuasifs.

Comme les amendes sont de toute manière peu dissuasives, les partis préfèrent payer plutôt que de se plier à cette réglementation. Quant aux postes de direction dans les administrations et les entreprises, rien, aucune disposition de reconnaissance, n'a été prévu... Du coup, de frustrées, les femmes militantes deviennent humiliées. L'impression et le sentiment de discrimination négative augmentent. Leur colère est justifiée.

Il va falloir qu'un jour nos législateurs se penchent sérieusement sur cette question et arrêtent de rendre malade la société dont ils ont la charge avec leurs promesses en forme de lois non financées, même s'ils sont habités des meilleures intentions du monde.

Communication politique et annonces toxiques

C'est l'été 2002, la canicule. Les vieillards tombent comme des mouches. Le ministre de l'époque, médecin et enseignant de surcroît, est filmé alors qu'il prend ses vacances. Le public interprète qu'il refuse de les interrompre pour si peu. Fureur, car c'est bien connu, les trente-cinq heures et les congés payés ne sauraient concerner les hommes politiques. Le désastre se précise et la polémique, justifiée cette fois, fait rage. Pour éteindre le feu, le professeur Mattei, très mauvais pompier, explique que le gouvernement n'est pas responsable de la météo. Il n'a rien à se reprocher dans toute cette affaire qui est liée au climat et à une chaleur exceptionnellement prolongée. On ne saurait donc lui imputer quoi que ce soit, ni à lui ni à son ministère et, dans la foulée... il vire son chef de cabinet désigné comme responsable de tout.

Sans s'en rendre compte, il a utilisé ce que les psychiatres appellent dans leur jargon un « double lien » : le gouvernement explique qu'il n'est ni responsable ni coupable, mais punit quand même un de ses agents. Le double lien a toujours les mêmes conséquences : colère, délire ou rire. Prenons par exemple le double lien utilisé par une mère qui rend visite à son fils schizophrène, hospitalisé, qui commence à aller mieux. Ils vont se promener dans le parc. Pris d'un élan de tendresse spontanée, le garçon passe son bras autour de la taille de sa mère qui, imperceptiblement, se raidit. Il retire aussitôt son bras et celle-ci de lui dire d'un ton moralisateur : « Mais, mon chéri, pourquoi as-tu retiré ton bras ? Il ne faut pas avoir peur d'exprimer ses sentiments. » Dès le lendemain, il rechute. On peut prendre aussi l'exemple d'un père qui offre deux cravates à son rejeton. Le fils (psychotique), pour lui faire plaisir, en porte une des deux, et le géniteur d'observer : « Tu n'aimes donc pas l'autre ? » Ces injonctions paradoxales qui assènent simultanément deux affirmations contradictoires entraînent soit la folie (délire), soit la rage, soit un éclat de rire. Le type de réaction dépend de l'état de santé de celui qui reçoit ces messages auxquels il est impossible de répondre de manière logique ou rationnelle.

Dans le cas de la canicule et du message paradoxal du ministre, l'effet a été immédiat. Le public s'est montré scandalisé et ce fut le tour du mauvais communicant d'être viré, éternelle farce de l'arroseur arrosé. Comme quoi, l'effet nocebo en politique peut se révéler dangereux pour le politicien comme pour le citoyen.

LE MORAL DES TROUPES : LIBAN, AFGHANISTAN

Le 23 octobre 1983, deux attentats suicides causent la mort de 241 marins américains et de 58 militaires français. Ces attentats sont revendiqués par une mystérieuse organisation chiite, inconnue jusqu'alors, le Djihad islamique. Sur le site Internet intitulé « Drakkar », on peut contempler la cour des Invalides, les cercueils alignés, décorés, ceints de tricolore. Le président de la République, impassible tel le sphinx... En fin de cérémonie, François Mitterrand dit à chacun trois mots. « France, honneur et sacrifice »... et tint les mêmes propos de condoléances aux cinquante-huit familles éplorées. À l'époque, on n'a pas polémiqué sur l'impréparation des troupes, l'âge du capitaine et de ses troupes...

Août 2008, une embuscade ourdie par des terroristes afghans provoque la mort de dix militaires français. Même cérémonie dans la cour des Invalides, les mêmes cercueils alignés, décorés, ceints du drapeau tricolore. Nicolas Sarkozy prononce un discours. Très ému, il est au bord des larmes, parle de sa solitude présidentielle quand il envoie des jeunes gens à la mort. Pour avoir soigné des survivants de chacun des deux événements, j'ai pu observer que la compassion de l'un a été un baume plus puissant que l'impassibilité de l'autre, alors que la polémique liée au second attentat a fait des ravages.

Les condoléances présidentielles, comme toutes les condoléances, sont d'abord destinées à être des remèdes de consolation. Deux époques, deux présidents, deux styles. Avant même que les tombes ne soient refermées, la polémique a fait rage. « La présence française en Afghanistan est-elle réellement justifiée ? » et d'insister sur l'incompétence du commandement de nos troupes « mal préparées, mal équipées, mal entraînées ». Il n'a pas été difficile de trouver au moins une épouse, un père, éplorés prêts à empoigner le micro pour soupçonner, accuser, pointer un doigt vengeur. Les caméras ne se sont guère tournées vers ceux qui ont eu autant de chagrin, mais se sont dits fiers de leur fils tombé pour la patrie. Pas assez efficace, trop désuet comme discours, ringard même, quand l'objectif est de faire pleurer dans les chaumières grâce au scandale et au désespoir qu'il engendre.

On réclame des investigations, on demande des comptes à la Grande Muette. Aurait-il fallu envoyer des hélicoptères de reconnaissance, les hommes étaient-ils assez aguerris, étaient-ils suffisamment vieux ? Chacun sait qu'il est préférable de mourir à 22 ans plutôt qu'à 20 ans, après deux bonnes années d'entraînement plutôt que quatorze ridicules et insuffisants petits mois. C'est connu, il est moins dur de mourir d'une balle dans la poitrine quand on est sergent ou caporal plutôt que soldat de première classe.

Loin de toute idée d'union sacrée, l'opposition veut former une commission d'enquête parlementaire. Au cours d'un débat radiophonique, un général a le malheur de dire qu'en fait cette opération est une belle victoire puisque quarante talibans ont été tués et que l'ennemi a pris la fuite tout en emportant les corps. Il se fait écharper par les journalistes présents. On ne lui demande pas de prouver ses dires, on le récuse en l'invectivant. Aucun éditorialiste pour écrire que lorsqu'on est militaire de carrière, « mourir au champ d'honneur » fait malheureusement partie des risques du métier. C'est inclus dans le contrat. C'est ainsi, même si cela paraît horrible. Personne pour parler de patriotisme, de gloire militaire, de champ d'honneur, notions encore une fois ringardes et surannées… et pourtant bien utiles pour le moral de ceux qui sont au front et qui doivent se demander ce qu'ils foutent là quand ils écoutent la radio.

Enfin, *Paris-Match* publie les photos des talibans posant triomphalement devant les dépouilles françaises en guise de trophées. Il est clair que le journal fait sciemment, délibérément, la promotion de l'ennemi. On apprend dans la foulée qu'au moins deux des victimes ont été achevées à l'arme blanche. Enfin, des voix s'élèvent et, selon un sondage réalisé à chaud, les trois quarts des Français sont scandalisés. Le photographe aurait fait prendre la pause, installé artistiquement les combattants pour bien mettre en scène le cliché, composer un tableau, le rendre dramatique, spectaculaire. Aucune poursuite contre le journal n'est envisagée, ni même évoquée. Pas de poursuites personnelles non plus contre ledit photographe.

Il serait politiquement incorrect de parler de patriotisme, de « sacrifice suprême », en ces temps de guerres du Golfe où les combats apparaissent comme virtuels, les conflits presse-bouton. On n'en est plus aux guerres de 14-18 ni de 39-45, on ne chante plus « Vous n'aurez pas l'Alsace et la Lorraine » et « On ira pendre notre linge sur la ligne Siegfried » !

Quand on y pense, il n'est pas évident de distinguer les images des bombardements de Bagdad de celles d'un bon film de guerre comme *Le Jour le plus long*, *Capitaine Conan* ou *Il faut sauver le soldat Ryan*. Il est devenu évident que les pertes ne devraient concerner que l'ennemi. Peut-être vais-je encore une fois passer pour un réac passéiste, mais je pense que certaines polémiques sont déplacées et, tant pis si j'emploie des mots démodés, qu'il n'est pas bon de démoraliser nos troupes dont la mission est suffisamment difficile tant il est compliqué de porter la guerre sur une terre lointaine.

COMMENT UTILISER LE MÉDICAMENT INFORMATION EN CAS DE GUERRE ?

J'ai travaillé dans un des hôpitaux des vétérans en Californie, j'ai pris en charge des soldats longtemps après leur retour du Vietnam, et je crois avoir quelques compétences dans le domaine particulier du syndrome postguerre, du moins à l'étranger. J'ai le souvenir d'un patient toxicomane, alcoolique, semi-clochard et... bardé de médailles militaires. Il me racontait : « Un jour, après une commémoration, je vais au restaurant avec deux ou trois amis, vétérans comme moi. Nous étions en uniforme. Arrive une famille américaine moyenne, un couple avec une fillette extrême-orientale. Sûrement une innocente enfant vietnamienne dont les parents ont été massacrés, napalmisés par ces salauds de *marines*. Tous les convives braquent vers nous des regards chargés de réprobation. Deux ou trois insultes fusent à notre adresse : *Bastard GI, fuck US Army*... J'ai compris ce jour-là que c'étaient nous les *vilains* (méchants) dans cette histoire. Nous avons quitté la table très vite, sans nous concerter. Une heure plus tard, j'ai sniffé ma première dose de cocaïne. »

Il est très différent de se battre chez soi pour défendre son pays contre un envahisseur étranger et de se sentir soi-même envahisseur sur le territoire de pauvres gens qui ne demandaient rien à personne. On l'a bien vu en France : les poilus de 14-18 étaient fiers de montrer leurs gueules cassées, à l'opposé de ceux qui ont combattu en Indochine ou en Algérie. Ce phénomène est illustré par une expérience très ancienne quoique un peu cruelle : on prélève un rouge-gorge mâle, animal très territorial et très agressif, prêt à sauter sur tout porteur de couleur rouge, quelle que soit sa taille, pénétrant son espace vital. Un peu comme l'homme. On place sur son domaine un autre rouge-gorge mâle. Il aura tôt fait de le chasser sans ménagement, prouvant qu'il est le plus fort. On prend le même rouge-gorge, on le met dans une cage que l'on installe dans le territoire de l'autre rouge-gorge. Ne pouvant s'enfuir, il va finir par mourir de stress. Moralité : l'envahisseur finit toujours par être moins fort que le propriétaire légitime. Les Français en Algérie, les Portugais au Tanganyika, les Américains au Vietnam, les Russes en Afghanistan l'ont appris à leurs dépens.

On pourrait certes trouver des contre-exemples, les Romains et leurs légions ont fini par assimiler et se faire assimiler par la plupart des peuples qu'ils ont conquis, de même pour les Incas, mais il faut alors que l'envahisseur fasse l'effort de respecter le pays envahi et d'adopter sa culture sans (trop) imposer la sienne. Il suffit de regarder l'histoire de la colonisation européenne pour constater que le respect des peuples envahis n'a pas souvent été au rendez-vous, que l'on aille en Algérie, en Inde, au Tanganyika, au Congo, en Louisiane, en Indochine ou au Vietnam, en Australie et j'en passe.

Comme les médias américains ont découragé les troupes américaines au Vietnam et ont perdu la guerre au sens militaire en commençant par s'infliger eux-mêmes une sanglante défaite médiatique, nous risquons de connaître la défaite chaque fois que nous attaquons nos propres troupes. Les médias supposés faire du bien en couvrant l'événement et en l'analysant rendent malades le pays et ses troupes. Le médicament information risque dès lors de provoquer la mort, c'est-à-dire la déroute (même si, en définitive, ce fut une très bonne chose du point de vue des Vietnamiens et aussi du point de vue moral). N'oublions pas aussi qu'il y a eu deux à trois fois plus de soldats morts par suicide que de soldats morts au combat. Il est probable aussi que les maladies (toxicomanie, alcoolisme, obésité, cancer, infarctus, Alzheimer...) ont été plus nombreuses chez les vétérans du Vietnam que chez ceux de la Seconde Guerre mondiale. La culpabilité véhiculée par les « mauvaises guerres » et les phrases assassines des journaux tuent plus sûrement que la mitraille.

Il est là, l'effet nocebo.

Pour en revenir à l'affaire de l'embuscade en Afghanistan, je n'irai pas jusqu'à réclamer que ces polémistes soient traduits en cour martiale pour haute trahison comme on l'aurait sans doute fait en d'autres temps (1914-1918), mais il me semble qu'il y a un minimum de décence à respecter. Peut-être le fait d'avoir eu à soigner des patients effondrés par ce genre d'affaire m'influence-t-il ? Toujours est-il qu'il est difficile pour un psychiatre de trouver des arguments quand c'est l'« opinion publique » qui est en cause dans le déclenchement d'un effondrement psychologique. Il est évident que, pour les familles comme pour les militaires restés sur le théâtre des opérations, ce genre d'article à sensation n'est pas facile à vivre. Encore moins à mourir.

Il arrive parfois que ce soient les partis politiques eux-mêmes qui aggravent la désespérance...

Verts sombres

Champions toutes catégories de l'amalgame et du paradoxe, les politiciens écologistes combattent pour le plaisir, sans distinction ni discernement, les éoliennes qui effraient les petits oiseaux, les centrales nucléaires dangereuses du fait des déchets radioactifs, les TGV dont les tracés vont détruire des pieds de vigne qu'on ne pourra par conséquent plus sulfater et qui ne pourront donc plus autant alcooliser les populations, les canaux de navigation (Rhin-Rhône) qui pourraient dénaturer des paysages que pourtant plus grand monde ne voit en cette époque de désertification des campagnes... Pourtant, un calcul élémentaire permettrait de comprendre que la réduction de pollution engendrée par le vent, l'atome, les trains et les péniches par rapport aux hégémoniques camions l'emporterait largement sur des dégâts environnementaux somme toute minimes.

Par exemple, pour le citoyen profane que je suis, le risque lié aux déchets radioactifs, qui seront peut-être un jour, qui sait, utilisés comme sources d'énergie par nos descendants, paraît inférieur au risque actuel, et bien réel, des centrales électriques à charbon et à pétrole. Parfois, malheureusement, écolo rime avec Esso. Je préfère et de beaucoup quand écologie rime avec énergie (renouvelable). Les Verts s'amuseraient-ils à jouer les Dr Knock en nous rendant systématiquement malades avec leur tendance à transformer le monde en un gigantesque labyrinthe sans autre issue que la récession ?

FAUT-IL DÉSESPÉRER DU DISCOURS ÉCOLOGIQUE ?

Pour mieux comprendre ces phénomènes, il existe une expérience que les biologistes ont appelée le « test du désespoir ». Il est d'une grande simplicité. Un récipient rempli d'eau et aux parois lisses, un rat et un chronomètre suffisent à le réaliser.

Délire de persécution [1]

De tout temps, certains schizophrènes ont fait preuve à la fois d'imagination et de modernisme, intégrant les éléments d'actualité dans leur délire de persécution. Il y a une trentaine d'années, nos malades étaient persécutés par le KGB dans le contexte de la guerre

1. Merci au docteur Ladane Tavassoli de nous avoir exposé et permis de publier ce beau délire d'écopersécution.

froide. Des micros et des caméras étaient partout en embuscade dans un monde à la James Bond. Aujourd'hui, les choses ont changé pour ce patient de 35 ans qui se sent poursuivi et harcelé par des hordes d'antiécolos. Chaque papier jeté dans la rue, chaque détergent, chaque pesticide, chaque engrais chimique est personnellement dirigé contre lui par une organisation supranationale dont le seul but est de détruire la planète afin de l'éliminer.

Comme quoi, l'effet nocebo de la communication peut revêtir des formes imprévues.

LE TEST DU DÉSESPOIR

Plongeons dans l'eau un animal de laboratoire et observons-le. Le rongeur nage un certain temps, puis constatant que ses efforts sont vains, il finit par renoncer et se laisse couler. Si l'on a pris la précaution de lui donner auparavant un antidépresseur, il mettra plus de temps à désespérer. Le test du désespoir est une épreuve classique de *screening*[1] des médicaments psychotropes.

Pour ma part, quand j'écoute les Verts, je me sens dans la position du rat dans sa cage, du poisson dans son bocal. Je me sens dans un gigantesque laboratoire sans issue et j'ai presque envie de me laisser couler... ou de m'intoxiquer en laissant indéfiniment tourner mon moteur à diesel !

Les rumeurs à connotation écologique se propagent comme une traînée de poudre sur les forums Internet : « les parabènes sont dangereux », « l'aluminium contenu dans les déodorants donne le cancer du sein, surtout si on a eu le malheur de s'épiler auparavant », « les adjuvants contenus dans le vaccin antigrippe tueront plus que la grippe ». Vrai ? Faux ? Intox ? Vérité scientifique ? Je n'en sais fichtre rien. Pourquoi donc les écologistes n'auraient-ils pas une cellule scientifique véritablement indépendante et donc indiscutable qui plancherait sérieusement sur tous ses sujets et nous dirait ce qu'il faut croire, plutôt que d'emboîter le pas sans réfléchir à tout ce qui pourrait nuire aux finances des

1. Tri, sélection.

entreprises capitalistes internationales ? L'idéologie systématiquement gauchisante finit par nuire à la crédibilité.

Les écologistes sont même parvenus à mettre le bioéthanol au ban des condamnés car, dans les pays émergents comme le Brésil, les monocultures que le carburant vert a suscitées ont effectivement détruit l'environnement et ruiné les cultures traditionnelles. Ils ont donc logiquement décidé qu'il est immoral de supprimer des étendues possiblement alimentaires ou biodiversifiées pour les affecter à la circulation automobile des peuples nantis... Tout cela est avéré, mais il est probable que l'Europe ne souffrirait guère de voir s'étendre les champs producteurs d'essence végétale.

Nos jachères européennes fournissent-elles du riz au Darfour ? Pourquoi amalgamer les cultures des pays riches et celles des pays émergents ? Ne pourrait-on imaginer que des étendues de plantes laissées sauvageonnes pour protéger la biodiversité puissent être récoltées de manière extensive et utilisées comme carburant à condition d'interdire la monoculture et de ne pas utiliser de pesticides, ni d'engrais, ce qui serait somme toute facile à réglementer ? Les rendements à l'hectare seraient faibles, l'opération ne serait sans doute pas très rentable, mais qu'importe à partir du moment où les surfaces affectées sont suffisantes et qu'elles rendent possible le développement de la faune, insectes, oiseaux, reptiles, batraciens et autres petits mammifères ? Et à partir du moment où l'on réduit la consommation toujours aussi dominante des carburants fossiles ?

Je n'ai encore jamais entendu les écopoliticiens réclamer une loi favorisant le bioéthanol provenant de champs européens naturels... et pourtant ce ne serait ni compliqué ni très polémique. Ce n'est une idée ni de droite ni de gauche. Quel que soit le domaine considéré, les Verts se comportent systématiquement comme s'ils voulaient favoriser l'industrie pétrolière et donc l'effet de serre ! Ils nous plongent de force dans un univers perdu d'avance et combattent toutes les solutions proposées. J'en ai même entendu qui expliquaient tranquillement que la fabrication des piles photovoltaïques était polluante, donc à proscrire ! À aucun moment, il n'a été réclamé que des recherches rendent cette fabrication moins polluante.

Certes, il n'y a pas de solution miracle dans un monde voué au développement, mais certaines d'entre elles sont malgré tout un peu moins pires que d'autres. Qu'on le veuille ou non, et même si je me répète, une péniche ou un train polluent moins que des camions, même s'ils occasionnent quelques dégâts environnementaux lors de leur mise en œuvre. Qu'importe de casser quelques œufs idéologiques si l'omelette énergétique est bonne !

OGM, SE TROMPE-T-ON DE COMBAT ?

Les écologistes combattent également les OGM pour un hypothétique risque sanitaire et aussi pour un danger de réduction de la biodiversité par dissémination de pollen hégémonique. Certes, quelques études sur les souris de laboratoire nourries avec du maïs ou du soja OGM sont un peu inquiétantes puisqu'elles concluraient à une réduction de fécondité des mères et à une baisse de poids des souriceaux. Le problème est que ces études n'ont pas été validées par des autorités indépendantes. Les médias comme Canal + qui s'en sont emparés ont été attaqués par les personnes interviewées ayant réalisé certaines des études et qui leur ont reproché des manipulations, du type coupures du rapport qui dénaturaient la nature des propos. Bref, le débat est confus et personne ne sait plus quel crédit apporter à ces recherches plus ou moins suspectes de partialité. Le doute est cependant permis et nécessiterait de nouvelles études réalisées par des laboratoires indiscutables. Il est possible, voire probable, que certains OGM soient dangereux. De là à généraliser… À l'heure actuelle, selon le Haut Conseil des biotechnologies, créé en 2009, les rapports concernant la toxicité des OGM restent discutables, tant à propos de leur méthodologie que de leur mode de traitement statistique, aucune des études à charge ou à décharge n'ayant été correctement menée. Ne perdons cependant pas de vue que l'idée de base est de réduire l'emploi des pesticides et engrais, même si, hélas, c'est loin d'être toujours le cas. Ce n'est pas parce que certaines pratiques industrielles sont immorales et culturicides que le principe des OGM doit être globalement condamné.

Les Verts dénoncent avec force les semences néocolonialistes, les OGM stériles qui condamnent les paysans de chez nous et des pays en voie de développement à s'approvisionner chez des industriels sans scrupule. Et il est vrai que c'est une honte ! Il existe pourtant un vrai paradoxe à stigmatiser le risque pour l'environnement lié à la possibilité d'une fertilité du pollen tout en accusant les fabricants de ne produire que des plantes stériles, donc par définition non diffusables puisque non reproductibles.

Quant au risque direct des OGM sur la santé, bien que non spécialiste de la question, je ne pense pas que notre tube digestif et ses enzymes coupeuses de molécules fassent la différence entre les lipides, glucides et protéines OGM et naturelles puisque, de toute manière, tout se retrouve rapidement à l'état d'acides aminés dans notre circulation. Là encore, il me semble qu'il ne serait ni très compliqué, ni très long, ni très coûteux de vérifier le destin des OGM après digestion. Et, de toute façon, vu que nous consommons à notre insu et en permanence des aliments contenant des OGM, nous aurions dû assister à une explosion d'épidémies en tout genre si ces produits revêtaient une quelconque toxicité.

Et puis, après tout, les chiens et les chats de race, les vaches du Charolais ne sont-ils pas des organismes génétiquement modifiés ? Les rosiers et les fruitiers modernes font que l'on greffe des fragments sélectionnés sur des porte-greffe appartenant à une autre espèce. Une variété de roses d'un beau bleu pur vient d'être mise au point en faisant appel aux gènes d'autres fleurs disposant de cette couleur si belle. Les jardiniers ont toujours réalisé et réalisent encore des chimères... des OGM ! Quant aux souris transgéniques dites *knock-out*, elles son aujourd'hui considérées comme des « outils » essentiels, indispensables, pour la plupart des recherches de pointe, notamment en thérapeutique, dans certaines approches nouvelles. OGM toujours. Si on les écoutait, ces écolos antitout, on ne mangerait plus de cerises en aucune saison.

Toujours est-il qu'à force de s'opposer à tout et à ne rien proposer comme alternative crédible, les partis écopolitiques renforcent l'impression d'impuissance générale et le désespoir de l'homme moderne confronté à l'effet de serre et au réchauffement de la planète. À se demander si les gauchistes extrêmes, révolutionnaires, trotskistes et autres LCR si nombreux dans leurs rangs, ne cherchent pas *in fine* à favoriser le Grand Soir, ce qui donnerait au moins de la cohérence à leur action.

Je ne sais pas pour vous, mais moi ils me rendent malade de désespoir car, normalement, l'idée écologique, qui n'est d'ailleurs ni de droite ni de gauche, est la seule à avoir vraiment de l'avenir en politique. Il suffit pour s'en convaincre de constater le score aux élections européennes d'un Daniel Cohn-Bendit qui, lui, à l'opposé des Verts hexagonaux, parle d'écologie en Europe en adoptant un ton optimiste. Selon moi, Dany l'ex-rouge (ou néo-vert, c'est selon le daltonisme de chacun) est un bon médecin planétaire car son allure, son ton, son propos restent positifs, ne sont jamais désespérants, ni systématiquement contre, ce qui ne signifie pas qu'ils soient angéliques. Il parle vrai, ne dit pas qu'il roule en vélo quand il descend juste de voiture !

Entendons-nous bien, je suis un écologiste impénitent, mon jardin n'a jamais connu de pesticides ni d'engrais chimiques, ce sont les mouvements écologiques français que je critique. *Qui bene amat, bene castigat*[1].

L'écologie sans désespérer

Après avoir regardé le magnifique documentaire *Home* réalisé par Yann Arthus-Bertrand, je ne peux pas m'empêcher d'être partagé entre admiration et colère. La beauté des images est incontestable, mais la teneur du commentaire ne l'est pas. La diffusion de ce document a été mondiale et annoncée à grand renfort

1. « Qui aime bien châtie bien. » Bien est à prendre au sens de : « de manière appropriée ».

de trompettes. Pour être schématique, trois types de populations ont été concernés (ou non) par ce film qui, entre parenthèses, a été réalisé en avion et hélicoptère et a dû représenter un sacré paquet de taxe carbone :

1. Les citoyens occidentaux comme vous et moi, chers lecteurs, nantis, informés, sensibilisés. Rien de nouveau dans ce documentaire, que du convenu, de l'attendu, du politico-écologiquement correct. Si, quelque chose pourtant : les images sont tellement belles, tellement prenantes, que l'on écoute malgré tout le commentaire. Étrange paradoxe. Et quand on a fini d'écouter, du fait du sérieux de l'auteur, de sa réputation, on se dit... qu'on est tous foutus. Que le processus est sans doute irréversible et que, de toute manière, la pollution est industrielle et surtout politique. On peut raisonnablement penser que la prise de conscience des États industrialisés est en marche et que la technologie sera un jour capable de réduire l'émission des gaz à effet de serre et à utiliser de plus en plus d'énergies renouvelables. Les pays émergents utilisent trop de charbon, élèvent trop de ruminants, brûlent leurs forêts et la compétition entre les pays riches est telle qu'aucun ne prendra le risque de froisser le Brésil, la Chine, l'Inde, l'Indonésie qui représentent de sacrés marchés. Un monde qui ne se développe pas est tout simplement inimaginable quand on n'est pas altermondialiste.

2. Les citoyens ayant une télévision, mais sans éducation écologique. Pour eux, le message est complètement désespérant. Les espèces disparaissent, le permafrost aussi. La planète se réchauffe par notre faute... mais personne n'y peut rien, puisque personne dans ces couches de population n'a la moindre bribe de pouvoir. J'ai rencontré beaucoup de personnes en réelle souffrance, rongées par l'angoisse, terrifiées à l'idée que, par leur faute, leurs enfants vivront et mourront dans un désert brûlant. Pour le psychiatre que je suis, il n'y a rien de pire que d'induire une culpabilité sans donner les moyens de lutter contre. Il reste malheureusement difficile, quand on n'est pas riche, de n'avoir que des leds ou des ampoules basse consommation, d'avoir des appareils sans diodes, une voiture neuve peu polluante. Et puis, il y a les riches, avec leurs 4 × 4, les avions dans le ciel. Je connais des patients qui, après une ou deux dépressions, ont décidé unilatéralement de ne pas avoir d'enfants, ce qui en plus a mis leur couple en difficulté.

3. *Les citoyens sans télévision.* Ils ne sont donc pas au courant (au propre comme au figuré). Ils figurent parmi les principaux responsables du réchauffement climatique en déforestant, chauffant avec des mauvais combustibles, braconnant, polluant, écobuant à tout va. En se multipliant trop vite, aussi. Il n'est certes pas politiquement correct, encore moins moral, de les mettre en accusation car, en les colonisant, c'est nous qui les avons forcés à adopter ce comportement suicidaire pour la planète.

Ajoutons une quatrième catégorie, les leaders, les chefs d'État, les politiques (et les économistes). Ceux-là sont parfaitement informés et prendront les « bonnes décisions » à condition qu'elles assurent leur réélection. C'est d'ailleurs, à mon avis, la seule utilité du film : provoquer une pression sur ces gens-là. Le problème est que nous vivons en démocratie, « le pire (des systèmes)... tous les autres mis à part [1] ». Or, en démocratie, le système est électif, ce qui rend les élus dépendants de leurs électeurs, et donc forcément plus ou moins démagogiques. Difficile alors d'exiger des économies d'énergie inévitablement impopulaires... Chacun voudrait supprimer le 4 × 4 du voisin, mais en aucun cas le sien. Quand les pays comme les États-Unis, la France, l'Allemagne et toutes les autres grandes puissances démocratiques comprendront-ils que le mandat présidentiel ne devrait jamais être renouvelable, seule manière d'éviter la démagogie ?

Toujours est-il que je me suis couché très énervé par ce film qui m'a plongé dans le désespoir tant ses prédictions sont catastrophiques et modestes ses solutions... Pur effet nocebo ! Heureusement, cela ne m'a pas empêché de bien dormir et de fabriquer des hormones antidéficit immunitaire tout en rêvant à un monde respectueux des hommes, de leurs cultures, de leur dignité. Selon moi en effet, outre le respect de l'environnement naturel, l'écologie devrait tenir compte en premier lieu de la culture de chaque

1. La phrase est attribuée à sir Winston Churchill.

peuple, la respecter et ne pas lui imposer ses vues néocoloniales écolo-ethno-culturelles. On n'arrive à rien sinon à des catastrophes sanitaires. Ainsi, dans plusieurs régions d'Afrique, le préservatif antisida est considéré comme un outil d'oppression de la part des Blancs, destiné à les priver d'une des seules choses qui leur restent : la jouissance. Pourquoi cette rumeur ? Le sida rend maigre et pâle. Or les humanitaires qui sont en général des Occidentaux sont blancs et le plus souvent minces. C'est donc qu'ils ne savent pas se prémunir de la maladie et qu'ils cherchent à contaminer les Noirs tout en les lançant sur la fausse piste du préservatif antiplaisir. Tant que les organisations comme l'OMS ne tiendront pas suffisamment compte de l'écologie culturelle des peuples qu'elles prétendent aider, tant qu'elles voudront leur imposer leur modèle occidental, elles risqueront de se retrouver confrontées à ce genre de quiproquos.

Plutôt que de se baser sur une vision angoissante du monde issue d'une idéologie révolutionnaire, l'écologie, la vraie, devrait se fonder en grande partie sur l'anthropologie qui est l'écologie des peuples.

CHAPITRE 5

Nombrilisme et ethnocentrisme

Notre tendance d'Occidentaux de tradition judéo-chrétienne est de toujours juger à l'aune de notre culture. Comme toutes les autres ethnies d'ailleurs, nous pensons que c'est nous qui détenons la vérité, la morale, l'éthique. La différence avec les autres tribus est que notre culture est devenue dominante du fait de sa maîtrise des médias. Du coup, nous oublions que, sur le plan strictement démographique, les deux tiers de la planète appartiennent à d'autres traditions, d'autres cultures, bref que deux fois plus de gens que nous pensent différemment de nous. C'est cela, l'ethnocentrisme.

Chaque culture s'imagine que les autres sont exotiques, donc intéressants, mais qu'aucune ne vient à la cheville de la sienne et que les traditions de ces autres sont gravées dans le marbre. Immuables. Pourtant, aucune culture n'est figée et toutes évoluent. Par exemple, il y a quelques décennies, les juifs marocains, les jours de bar-mitsva égorgeaient un coq au-dessus de la tête de l'enfant, l'aspergeant de sang, ce qui, soit dit au passage, a provoqué pas mal de phobies alimentaires (des volailles) dans ce groupe particulier. Actuellement, on ne fait que lui passer symboliquement l'animal déjà mort et non sanglant au-dessus de la tête.

L'ethnocentrisme nous concerne tous. Les journalistes de la presse nationale sont tellement branchés qu'ils en oublient les préoccupations profondes de leurs lecteurs. Quant aux médecins, ils se pensent tellement savants qu'ils ignorent royalement le niveau de compréhension de leurs malades.

Communication médicale et anthropologie

Le fossé culturel de plus en plus large qui sépare les médecins détenteurs d'un savoir savant, des patients porteurs d'un savoir profane, pousse à se poser un certain nombre de questions. Comment se fait-il que les « gens » produisent toujours davantage de syndromes fonctionnels avec des « phénomènes de mode » comme la fibromyalgie ou la fatigue chronique, alors que la médecine officielle n'a aucun traitement convaincant à proposer ? La pathologie fonctionnelle représente entre 40 et 60 % des consultations selon les spécialités. N'y aurait-il pas là un problème de communication ? Les patients ne chercheraient-ils pas à « causer médecine », à se mettre à la portée de leur médecin en produisant des symptômes « sérieux », physiques, sachant pertinemment bien que la demande : « Je suis mal fichu, j'ai un mal-être » ne sera pas entendue, ni comprise, encore moins prise en compte dans un cadre occidental ? Il n'est probablement pas anodin de constater que ce sont les personnes immigrées de fraîche date qui en produisent le plus à travers le fameux « syndrome méditerranéen », qu'il touche les Portugais, Maghrébins, Turcs ou autres Roumains.

Syndromes fonctionnels induits expérimentalement

En 1961, le professeur Pierre Pichot, un psychiatre, a conçu une étude originale[1] : recrutant des étudiants en médecine comme volontaires sains, il leur a proposé d'avaler un comprimé sans faire le

1. Pichot P., « À propos de l'effet placebo », *Rev. médecine somatique*, 1961, 3, p. 37-40.

moindre commentaire à propos de son action supposée. C'était en réalité du lactose, substance sans action pharmacologique propre, donc un placebo pur. Le lendemain, il leur a demandé à tous ce que leur avait fait le fameux comprimé en les invitant à remplir un questionnaire qui explorait trois catégories de symptômes : physiques, intellectuels et thymiques (humeur). Dans chacune de ces trois catégories, 15 à 25 % de nos apprentis médecins ont noté un changement, la moitié allant dans le sens d'une amélioration et l'autre moitié d'une aggravation des performances. En d'autres termes, la moitié d'un quart de ces gens qui allaient bien au départ et qui ont pris de la poudre de perlimpinpin se sont sentis moins bien au bout de vingt-quatre heures : fatigués, ayant mal dormi, moins en forme, moins performants intellectuellement, avec vertiges, quelques nausées, un peu de mauvaise humeur… et l'autre moitié du quart a trouvé moyen d'aller mieux que bien ! Selon qu'ils étaient optimistes ou pessimistes, pleins d'espoir ou découragés, positifs ou négatifs, les étudiants ont développé un effet placebo ou nocebo.

Le fait qu'un placebo prescrit à des sujets sains soit capable de produire des symptômes fonctionnels culturellement marqués devrait inciter les praticiens à réfléchir un peu plus à cette question majeure dans notre discipline. Ils pourraient ainsi éviter un grand nombre d'effets nocebos liés à leur style de communication. On entend trop souvent des phrases comme : « La fibromyalgie n'existe pas, madame » ou : « La fatigue chronique est une maladie de fainéant. » Ces messages sont promoteurs de rejet, d'abandon, de désespoir, et donc d'aggravation, sans oublier qu'ils sont complètement faux car tous ces gens ont effectivement mal et sont effectivement épuisés, même si la médecine n'y comprend rien.

Les malheureux qui souffrent de ce genre de mal-être se tournent alors vers les guérisseurs ou Internet, découvrent toutes sortes d'hypothèses et se sentent encore plus perdus et désespérés. Et malades !

Il ne faut cependant pas croire que l'ethnocentrisme ne concerne que la presse et la médecine. Les juges occidentaux n'échappent pas non plus à ce fléau.

Justice et anthropologie

Prenons l'exemple de l'excision. Pratique mutilante barbare, contraire à notre éthique. Strictement illégale au demeurant. J'aimerais pourtant qu'un juriste m'explique un jour quelle est la différence de nature entre l'excision et la circoncision. Dans les deux cas, il s'agit de l'ablation d'une partie du corps humain par un non-médecin. Pourtant, personne, Dieu merci, ne condamne la circoncision considérée comme non dangereuse (aucun doute) et non contraire aux traditions de notre pays, donc ne mettant pas en cause l'ordre public. Mais sur le plan des principes et si j'ose dire de l'anatomie, j'insiste, il n'y a pas de différence théorique autre qu'ethnique. Nos législateurs comme nos policiers, nos juges et nous sommes tous ethnocentrés et, pour nous, la circoncision fait partie de notre culture contrairement à l'excision.

Il faut donc condamner les exciseuses. Qui pourrait imaginer le contraire ? Qui oserait le penser, ne serait-ce qu'un instant ? Et pourtant !

Qui se rappelle qu'à Paris, en plein XXe siècle, jusque dans les années 1950, on cautérisait le clitoris des pauvres petites filles riches mal portantes, chlorotiques, malingres, par conséquent convaincues de masturbation [1] ? C'était bien sûr validé par la science médicale de l'époque. Rien de tribal là-dedans, c'était scientifique vous dis-je ! Exactement comme la circoncision aux États-Unis, qui a débuté comme un moyen d'empêcher les jeunes garçons malingres de s'adonner à la masturbation responsable de leur pâleur. Ce n'est qu'après coup que l'argument hygiénique, « le prépuce favorise l'infection » est venu comme une justification *a posteriori*.

Régulièrement, des femmes africaines se retrouvent en prison. Sitôt libérées, elles recommencent. Certaines ont été

---

1. Lemoine P., Lupu F., *Quiproquo sur ordonnance*, Paris, Armand Colin, 2006.

condamnées jusqu'à dix-huit fois, totalisant des dizaines de mois de prison, ce qui ne les empêche pas de continuer. Pour ces matrones, l'incarcération est incompréhensible car elles se considèrent (et sont considérées par leur groupe) comme des femmes honorables qui accomplissent leur devoir en permettant aux petites filles d'accéder à leur féminité (en supprimant leur appendice masculin pendant qu'on retire aux garçons leur prépuce considéré dans ces ethnies comme partie féminine) et donc à la jouissance amoureuse. Et pas le contraire, comme certaines féministes mal renseignées le pensent à tort. C'est le catholicisme qui a (presque) toujours interdit la jouissance aux femmes !

Il n'est évidemment pas question, là encore, de tolérer une pratique mutilante, dangereuse et de surcroît contraire à la loi républicaine en vertu du principe d'indisponibilité du corps humain (code civil art. 16), mais n'y aurait-il pas moyen d'aborder ce sujet différemment, de ne pas s'en tenir à la seule bien que nécessaire répression, de faire acte de pédagogie ? Qui a dit que les juges n'étaient là que pour punir, pas pour expliquer ?

La République française s'est montrée capable d'intégrer une pratique illégale comme l'abattage rituel des moutons lors des fêtes de l'Aïd-el-Kébir en organisant un rite de substitution. On se souvient des polémiques, Brigitte Bardot en tête, à propos de l'égorgement des pitoyables chèvres et des brebis baignant dans le sang des baignoires sacrificielles des HLM. L'État a réussi à inventer le concept d'abattoir éphémère qui permet de satisfaire à la fois aux exigences légitimes de l'islam et aux précautions, également légitimes, en matière d'hygiène, et enfin de se concilier la sensibilité (sensiblerie ?) occidentale vis-à-vis des animaux. Et tout cela fonctionne parfaitement depuis plusieurs années.

N'y aurait-il pas moyen, en ce qui concerne l'excision, de faire appel dans un premier temps à des anthropologues d'origine africaine afin que, devant le tribunal et en privé, ils expliquent aux exciseuses avec les mots appropriés, en quoi cette pratique reconnue chez elles n'est pas acceptable en Europe ? De plus, il semblerait intéressant d'organiser une commission de réflexion réunissant les différents protagonistes, anthropologues africanistes, imams, marabouts, exciseuses, associations de quartiers, policiers, magistrats, autorités morales, et d'essayer d'inventer tous ensemble un rite de substitution. On pourrait par exemple imaginer une sorte de cérémonie néotraditionnelle où une poupée à l'effigie des fillettes serait symboliquement excisée, un peu à la manière d'un rituel vaudou. Je ne suis pas anthropologue et je ne sais pas si ce que je propose percuterait la culture concernée, mais ce que je sais, c'est qu'avec un peu de bonne volonté comme moteur et beaucoup d'imagination comme carburant il est possible de parcourir un long chemin dans nos vieux pays d'Europe qui sont, ne l'oublions pas, des terres d'accueil, ce qui signifie en tout premier lieu des terres où les cultures peuvent évoluer et théoriquement cohabiter harmonieusement. Et respectueusement. Le métissage culturel est LA chance de notre Occident décadent. Sachons la saisir.

LE PROCÈS D'OUTREAU, DÉRIVE CULTURELLE

Ce procès, qui défraya la chronique il y a quelques années, illustre lui aussi ce phénomène d'ethnocentrisme. De ce fait, la succession d'erreurs de la part des juges et des médias, la vengeance des politiques et la conclusion en forme de fiasco ont créé une grande défiance de la population à l'égard de la justice. Depuis, les démêlés des juges entre eux comme ce fut le cas à Nanterre entre le procureur Courroye et la juge d'instruction Prévost-Desprez ont encore aggravé le problème. Un pays qui n'a plus foi en ses juges est un pays en danger du point de vue de la démocratie et c'est sans doute un des pires effets nocebos qui soient, car le sentiment d'insécurité du citoyen ne peut qu'augmenter.

Premier acte (2001-2003). Dix-huit personnes sont écrouées et vont croupir en prison durant un à trois ans. L'une d'entre elles y est morte sans que l'on sache s'il s'agissait d'un suicide médicamenteux ou d'un surdosage accidentel. Des familles explosent, certains enfants sont placés dans des foyers et familles d'accueil. Le déshonneur est général.

Changement de culture ou signe des temps ? Il y a vingt ans et par principe, l'enfant, ce pervers polymorphe, était considéré comme menteur par nature et sa parole n'avait aucune valeur face à celle des adultes. Maintenant, au contraire, « la vérité sort de la bouche des enfants ». À Outreau, les experts, psychologues patentés, valident unanimement leurs dires. À aucun moment, personne ne se demande comment une ville d'à peine plus de dix mille habitants peut abriter autant de monstres. On parle de réseaux internationaux de proxénètes pédophiles. La presse est horrifiée. Elle se déchaîne, réclame une justice exemplaire et des peines à la hauteur des accusations.

Les hasards de la sémantique entraînent un terrible amalgame entre Dutroux et Outreau. Le Nord est frappé d'opprobre et quelques supporters de foot, dont la méchanceté est inversement corrélée au nombre de neurones, élaborent une banderole stigmatisant les Chtis, « Tous pédophiles, consanguins et chômeurs » !

Deuxième acte (mai juin 2004). Le procès a lieu à la cour d'assises de Saint-Omer. Le verdict est rendu : sept acquittements, six condamnations légères (?) et quatre condamnations plus lourdes des seuls accusés qui n'ont pas contesté les faits.

Troisième acte (novembre 2005). Le procès en appel à Paris. Les six appelants sont acquittés après que la principale accusatrice et condamnée, Myriam Badaoui (quinze ans de réclusion criminelle), eut avoué qu'ils « n'avaient strictement rien fait » et qu'elle avait menti sur toute la ligne, chargeant au passage le juge Burgaud qui l'avait tant (et trop) écoutée. Malgré la structure psychologique pour le moins particulière de Badaoui, il n'avait jamais mis en doute ses premières déclarations. On ne met pas plus en doute sa rétractation bien qu'elle se reconnaisse « menteuse »...

Un des experts psychologues se discrédite en parlant de ses expertises qui correspondent à ses « honoraires de femme de ménage ». Les enfants se rétractent en chœur. Chose exceptionnelle, pour ne pas dire unique, le procureur général vient présenter les excuses de la justice, avant même l'énoncé du verdict, au mépris de toute procédure et de ses collègues siégeant. Sans avoir pris la peine de s'annoncer, ni même, paraît-il, d'informer à l'avance le président de la cour d'appel. Tous ceux qui ont fait appel sont acquittés sans autre forme de procès... La même presse qui avait tant traîné dans la boue les accusés se déchaîne avec au moins autant de violence contre la justice et pleure sur le sort des familles injustement déshonorées, explosées, oubliant qu'elle avait largement contribué à les détruire. Elle réclame des sanctions exemplaires contre le juge Burgaud.

Épilogue. Le ministre de la Justice présente lui aussi des excuses, de même que le président de la République.

Aucun journaliste ne présente d'excuses.

Une commission d'enquête parlementaire est créée, qui se charge d'allumer publiquement le juge Burgaud, se vengeant ainsi des avanies que ses collègues font subir depuis quelques années aux politiques. Son interrogatoire par ladite commission parlementaire est filmé et diffusé à la télévision, ce que l'on n'inflige même pas aux pires assassins aux assises. Le pire est que le malheureux juge avait reçu l'interdiction de sa hiérarchie de répondre sur le fond à ses accusateurs. Il ne pouvait que se murer dans un silence interprété à tort comme arrogant. Toujours est-il que l'autorité des magistrats en a pris un sérieux coup.

Un des ex-accusés commet une tentative de suicide peu après son passage devant ladite commission. Finalement, la montagne accouche d'une souris et rien de tangible ne sort de ce travail qui a consisté surtout à humilier un juge en lui infligeant une procédure publique non contradictoire. Le Conseil supérieur de la magistrature, malgré les interventions du garde des Sceaux, n'a pour le moment rien retenu contre lui en matière de manquement aux règles de procédure pénale. Tout au plus une admonestation... On n'a pas encore vu les réformes annoncées à l'époque.

Une chose est sûre, la justice n'en sort pas grandie et le public n'est (plus ?) guère rassuré par ses juges.

À QUAND LA REPENTANCE ?

La presse girouette est le seul corps constitué à ignorer la repentance. Elle est pourtant largement responsable des dommages collatéraux nocebologiques de toutes ces tristes affaires. Elle devrait pourtant se rappeler qu'elle a de tout temps considérablement pesé sur les décisions de justice. Parfois dans le bon sens comme dans l'affaire du Watergate qui a abouti à la destitution du président Nixon, parfois dans le mauvais sens comme dans celle du petit Grégory et aussi dans l'affaire Baudis : le 15 avril 2003, le parquet de Toulouse ouvre une information judiciaire contre Dominique Baudis pour « viol aggravé et proxénétisme en bande organisée », ce qui confère évidemment une grande crédibilité aux déclarations des ex-prostituées. Le procureur Michel Bréard expliquera plus tard au *Monde* qu'il a notamment pris cette décision, car « la pression médiatique était telle que nous aurions été soupçonnés d'être partisans ». L'« affaire Baudis » est lancée. La calomnie fait son œuvre, Dominique Baudis sera innocenté, mais lui et sa famille auront du mal à s'en remettre. Qu'un procureur ose déclarer qu'il a lancé la machine judiciaire juste parce que la presse l'exigeait en dit long sur les effets toxiques de la presse dans ses relations avec la justice. L'ennui est que ces histoires contribuent à rendre malades de nombreuses personnes qui pensent parfois à tort avoir été abusées dans leur enfance.

TOUS PÉDOPHILES ?

Cette question est sensible, pour ne pas dire explosive. Elle déclenche tant de réactions affectives que beaucoup y perdent toute objectivité et toute capacité à prendre de la distance. La véritable question que je veux aborder ici est celle de la légitimité de la surmédiatisation de la pédophilie.

Il faut d'abord comprendre que le concept de pédophilie ne concerne guère que l'Occident puisque dans la majorité des autres pays la notion d'enfant n'existe pas. Comme chez nous au Moyen

Âge dans les représentations de la Vierge à l'enfant, dans nombre de pays dits émergents, le petit d'homme est perçu comme un adulte en miniature.

Pour plus de la moitié de l'humanité, le miniadulte obéit comme tout le monde à des codes, des rituels, mais il n'y a pas de véritable différence de nature entre lui et les grands. Une des choses qui surprennent le plus les Chinoises quand elles débarquent en Occident, c'est l'alignement des petits pots pour bébés dans les supermarchés. En Chine, dès qu'il est sevré, l'enfant se voit proposer rigoureusement la même nourriture que le reste de la famille, riz, piments, légumes, viande, poissons, condiments. C'est à lui de faire ses choix de (futur) adulte à partir de ses propres expériences responsables [1].

À partir du moment où les pratiques, quelles qu'elles soient, se conforment à une tradition culturelle, à une norme acceptée par le groupe, il ne saurait y avoir de traumatisme. Prenons l'exemple des Baruyas, un groupe ethnique de Papouasie-Nouvelle-Guinée. Dans leur conception, le sperme est au centre de tout. Le bébé *in utero* est intégralement fabriqué avec l'« eau de pénis » du père. L'utérus de la femme est un réceptacle où va se développer le spermatozoïde considéré comme un homuncule, un homme en réduction. Pour grandir, tout au long de la grossesse, le fœtus doit être régulièrement nourri avec cette liqueur issue de l'organe sexuel masculin. Après sa naissance, si c'est un garçon, il est retiré de la garde de sa mère quand il atteint l'âge de 9 ou 10 ans. Il est alors confié à ses grands frères. Ceux-ci vont recommencer à le nourrir avec leur « eau de pénis », jusqu'à ce que leur propre membre pénètre un vagin. À compter de ce moment, le phallus perd sa pureté et ne peut plus entrer dans la bouche d'un enfant. De plus, le garçonnet forme avec son grand-père un véritable couple, le vieux enseignant physiquement le sexe à son petit-fils.

Imaginons une famille baruya s'installant dans un HLM à Paris et vivant selon sa tradition. Les grands se faisant sans arrêt « tailler des pipes » par les petits de la tribu. Il ne s'écoulerait pas

1. *Ibid.*

une semaine avant que tout ce beau monde soit présenté au procureur. Les grands se retrouveraient en prison et les petits en foyer de la Ddass. Et personne ne comprendrait rien à rien, ni eux ni nous ! Et tout le monde en serait malade.

Autre situation : l'arrière-grand-mère de mon meilleur ami vivait à Odessa. Elle était d'origine judéo-mongole. L'histoire se passe à la fin du XIXe siècle. Mariée à 10 ans, elle accouche au cours de sa onzième année. Par la suite, elle donnera naissance à une quinzaine d'enfants dont deux ou trois parviendront à survivre. Autre temps, autres mœurs ? Certes, mais autre culture surtout. Ce mariage serait aujourd'hui scandaleux et répréhensible car considéré à juste titre comme pédophilique. À l'époque, il était normal et acceptable. Un peu plus tôt, les rois très chrétiens d'Occident étaient mariés à moins de 10 ans et la consommation attendait juste que la princesse soit fécondable. Quant à leur consentement, il importait peu puisque les papes consacraient en personne les unions monarchiques. Ce qu'il y a de certain, c'est que, si à l'époque quelqu'un avait accusé les têtes couronnées d'« abus sexuel sur enfant de moins de 15 ans », c'est toute la région Europe qui aurait été révolutionnée !

Chez nous, la pédophilie est une horreur et doit être réprimée, c'est une évidence, mais il importe de tenter de comprendre le contexte, la culture, concernés. Les Baruyas, l'arrière-grand-père de mon ami ne sont pas pédophiles dès lors qu'ils agissent en conformité avec leur culture. S'il y a consensus culturel, il n'y a pas de violence, donc pas de scandale, ni de retentissement psychologique. La limite de la pédophilie délictuelle est le tabou culturel. Aujourd'hui, en Occident, la pédophilie ne peut être que violente puisqu'elle est interdite. Elle doit donc être très sévèrement réprimée.

Mais sa surmédiatisation a des effets que je qualifierai de nocebos, car, du coup, les copains, les frères et les cousins qui jouent à touche-pipi, les parents qui cajolent leurs enfants, en arrivent à se poser des quantités de questions, se demandent s'ils sont bien normaux, s'ils font bien, et finissent par se sentir coupables et culpabilisés parce qu'ils câlinent leurs enfants en les chatouillant, en leur faisant des petits bisous. Par contrecoup, cette culpabilité ambiante ne manque pas de traumatiser leurs enfants en retour.

Abusée par procuration

J'ai eu récemment à prendre en charge une jeune femme, Cendrine, qui souffrait d'un syndrome de stress post-traumatique. Boulimique vomisseuse, suicidaire, toxicomane, elle était persuadée d'avoir subi des attouchements, peut-être même d'avoir été violée dans sa petite enfance. Complètement frigide, elle était terrifiée chaque fois qu'un homme faisait mine de l'approcher. Pourtant, rien dans son histoire ne permettait de penser qu'elle avait effectivement été abusée. Fille unique, « née de père inconnu », très surveillée, couvée, elle n'avait guère eu de contact avec la gent masculine au cours de son enfance. Un jour, au cours d'un entretien à la clinique, sa mère a évoqué son propre viol par son propre père, le grand-père de la jeune fille, son viol et son horreur des hommes. Cendrine en est restée médusée.

La jeune femme souffrait d'un stress post-traumatique par procuration. Sans s'en rendre compte, la mère avait appris à la fille à se méfier des hommes – tous les hommes – considérés par elle comme de dangereux prédateurs. L'information, véhiculée de manière non verbale, mais vécue et presque exhibée par la mère, relayée par une pression médiatique ambiante, avait entraîné le développement de la pathologie. À compter de ce jour où elle avait enfin compris la véritable origine de son malheur, l'état de Cendrine s'était rapidement amélioré. Il n'est pas question de prétendre que la surmédiatisation a créé le problème qui est d'abord familial, mais elle l'a sans doute amplifié.

Quand j'étais enfant, j'étais élève chez les frères des écoles chrétiennes, externes, heureusement. Mes parents m'avaient dit que si je tombais en cour de récréation ou si je me sentais mal, je ne devais pas aller à l'infirmerie parce que le frère infirmier n'était « pas bien » avec les petits garçons. Je n'avais rien compris à l'époque car je ne prêtais pas attention aux plaintes des internes quant aux inspections trop intimes sous la douche par certains professeurs. À l'époque, le respect pour les religieux était tel qu'il ne serait venu à l'idée de personne, pas même de mon père médecin, de porter plainte au commissariat de police. Cela faisait en quelque sorte partie de la règle du jeu. Et c'est dommage car ce genre d'abus de position dominante sur des enfants sans défense a provoqué ultérieurement des désastres psychologiques. Dans ce cas, la mentalité d'une époque ne constitue pas une bonne excuse et l'évolution actuelle qui consiste à dénoncer et stigmatiser ce type de sévices est une excellente chose. Il suffit de penser aux méfaits perpétrés dans certains établissements religieux irlandais pour s'en convaincre.

Néanmoins, si ce genre d'abus doit être dénoncé avec force et les responsables condamnés, cela ne doit pas faire oublier la nécessaire référence aux valeurs culturelles de chaque peuple. Lors d'une émission diffusée sur Canal +, une blonde journaliste, charmante au demeurant, réalisait un reportage auprès d'une famille japonaise. Dans l'Empire du Soleil-Levant, le bain est collectif. Parents et enfants plongent ensemble dans une grande baignoire en forme de citerne. Et notre hexagonale enquêteuse de s'exclamer : « En France, cela ne passerait pas, ce serait considéré comme absolument choquant. » Même réaction à propos de la coutume nipponne qui veut que le jeune enfant dorme avec ses parents, dans le même lit. Naïveté ethnocentrique certes, mais ce genre de projection sur l'autre de sa propre tradition familiale élevée au rang de culture nationale, voire internationale, ne manquera pas de déstabiliser certaines familles françaises qui n'ont pas ce genre de pudeur. Il existe beaucoup de familles occidentales qui se promènent toutes nues et dorment ensemble, même si ce n'est pas le cas de Maïténa. Mais comme cela a été entendu à la télévision, c'était donc vrai ! Je l'affirme, on peut, chez nous, en Occident, se baigner ensemble, se promener tout nus les uns devant les autres sans être pervers sexuel !

Il faut à l'évidence condamner très sévèrement les pédophiles, les pervers, les barbares. Les vrais ! Nos enfants doivent être protégés de toutes les formes de sévices, c'est une certitude. Mais il faut aussi opérer quelques distinctions, séparer les pratiques familiales validées par le groupe culturel des pratiques délictueuses condamnées par le même groupe. On ne le dira jamais assez, les tribunaux devraient faire beaucoup plus souvent appel aux ethnologues. Sinon, encore une fois, un effet nocebo apparaît, les citoyens se pensent traumatisés pour des soi-disant sévices dont ils n'avaient jamais souffert jusqu'à ce que les tribunaux, la presse, leur médecin, leur concierge leur apprennent que c'est très vilain ce que leur papa, leur tonton, leur voisin, leur a fait vingt ans plus tôt. Je vois aussi des gens névrosés qui passent des années à se demander si, par hasard, ils n'auraient pas été victimes de sévices au cours de leur enfance. Et il se trouve toujours une bonne âme de psychiatre ou de psychothérapeute pour leur affirmer que « si, c'est sûrement vrai, car leurs symptômes correspondent tout à fait au syndrome de stress post-traumatique ! », et de se fabriquer en toute bonne foi une tonne de faux souvenirs. Je peux affirmer que j'ai eu à soigner des dizaines de personnes qui ne seraient pas tombées malades sans ce type de recréation bidon. Le grand psychologue suisse Jean Piaget aimait à raconter une anecdote instructive d'autosuggestion : il s'agissait de son plus ancien souvenir d'enfance quand, tout petit, il avait été enlevé par des ravisseurs alors qu'il était sous la garde de sa nourrice. Il revoyait toute la scène avec une netteté impressionnante compte tenu de son jeune âge. Et puis, un jour, il apprend que la fameuse nourrice mythomane avait inventé toute l'histoire. En réalité, elle la lui avait si souvent racontée qu'il avait tout reconstruit. L'imagination humaine est sans limites et c'est probablement sur ce type de phénomène que repose la rumeur : l'homme qui a vu l'homme qui a vu l'homme qui a vu l'homme qui a vu l'homme qui a vu l'ours est lui-même persuadé d'avoir vu l'ours de ses propres yeux ! C'est ainsi que nous pouvons affirmer que le procès d'Outreau correspond à une dérive culturelle de notre civilisation, qui peut s'avérer des plus délétères pour l'équilibre mental de toute une génération. Entre « l'enfant toujours menteur », et « la vérité sort de la bouche des enfants », il y a toute une science à développer qui écoute, prend en compte mais n'avale pas sans réflexion les affirmations des mineurs sous peine de risquer de se trouver dans la position de Jacques Brel dans *Les Risques du métier* d'André

Cayatte, où un instituteur se retrouve en prison à la suite de la dénonciation mythomaniaque d'une de ses élèves.

Quand la défense dérape

Une banale affaire d'agression sexuelle : une jeune femme de 30 ans est attaquée par un homme dans sa montée d'escalier. Il la bat et la violente sexuellement sans aller vraiment jusqu'au viol qualifié. Le procès a lieu. L'agresseur a déjà été condamné pour avoir agressé dans les mêmes conditions une jeune fille de 16 ans. Sa condamnation relativement symbolique n'avait pas donné lieu à une inscription dans son casier judiciaire. Lors de la plaidoirie, son avocate demande à nouveau la clémence et une non-inscription au casier de manière à « ne pas l'empêcher d'obtenir son diplôme d'éducateur sportif ». Dieu merci, le tribunal ne l'a pas suivie. Que penser de cette défenseuse de la veuve et de l'orphelin qui, sous prétexte de défendre son client, propose de le mettre dans des conditions idéales pour qu'il puisse à nouveau approcher des jeunes filles dans des vestiaires ou sur des terrains de sport, l'exposant à toutes les tentations et exposant des classes entières à être à nouveau agressées. Un avocat a le droit de dire à peu près tout ce qu'il veut quand il plaide, mais je pense que ce type de demande est une honte. Sous prétexte d'aider un client, elle le pousse à récidiver et fait courir le risque à des personnes d'être ses victimes. Si elle avait été suivie, son message aurait pu être repris et avoir des effets nocebos tragiques.

Quand la religion tue

Il est d'autres dérives, plus anciennes, plus ancrées aussi. Des dérives de masse qui ont pu concerner des continents entiers, conduire à des guerres, des décompensations psychiatriques. Je veux parler des dérives religieuses qui sont peut-être les plus ethnocentriques qui soient, car à partir du moment où une religion est révélée, se base sur un livre sacré, elle détient LA vérité et tient à l'exporter, sans tenir aucun compte des cultures locales, dans un même mouvement à la fois colonialiste et théocratique. C'est l'essence même du travail du missionnaire.

Depuis que le monde est monde et que Babel a éparpillé les cultures, toutes les guerres sont à la fois fratricides, territoriales et religieuses, même si ce funeste tiercé est dans le désordre selon les cas !

Première Guerre mondiale de l'humanité, Caïn, éleveur, donc de culture nomade, assassine son frère Abel, le cultivateur, donc de culture sédentaire, qui avait le tort de célébrer un culte (offrande de plantes) différent du sien (sacrifice d'animaux). Depuis lors, les conflits religieux n'ont pas cessé de ravager la planète. Le rite des juifs diffère de celui des musulmans, celui des protestants de celui des catholiques, celui des Toltèques de celui des Aztèques. Le rite communiste soviétique s'opposait au rite capitaliste yankee. Tous, pourtant, ont *grosso modo* le même dieu, mais l'honorent de manière divergente, et tous se massacrent joyeusement au nom de l'amour et de la tolérance. C'est certes un cliché de rappeler ces vérités, mais il faut parfois accepter de ne pas être original.

DES DOCTRINES AVEUGLANTES

Il est d'autres cas où la communication religieuse a des effets effroyables. Prenons le cas des Aztèques. Leurs prêtres avaient élaboré une croyance selon laquelle le Soleil risquait de ne pas réapparaître, sauf si on lui sacrifiait suffisamment de vies humaines pour l'apaiser. Imaginez un univers privé d'astre solaire ! À coup sûr la fin du monde. Du coup, toute la vie, l'organisation politique, économique et militaire de l'Amérique centrale s'est mise à tourner autour du thème du sacrifice humain. Exception qui confirme la règle, c'est chez eux que les seules guerres non territoriales de l'histoire de l'humanité ont été mises en place. Des émissaires des deux camps se rencontraient et convenaient d'un rendez-vous. Les deux armées s'affrontaient en bon ordre au cours de la « guerre fleurie ». L'objectif n'était donc pas la conquête, mais la capture d'ennemis vivants, un peu comme la balle au prisonnier.

Puis, chaque armée se repliait avec sa moisson de victimes expiatoires dont la plupart étaient consentantes, voire se sentaient honorées, en particulier les officiers. C'est dire à quel point la communication des prêtres était efficace. Et tout ce petit monde conditionné, drogué montait en dansant sur les pyramides à degrés pour s'allonger sur l'*echcatl* afin d'offrir son cœur au couteau d'obsidienne. Certaines cérémonies ont coûté la vie à des milliers de prisonniers, les pyramides devant être entièrement teintes du sang des sacrifiés.

On peut considérer que ce type de religion a affaibli les peuples à un point tel qu'une poignée de conquistadors sans scrupule a pu n'en faire qu'une bouchée. On est ici au maximum de l'effet nocebo. Dans ce cas, ce n'est pas en entretenant l'angoisse que l'effet nocebo du média « religion » a tué, mais en l'aveuglant par sa doctrine, se comportant comme une gigantesque tumeur affaiblissant les défenses des populations. Il a suffi d'un minuscule microbe étranger, quelques Espagnols pour les emporter au vent de l'histoire.

À peu près à la même époque, quelques milliers de kilomètres plus au sud, l'Inca, dieu vivant, était réputé capable de foudroyer quiconque oserait porter la main sur lui. À partir du moment où les guerriers espagnols l'ont empoigné, séquestré, et que rien ne s'est passé, les guerriers péruviens pourtant puissants, bien armés, bien entraînés et surtout beaucoup plus nombreux ont été sidérés et massacrés. Là encore, la religion a eu des effets secondaires incommensurables qui ont abouti à la destruction complète de civilisations entières.

COMMUNICATION DÉSASTREUSE

On n'en finirait plus d'énumérer les conséquences nocebologiques de certains types de communication religieuse. C'est probablement le Vatican qui a, le premier, compris l'importance de la communication de masse en prenant le pouvoir sur la presse et l'ensemble des médias grâce à l'Index qui interdisait ce qui n'était pas dans la ligne du parti dévot et en utilisant les curés en chaire pour faire passer le message pontifical. Sans parler des nombreuses publications comme l'*Osservatore romano*. Par exemple, le catholicisme considère que le monde est une vallée de larmes et que la souffrance apporte la rédemption. Du coup, la lutte contre la douleur a pris beaucoup de retard dans les pays latins ! Nocebo ! De la même manière, l'éternelle culpabilité et la haine du sexe plaisir au profit du sexe procréation ont conduit à des comportements étonnants. Quand j'étais étudiant en médecine, il y avait une maternité dirigée par une religieuse. Si une « fille mère » se présentait, elle était derechef traitée comme une pécheresse. « Attends un peu, tu vas le sentir passer ce bébé, ma fille, tes cinq minutes de plaisir, tu vas les payer… au moins cinq heures. » Et elle les payait effectivement pendant l'accouchement. Et même l'« enfant du péché » était moins bien traité que les autres nourrissons.

Quand Benoît XVI déclare aux Africains que le préservatif ne protège pas du sida, *bien au contraire*, on peut craindre une aggravation de l'épidémie si ses ouailles trop croyantes – ou crédules ? – le suivent. Ici, il s'agit d'un problème de communication. L'idéologie est toujours la même et finalement assez respectable du point de vue ecclésiastique : « La chasteté et la fidélité sont les meilleurs remparts contre le virus. » Qui pourrait le nier ? Mais la parole papale fut différente et ravageuse, et le message reçu très différent : le préservatif favorise le sida. Le sommet de la stupidité fut atteint par l'évêque d'Orléans. Voulant voler au secours de son patron, il voulut la jouer scientifique : le latex est prévu pour arrêter les spermatozoïdes, mais le virus du sida est d'un diamètre plus faible que les spermatozoïdes, donc le latex laisse passer le virus (*sic*). Même les logiciens grecs n'auraient pas rêvé d'un sophisme de cet acabit.

Le problème est que, si tous les catholiques se mettaient à adhérer à ce genre de message, les conséquences pourraient être terribles, numériquement pires que l'Inquisition et la Saint-Barthélemy réunies…

Peut-on parler d'un effet nocebo des médias religieux, ou d'un effet direct d'une information toxique destinée à provoquer la mort ? On peut légitimement se poser la question en ce qui concerne l'Inquisition, mais j'ai du mal à penser que Jean-Paul II ou Benoît XVI sont des meurtriers. Je pense seulement qu'ils ne sont pas très compétents en matière de sexe et d'épidémies… Comme l'a dit un journaliste spirituel (dans tous les sens du mot), « le Vatican devrait finir par comprendre que ce n'est pas à l'index qu'il faut mettre le préservatif »…

AUTRES EFFETS NOCEBOS DE LA RELIGION

La plupart des religions aiment mettre à l'épreuve la foi de leurs fidèles, la privation de nourriture, le jeûne, étant un des principaux moyens utilisés. Parmi les cinq piliers de l'islam, le ramadan occupe une place de choix, en particulier au Maghreb. Le fait de ne rien absorber pendant le jour et de se rattraper en faisant la fête la nuit induit chez les sujets prédisposés des décompensations souvent assez graves de leur diabète. Le Coran avait pourtant bien prévu que les malades ne devaient pas observer le jeûne rituel, mais la pression culturelle est parfois si forte que les musulmans n'osent, ou ne veulent, pas s'abstenir, au péril de leur vie.

La religion s'occupe de tous les aspects de la vie. Par exemple, le catholicisme a beaucoup fait dans la sexologie. Au Moyen Âge on pensait que, pour concevoir, la femme devait éprouver un orgasme au moment suprême, d'où certains sermons en chaire particulièrement gratinés dans leur technicité. Plus tard, ce fut le contraire. Le coït ne servait qu'à la reproduction, en aucun cas à la jouissance. Une femme honnête devait ignorer l'orgasme. Seules les femmes de mauvaise vie pouvaient l'éprouver. Aujourd'hui, la religion s'est faite plus discrète et l'on assiste à une nouvelle dictature, celle des médias santé, bien-être et psychologie, qui affirment que l'orgasme est une chose naturelle, saine, et que les femmes en ont été trop longtemps privées. Toutes les femmes (et tous les hommes) devraient le connaître. C'est à la fois un droit et un devoir, de ceux que les femmes ont eu tant de mal à conquérir, un peu comme le droit de vote. Sinon, c'est qu'il y a problème, frigidité, complexes, blocages et autres balivernes. J'ai eu, en tant que médecin, à soigner de nombreuses femmes, de nombreux hommes, de nombreux couples, inquiets de ne pas « avoir de libido », ne pas être attirés par « la chose », « ne pas arriver à prendre leur pied ». Il m'a fallu dédramatiser, expliquer que « ce n'est pas une obligation », qu'il est « tout à fait possible d'être parfaitement normal tout en n'étant pas particulièrement attiré par le sexe », qu'il existe « d'autres sources de plaisir dans la vie ».

Parole de psychiatre !

CHAPITRE 6

Téléphone, Internet, publicité… Au secours ! Ils nous rendent malades

Même si mon narcissisme doit en pâtir, je dois à présent confesser que je viens moi-même d'être la victime d'un bel effet nocebo engendré par les médias. Après avoir lu un certain nombre de rapports pour le moins inquiétants concernant l'usage intensif des téléphones portables, j'ai commencé à considérer cet instrument de travail d'un œil un peu moins sympathique.

Et à l'utiliser le moins possible. Principe de précaution oblige !

Au bout de quelques jours de méfiance, je me suis aperçu en cours de communication que je ressentais comme des picotements dans l'oreille et dans toute la zone l'entourant. J'ai même cru voir un rapport entre certaines conversations un peu trop prolongées et de légers maux de tête de type migraineux. Rien de grave, mais suffisamment pour attirer mon attention car je ne suis pas d'un tempérament très anxieux et plus que tout autre je suis capable de jouer les autruches quand il ne s'agit que de ma personne. Je me suis dit alors que, probablement, j'étais capable de percevoir les ondes « machin-chose » émises par mon appareil. Je suis allé voir s'il existait des données scientifiques sur la question... et je suis tombé sur un article publié dans le forum santé de Doctissimo par le docteur Odile Biechler.

Portables : symptômes sous influence électromagnétique ou médiatique ?

L'étude est amusante, même si elle est gênante pour ma petite fierté. Mais je préfère lui laisser la plume : « Les symptômes qui leur sont attribués sont le plus souvent non spécifiques : sensation de chaleur, de brûlure, de picotements, céphalées, vertiges et fatigue. L'existence d'une sensibilité particulière au téléphone portable n'est pas établie, bien que certains sujets se plaignent de ce type de manifestations lors de chaque communication ou presque : ceci n'est pas sans évoquer l'"hypersensibilité électromagnétique", entité médicalement inexpliquée qui regroupe une grande variété de signes sans spécificité apparaissant en cas d'exposition à différents dispositifs électriques, allant de la ligne à haute tension à la console de jeux. »

Jusque-là, ça va, je m'y retrouve, picotements, peut-être même chaleur, céphalées... Quant à la fatigue, qui n'en éprouve pas de nos jours ? Mais c'est après que les choses se corsent.

« Pour déterminer si les sujets qui se considéraient comme sensibles au téléphone portable présentaient effectivement des céphalées plus intenses en cas d'exposition aux ondes pulsées d'un appareil qu'en cas d'exposition simulée, une étude randomisée[1], en double aveugle, a inclus soixante sujets qui signalaient des céphalées fréquentes au cours des vingt premières minutes d'un appel et soixante témoins, tous âgés de 18 à 75 ans. »

---

1. Anglicisme qui signifie que les patients sont tirés au sort, ce qui permet de s'assurer que leur participation au groupe placebo ou *verum* est due au hasard et non à un choix, donc à une sélection de la part du thérapeute.

Le principe de cette recherche est des plus simples : soixante personnes sont exposées au stimulus supposé, un téléphone portable en marche, alors que pour soixante autres, l'appareil n'est pas allumé. On peut donc parler de portable *verum* et de placebo de portable. Et comme il s'agit d'un double aveugle randomisé, les sujets sont tirés au sort pour appartenir à l'un ou l'autre groupe et ni eux ni l'expérimentateur ne savent à quel groupe chacun appartient. Un travail très *clean* donc. De plus, l'étude est en chassé-croisé (*cross-over)*, ce qui signifie que chaque sujet est soumis aux trois conditions possibles : rien, signal normal de téléphone (pulsé) et signal continu. Il ignore juste dans quel ordre il sera exposé aux différents signaux. « Entre septembre 2003 et juin 2005, chacun a participé à trois séances de 50 minutes, au cours desquelles il était soumis à un signal GSM de 900 MHz, à un signal continu non pulsé ou à un placebo. Les céphalées étaient plus fréquentes et plus intenses chez les personnes sensibles, mais dans les deux groupes leur intensité augmentait au cours de l'exposition à un signal pour diminuer rapidement après l'arrêt de l'expérience, sans qu'aucune différence n'apparaisse entre les trois types de conditions. »

En d'autres termes, comme prévu, les gens qui se déclaraient auparavant sensibles à leur portable ont présenté plus de symptômes, mais la gêne a été exactement la même, que le téléphone soit allumé ou non, et que les ondes soient continues ou non. De plus, à la fin de chaque session, les investigateurs ont pris la précaution de leur demander s'ils croyaient que le téléphone était allumé ou non.

« La proportion de participants qui croyaient à la présence effective d'un signal GSM était légèrement inférieure au cours de l'exposition réelle par rapport à l'exposition feinte, et ceci chez les personnes sensibles (60 et 63 %) comme chez les témoins (58 et 68 %). Néanmoins, les symptômes ont parfois été si gênants que l'expérience a dû être interrompue prématurément chez 26 participants sensibles (contre aucun témoin). » Cela veut dire que les sujets, sensibles ou non (surtout les premiers d'ailleurs), se sont beaucoup trompés dans leur évaluation, s'imaginant que l'appareil était en marche alors qu'il était éteint.

La conclusion est sans appel : « Ces résultats montrent, comme dans d'autres études sur les effets des champs électromagnétiques, que les signaux émis par les téléphones portables ne sont pas à l'origine des manifestations constatées au cours de leur utilisation, qui semblent pourtant bien réelles. Il pourrait s'agir d'un effet nocebo lié à l'anticipation consciente de symptômes négatifs en cas d'utilisation de la technologie incriminée. »

Tout cela signifie donc, comme signalé plus haut, que la justice s'est bel et bien trompée en prenant pour argent comptant les plaintes fonctionnelles des personnes exposées aux antennes relais dont les émissions sont plus faibles que celles des téléphones portables, et que c'est probablement le matraquage par les médias au sujet du risque possible de ces dispositifs, qui a induit, par suggestion, l'éclosion de tous les symptômes ressentis.

C'est donc la répétition d'une information stressante et non contrôlée sur les téléphones portables et les antennes qui induit les maux de tête, les vertiges, l'insomnie et la fatigue. Pas les portables, ni les antennes.

Mais ne nous y trompons pas. Si lesdits symptômes ressentis sont factices ou, plutôt, ne sont que la traduction des croyances de chacun, la possibilité d'une nocivité non ressentie, comme le déclenchement de tumeurs cérébrales, reste d'actualité, ce type de processus prenant de nombreuses années avant de devenir cliniquement perceptible. Certains auteurs pensent également que le fait de dormir à côté de son portable peut perturber le sommeil, notamment le sommeil paradoxal. Là encore, les médias ne jouent guère leur rôle pédagogique et n'aident pas le public en distinguant les deux ordres de phénomènes, fonctionnel et organique. Néanmoins, on peut supposer, toute paranoïa mise à part, que la pression industrielle, du fait des milliards mis en jeu, est telle que la presse, soumise par force au financement publicitaire, est complètement muselée et s'autocensure. On nage donc en plein paradoxe puisqu'une véritable information scientifique semble interdite alors que des informations à sensation sortent régulièrement. Il y a de quoi se sentir perdu et inquiet quand on téléphone. Chaque fois que j'ai abordé en public la possibilité d'une dangerosité à long terme du portable, il s'est toujours trouvé une bonne âme, un sage moralisateur dans la salle pour dire que « le rôle d'un médecin n'est pas d'affoler les foules ».

Il est probable qu'au moment où la capitale de l'empire chrétien d'Orient était assiégée par les Turcs, le rôle des responsables n'était pas non plus d'affoler les foules. C'est pourquoi ils ont surtout discuté du sexe des anges et autres questions théologiques essentielles à leurs yeux. La ville a fini par tomber et depuis, Istanbul, ce n'est plus Byzance...

Maintenant, par un étrange phénomène, je n'ai plus de sensations bizarres quand je téléphone, ce qui ne m'empêche pas de redouter cet ustensile et de l'utiliser le moins possible... principe de précaution oblige !

HISTOIRE DE CHARLINE : UNE TÉLÉPHONIMOBILITE CHRONIQUE

Cette jeune fille de 22 ans, brillante élève ingénieur dans une bonne école de physique de Lyon est venue à ma consultation accompagnée de ses parents, deux chercheurs appartenant à l'Inserm. C'est un de mes amis médecins qui lui avait conseillé mon nom car il paraît que j'ai la réputation de ne pas réfuter par principe les phénomènes en apparence inexplicables ou scientifiquement non répertoriés. Sans doute une séquelle de mes publications sur le placebo.

Sa première phrase a été : « Docteur, je souffre d'électrosensibilité. » Le cortège de signes décrits était conforme à ce qui existe dans la littérature médicale : maux de tête, vertiges, fatigue, nausées, incapacité à se concentrer et à mémoriser. Sa vie était devenue un enfer et elle passait son temps à fuir les sources de rayonnement électromagnétique, tout en disant « qu'elle ne pouvait quand même pas passer sa vie au fond de la mer, dans une île déserte ou au sommet des montagnes ». Charline et ses parents étant manifestement des personnes sincères, honnêtes et dotées d'une solide formation scientifique, je leur ai proposé, avant tout abord thérapeutique, de vérifier objectivement l'origine des troubles. Pour preuve, je leur ai parlé des lombalgies dont j'avais souffert à 25 ans, alors que je sortais d'un stage de rhumatologie. J'avais acquis la ferme conviction d'avoir d'une hernie discale et je souffrais de plus en plus. Je me suis donc rendu en radiologie et j'ai fait réaliser un cliché de ma colonne lombaire, laquelle était parfaitement saine. Le lendemain, je n'avais plus mal au dos et depuis, cela ne m'arrive que très rarement, seulement après des journées de jardinage intensif. Je m'étais tout simplement livré à une autosuggestion. Mon histoire a manifestement intéressé Séverine et ses parents.

Le protocole que je leur ai proposé était relativement simple bien qu'il requît quelque compétence scientifique. Séverine devait bricoler un boîtier dans une matière opaque à la vue, mais laissant passer les ondes. Son téléphone devait être inséré à l'intérieur du boîtier par un tiers n'appartenant pas à la famille. Seul ce tiers savait s'il était allumé ou éteint et par tirage au sort (pile ou face) devait être modifié toutes les semaines. La procédure devait durer douze semaines, six avec le téléphone allumé, six avec le téléphone éteint et devait se dérouler à la campagne, loin de toute autre influence électromagnétique. Les parents devaient appeler leur fille sur ce téléphone au moins dix fois par jour pour être certain qu'il serait ou non mis en marche, mais bien entendu, la sonnerie et le vibreur devaient être désactivés afin de ne pas lever l'aveugle, Charline ne devant jamais savoir si son appareil était *on* ou *off*.

À la fin de chaque semaine, après avoir soigneusement relevé tous les symptômes ressentis, Séverine devait parier si son portable était éteint ou allumé. Et comme il s'agit d'une jeune fille saine rationnelle et sincère, j'étais certain que si l'expérience s'avérait négative, les symptômes disparaîtraient rapidement. Je préférais ne pas penser à l'hypothèse où l'expérience aurait été positive car à part une action militante ou un isolement complet sur une île déserte, je n'aurais pas eu grand-chose à lui proposer. Deux mois plus tard, Charline était de retour, seule et beaucoup plus en forme. Elle me tendit les deux enveloppes, la sienne, ouverte et une autre, scellée. Suspense garanti ! J'ouvris solennellement les deux documents. J'en ai fait un tableau comparatif que notre étudiante a accepté que je reproduise ici.

(Merci Charline !)

Date (semaines)	pari de Charline	statut réel du portable
30/03/09	off	off
04/04/09 (2 semaines)	on	on, puis off (panne, l'appareil n'a été allumé que la moitié du temps sur les 2 semaines)
20/04/09	on	off
27/04/09	on	on
04/05/09	off	on
10/05/09	off	on
17/05/09	on	on
21/05/09	off	off
25/05/09	off	on
1/06/09	off	on
15/06/09	off	off

Le verdict sauta immédiatement aux yeux de Charline la scientifique : « Ces résultats ne sont absolument pas significatifs sur le plan statistique. » Six erreurs sur onze séquences, elle s'était donc trompée plus d'une fois sur deux. Autrement dit, les symptômes qu'elle ressentait n'avaient aucun lien avec le statut *on/off* de son téléphone portable.

Je lui expliquai alors qu'elle souffrait d'un trouble anxieux généralisé et que si elle avait vécu au Moyen Âge, elle aurait attribué ses symptômes à une possession diabolique (et éventuellement fini sur le bûcher !), qu'à la fin du XVIIIe siècle, à Paris, elle aurait incriminé son magnétisme animal et aurait consulté M. Anton Mesmer, que si elle avait été une héroïne de George Sand, elle aurait été persuadée qu'un voisin lui avait jeté un sort ; en un mot, Charline rationalisait ses troubles (réels) en leur attribuant une origine dans l'air du temps. En d'autres termes, elle était victime de la pression médiatique antiondes.

À la fois déconfite (sa théorie partait en fumée) et soulagée (elle allait pouvoir évoluer à nouveau dans un monde vivable), elle essaya bien de ferrailler, quoique assez mollement, arguant qu'elle n'avait jamais entendu parler des effets négatifs des portables avant ses troubles. Je lui répondis que c'était normal, qu'elle avait bel et bien des troubles physiques fonctionnels liés à l'anxiété provoquée par les stress de la vie étudiante et qu'elle avait construit une théorie explicative fondée sur sa culture scientifique. En d'autres termes, Charline se trompait de cause et il importait qu'elle en prenne conscience pour ne pas se tromper de traitement. Il ne s'agissait donc plus de fuir les ondes, mais de se soigner correctement, dans son cas grâce aux techniques de thérapies cognitives et comportementales, relaxation, sophrologie, méditation et autre *mindfulness*.

Charline arborait un beau sourire, un sourire lumineux en me quittant.

LE TÉLÉPHONE PORTABLE AU PRÉTOIRE

Début février 2009, Bouygues Telecom est condamné à retirer une antenne pour « trouble anormal du voisinage » à Tassin-la-Demi-Lune, dans la banlieue de Lyon. À la mi-février 2009, SFR subissait le même type de mésaventure judiciaire à Châteauneuf-du-Pape, la cour d'appel confirmant le retrait d'une de ses antennes relais. Le jeudi 5 mars 2009, le tribunal de grande instance d'Angers interdit à Orange d'implanter une antenne-relais sur le clocher de l'église de Notre-Dame d'Alençon et condamne même l'opérateur à verser 2 500 euros aux plaignants, alors même qu'il avait obtenu l'accord de la commune. Dans ses attendus, le jugement invoque le principe de précaution, l'antenne devant être installée à proximité (50 mètres) d'une école : « L'absence de certitudes, compte tenu des connaissances scientifiques et techniques du moment, ne doit pas retarder l'adoption de mesures effectives et proportionnées visant à prévenir un risque de dommages graves et irréversibles à l'environnement à un coût économiquement acceptable. [...] Il est préférable de réduire au minimum le niveau d'exposition des personnes potentiellement sensibles telles que les enfants ou certaines personnes malades », a estimé le juge, comme s'il existait des travaux scientifiques permettant de dire que telle ou telle catégorie de personnes serait plus ou moins sensible que telle autre.

On peut donc considérer que, pour la justice française, la chose est jugée, la jurisprudence est claire, et on ne pourra plus installer ou maintenir d'antenne relais à proximité des habitations, voire des élevages si l'on en croit certains producteurs de lait.

Le 6 avril 2009, dans la foulée d'une publication du CNRS montrant, preuves à l'appui, que l'on ne reçoit pas plus d'ondes si l'on est au pied d'un de ces dispositifs que si l'on s'en trouve à une certaine distance, deux ONG affirment le contraire *ex abrupto*. On voit qu'une fois de plus la science est obligée de se confronter directement à l'idéologie. C'est à peu près comme si un diététicien disait que les citrons contiennent plus de vitamine C que les pommes de terre et que le cuisinier rétorquait : « Pas du tout, car elles ont un goût plus savoureux. » Une belle confusion épistémologique !

Cette position des tribunaux forme un singulier contraste avec celle de l'Académie de médecine qui pourtant est théoriquement la voix officielle de la France en matière de santé. « Ni les autorités sanitaires ni l'Académie ne retiennent l'application du principe de précaution, pas plus que l'hypothèse d'un risque à vivre à proximité des antennes. » Interviewée le mercredi 4 mars 2009 sur Europe 1, Nathalie Kosciusko-Morizet, à la fois ministre et scientifique, déplore le recours à la justice pour faire face à l'inquiétude soulevée par l'impact des antennes-relais sur la santé. Pour elle, la question des antennes-relais ne doit pas « se régler devant les tribunaux », ce en quoi elle a certainement tort, car rien ni personne n'interdit auxdits tribunaux d'adopter une position scientifique. Les scientifiques ont décidément trop tendance à prendre les juges pour des obscurantistes. Et le débat de s'obscurcir toujours plus.

L'Académie de médecine va plus loin encore dans la critique en dénonçant une « erreur scientifique ». Selon elle, la cour d'appel de Versailles s'est appuyée sur une étude concernant les basses fréquences, alors que les antennes émettent en haute fréquence. De toute manière, que l'on parle de hautes ou de basses fréquences, aucun danger n'a été prouvé à ce jour. « Les antennes de téléphonie mobile entraînent une exposition à des champs électromagnétiques 100 à 100 000 fois plus faibles que les téléphones portables : être exposé pendant vingt-quatre heures à une antenne à 1 volt par mètre donne la même exposition de la tête que de téléphoner avec un portable pendant trente secondes. » Or « on ne connaît aucun mécanisme par lequel les champs électromagnétiques, dans cette gamme d'énergie et de fréquence, pourraient avoir un effet négatif sur la santé ». On ne saurait être plus clair !

Toute cette controverse judiciaro-médicale n'a pas empêché TF1, dans son journal télévisé de 20 heures du 16 mars 2009, de consacrer un long sujet aux moyens de ne pas s'exposer aux ondes électromagnétiques, mêlant dans un joyeux amalgame le four à micro-ondes, les téléphones sans fil et mobiles, les antennes-relais, les lignes à haute tension et les ratons laveurs électriques. Il en résulte qu'à force de donner ce type de conseils, on accrédite dans le public l'idée d'une toxicité certainement irréfutable de tous ces appareils... et pourtant, le simple bon sens permet de constater qu'en plusieurs décennies d'utilisation du micro-ondes aux États-Unis, on n'a pas assisté dans ce pays à une explosion du nombre de cancers du cerveau ! Et que l'on réfléchisse au nombre d'heures que des millions de personnes dans le monde entier, passent le téléphone portable rivé à l'oreille... Même s'il est vrai qu'un cancer peut mettre des décennies à se développer, je pense que si ce type de comportement favorisait vraiment le développement des gliomes, cela se serait déjà probablement vu [1]. Au fond, personne, moi pas plus qu'un autre, n'a à l'heure actuelle la moindre certitude scientifique à ce sujet, ce qui ne fait qu'augmenter l'anxiété

1. Je suis conscient que je suis peut-être en train de chercher à me rassurer.

flottante du public. Quoi qu'il en soit, il faudrait d'abord cesser de tout confondre et distinguer enfin les conséquences organiques, type cancer, de la gêne fonctionnelle ressentie, type maux de tête ou vertiges.

Symptômes fonctionnels et symptômes organiques

Il faut distinguer deux types de symptômes :

– les signes fonctionnels, fatigue, maux de tête, insomnie, vertiges, anorexie, dépression, sensations cutanées, qui ne sont certainement pas induits par ces ondes, mais par l'anxiété induite par la médiatisation ;

– le lent développement de maladies organiques, type cancer, sclérose en plaques ou autre désordre immunitaire et là, il convient de rester prudent, notamment avec les enfants. Une étude déjà ancienne avait montré que si l'on place un portable en veille dans une couveuse, les germes de poussins les plus proches du dispositif mouraient rapidement. Cela fait quand même réfléchir...

Pas plus que les journalistes, les juges ne sont des chercheurs, mais on se demande pourquoi, alors que ce sont les meilleurs juristes de leur génération qui sont sélectionnés à l'École nationale de la magistrature à Bordeaux, ces gens brillants ne reçoivent pas un minimum de formation scientifique, au moins au niveau de la méthodologie, de manière à les rendre aptes à lire objectivement les rapports d'expertise. Le bon sens n'est en effet pas forcément la chose la mieux partagée parmi les savants ! Il eût pourtant été facile en la matière d'ordonner une étude à propos des symptômes allégués par les plaignants. Autant il est difficile de savoir si l'exposition à ces rayonnements peut favoriser le développement de processus cancéreux tant ce type de phénomène peut être lent, autant il est aisé de vérifier s'ils peuvent être à l'origine des plaintes rapportées : fatigue, maux de tête, insomnie, vertiges, fourmillements... car ce sont des signes fonctionnels immédiatement ressentis. On sait par ailleurs qu'ils peuvent être engendrés exactement de la même manière dans d'autres situations comme la prise d'un placebo (en réalité nocebo) et au cours des situations d'angoisse.

L'étude à réaliser serait extrêmement simple, elle pourrait être diligentée par un tribunal et permettrait d'avoir une réponse certaine. Il s'agirait de sélectionner un immeuble dont un certain nombre d'occupants se plaignent de ce type de manifestations depuis qu'une antenne-relais a été installée sur le toit. Cela ne semble pas manquer. On prendrait soin au préalable de recueillir leur consentement éclairé. Pendant douze périodes de quinze jours, choisies par tirage au sort, l'antenne serait éteinte ou allumée, sans que personne dans l'immeuble ne puisse savoir si elle fonctionne ou non. Il y aurait donc six quinzaines sous placebo (antenne éteinte) et six quinzaines actives (antenne allumée). À la fin de chaque mois, les habitants voteraient afin de dire si, en fonction de leurs symptômes ressentis ou non, ils pensent que l'antenne est ou non en activité.

On peut raisonnablement acquérir la certitude que si une telle recherche était réalisée avec, bien sûr, l'assistance d'un huissier afin de garantir son honnêteté, on aurait la réponse et on saurait enfin de manière objective si ce type de rayonnement peut entraîner des manifestations fonctionnelles. Cela éviterait des jugements qui risquent un jour de ridiculiser leurs auteurs si les antennes se révélaient sans conséquences perceptibles. Il n'est en effet pas raisonnable de se baser sur des maux de tête, sensation éminemment subjective et complètement dépendante de la croyance et donc de l'anxiété et du stress engendrés, pour prononcer ce type de jugement. En revanche, les conséquences organiques (tumeurs) et à long terme restent complètement plausibles et nécessitent des études extrêmement compliquées et longues.

Démagogique comme le sont toujours les politiques en pareille circonstance, le Premier ministre François Fillon a chargé Roselyne Bachelot de l'organisation d'un « Grenelle des antennes » réunissant scientifiques, associations, représentants de la société civile et collectivités territoriales. Dans sa lettre de mission, le chef du gouvernement a précisé qu'il fallait bien distinguer les deux sujets : les antennes et le téléphone mobile. Cette table ronde s'est déroulée le 26 mars 2009. Je pense pour ma part qu'il n'était pas légitime, à ce stade de la discussion, de réunir des scientifiques et des usagers. Ce n'est que lorsque les risques seront connus avec certitude qu'une telle réunion serait correcte.

Cela me rappelle certains sondages d'opinion du style : « Croyez-vous à l'efficacité du sauvetage des banques en cas de crise économique ? » Des centaines d'économistes de par le monde ayant fait des études et voué leur vie à l'examen de cette question avouent ne pas détenir la réponse, mais grâce à un sondage d'opinion fondé sans doute sur des discussions de comptoir, on va enfin l'avoir. *Vox populi, vox dei ! Lex cretinorum !* Pour revenir à nos moutons électromagnétiques, il n'est pas normal de poser cette question quand on n'a pas encore de certitude scientifique. N'étant pas informés correctement, les gens ne peuvent en effet réagir que de manière affective. Cela me fait penser à un autre sondage : « Pensez-vous que le gouvernement fasse ce qu'il faut face à la crise ? » La réponse (attendue) fut non. La question suivante était : « Pensez-vous qu'un autre parti ferait mieux ? » La réponse fut encore non !

Comme quoi, la démagogie est la chose au monde la mieux partagée ! Comme quoi, l'effet nocebo médiatique, capable de provoquer panique, angoisse, maladies diverses et variées chez les gens, se retrouve partout. C'est d'ailleurs ce mot, « partout », qui rend le mieux compte d'une des principales caractéristiques du monde où nous vivons. Grâce aux transports aériens, au téléphone et, surtout, grâce à Internet, il est possible de dire la même chose simultanément, *partout* dans le monde à des millions de gens. Chose encore impossible, impensable il y a vingt ans, rappelez-vous, cette ère préhistorique, cette époque archaïque où le buzz n'existait pas.

Rumeurs sulfureuses sur Internet (il n'y a pas de fumée sans feu)

Le marketing virtuel, le *buzz* (littéralement « vrombissement d'insecte » en anglais), sont des phénomènes propres à cet incroyable média qu'est Internet. La rumeur, mot qui signifie « bruit » à l'origine, est une manière vieille comme le monde destinée à accréditer une information. Elle peut être justifiée ou non. Elle a toujours été utilisée pour désigner un bouc émissaire selon le vieux dicton : « Quand on veut noyer son chien, on l'accuse de la rage. » Des rumeurs antisémites ont ainsi circulé avec le but inavoué de jeter l'opprobre sur les juifs par le biais de la contagion *via* le bouche-à-oreille. La rumeur d'Orléans, qui a par la suite concerné la plupart des villes du centre de la France, en est le plus bel exemple : des jeunes filles pures, vierges et sous-entendu aryennes, se rendent dans des magasins de vêtements à la mode tenus forcément par des juifs. Elles sont sournoisement piquées, anesthésiées, enlevées et expédiées dans des bordels aussi lointains que mythiques. Ah, la traite des Blanches !

Selon la remarque de Jean-Noël Kapferer[1], la rumeur sur Internet a ceci de particulier qu'elle élimine une des grandes faiblesses du potin de quartier, qui est l'absence de mémoire. Quand un thème est mis en ligne, il est comme gravé dans le marbre et peut ressurgir à tout moment. On passe du bouche-à-oreille à de l'écran aux yeux, et des yeux au stockage.

Un des plus beaux exemples de rumeur antisémite véhiculée par Internet concerne les Twin Towers détruites le 11 septembre 2001 par Al-Qaida. La veille, une femme rapporte à un jeune homme le portefeuille qu'il avait perdu. En guise de remerciement, il lui conseille de ne pas se rendre le lendemain dans le fameux centre commercial. Ce buzz en forme de désinformation fait

1. Kapferer J.-N., *Rumeur, le plus vieux média en ligne*, Paris, Seuil, 1987.

rapidement le tour du monde et est rejoint rapidement par une vieille rumeur antisioniste : « C'est Israël, allié comme toujours aux États-Unis, qui a commandité à la CIA lesdits attentats, rien que pour discréditer les musulmans. » Pour preuve, de nombreux messages cryptés prétendent démontrer cette thèse en exhibant des chiffres cabalistiques, des dessins symboliques et autres calembredaines. Tout cela fait tilt dans l'esprit des antiaméricains (et aussi des antisémites) et installe une rumeur en traînée de poudre.

Un autre potin circule sur le Web et proclame que l'attentat sur le Pentagone a été une pure invention, comme l'expédition sur la Lune par Armstrong. On pourrait croire que toutes ces fariboles seront un feu de paille... Il n'en est rien et de beaux esprits s'y sont laissés prendre...

Nul ne peut prévoir la durée de vie de ce type de rumeur, mais il est clair que lorsqu'elle rejoint des idéologies fortes comme le racisme, elle a un effet nocebo majeur, dévastateur, et risque de contaminer les esprits faibles ou crédules. J'ai déjà eu à soigner des personnes ayant démarré de grands délires de persécution, alimentés régulièrement par le Web. Souvent, ce type de délire éclôt quand il n'y a plus de différence entre le fantasme et la réalité. C'est exactement ce qui se passe dans certains jeux comme Second Life. Il s'agit d'un univers où des avatars, véritables doubles virtuels, se créent une existence, circulent, travaillent, achètent, se font cambrioler, aiment... Pas de problème tant que la séparation entre le propriétaire de l'avatar et son double est clairement définie. Les choses se compliquent quand il y a interpénétration entre les deux univers, le vrai et le faux, comme par exemple de véritables ventes aux enchères pour de véritables œuvres d'art ou des emplacements publicitaires avec du véritable argent, mais dans un monde virtuel.

Le point d'orgue de la confusion toxique du réel et de l'imaginaire est atteint dans cette histoire où l'avatar d'un Japonais a rencontré l'avatar d'une Japonaise sur Mapple Story. Ils tombent amoureux, se marient, toujours sur Internet. Monsieur divorce rapidement, sans préavis. Furieuse, elle l'assassine. Tout cela se passe dans le monde virtuel, ils ne se sont jamais physiquement rencontrés. Pourtant, la vraie cybermeurtrière a réellement été inculpée et encourt jusqu'à cinq ans de vraie prison car le propriétaire du « mort virtuel » a porté plainte contre son ex pour l'avoir tué, du moins avoir tué son double. Le préjudice moral invoqué est qu'il avait mis un an à créer son avatar et qu'elle a utilisé le nom et l'avatar de son cyberépoux pour l'anéantir. Elle n'a jamais envisagé de se venger sur la personne physique de son mari virtuel.

Commentaire d'arrêt

Laissons la parole à Michel Annese qui s'exprime sur le forum Active Worlds :

« Le crime virtuel commis au Japon est comparable à la perte d'un bras, une sorte d'amputation psychologique… Les crimes commis dans un univers tel que Second Life sont différents des autres crimes virtuels comme le piratage d'un compte bancaire ou d'un mail. La violation d'une identité ou d'un personnage est moins abstraite que celle d'un compte. Les avatars sont une création de l'esprit. Ils sont souvent dirigés par leur créateur comme s'il s'agissait d'un double. Dans le monde virtuel, l'intégrité d'un personnage est à peu près comparable à l'intégrité physique d'un être réel. Certes, il ne ressent pas de douleurs physiques, mais une souffrance morale est également ressentie dans les deux mondes. […]

Le fait de diriger dans un monde virtuel un personnage unique et complexe n'est pas sans conséquences, notamment sur le plan psychologique. Je serais triste si quelqu'un réussissait à m'enlever de force mon cigare de ma bouche virtuelle. Je me sentirais nu et je trouverais autre chose pour le remplacer. Entre vie virtuelle et vie réelle, le cerveau humain peut parfois se perdre […]. Tout dépend du temps, du travail et de l'argent consacré à un avatar. Ça peut paraître futile pour les non-initiés, mais ça ne fait pas rire les habitués. »

Tant qu'il y a de l'humour, de la distance, les choses peuvent aller. Le problème est qu'il existe des sujets fragiles, prépsychotiques, et que ce genre de confusion entre un monde imaginaire et la vraie vie est susceptible de favoriser l'éclosion de vrais délires et de conduire les intéressés dans de vrais hôpitaux psychiatriques pour y recevoir de vrais médicaments. Là encore, le risque nocebo lié à ce type de décision judiciaire et à leur médiatisation planétaire est important.

Sans vouloir être trop alarmiste, j'ai observé que le caractère incontrôlable de la Toile, ses buzz et sa propension à agir comme un gigantesque village planétaire, relayant, amplifiant le moindre cancan, la plus petite rumeur, la calomnie la moins fondée, sont sans doute à l'origine d'un grand nombre de décompensations psychiques et physiques. J'ai eu à prendre en charge nombre de patients, souvent des adolescents mais pas toujours, qui avaient tenté de se suicider car leur « meetique » flirt virtuel, jamais rencontré dans la vraie vie, les avait laissés tomber, et qu'ils se retrouvaient complètement seuls face à un écran vide... Moderne solitude, solitude mortelle.

Dans un registre plus léger, tous les ans, la même rumeur circule à partir du mois de mai en France : les sujets du bac sont sur la Toile ! Du coup, certains lycéens peu travailleurs arrêtent leurs révisions, persuadés de détenir LE sujet.

La conséquence nocebo est facile à deviner...

Pourtant, Internet n'existerait pas, ou aurait le même modeste succès que l'archaïque Minitel, s'il n'était en permanence alimenté, perfusé par la publicité[1] qui constitue, selon moi, le véritable cinquième pouvoir, après l'exécutif, le parlementaire, le judiciaire, la presse. Sans doute le plus occulte et, du coup, peut-être le plus dangereux.

Des publicités toxiques

Il y a une bonne vingtaine d'années, on a assisté à une épidémie de tentatives de suicide réussies – sacrée expression ! – par absorption d'un liquide bien connu destiné à déboucher la

---

1. Qui aurait cru, il y a dix ans, que des moteurs de recherche, comme Google et Yahoo, ou des encyclopédies comme Wikipédia deviendraient, grâce à la publicité des liens sponsorisés, des empires financiers qui eux n'ont rien de virtuel ?

tuyauterie des lavabos. Le produit est tellement caustique qu'il brûle l'œsophage et l'estomac, et entraîne le plus souvent la mort sur le coup. Quant à ceux qui ne meurent pas tout de suite, ils développent généralement un cancer des voies digestives supérieures qui les emporte quelques mois plus tard. Tragique.

Les quelques malheureux que j'ai eu la possibilité d'interroger à l'époque répondaient tous au même profil : ils n'étaient pas déprimés, mais délirants, et avaient tous vu une publicité que beaucoup d'entre nous ont encore en mémoire, tant les images parlaient à notre inconscient et tant on la revoit régulièrement : un lavabo et son siphon, entièrement transparents. Un gros bouchon immonde obstrue le tuyau d'évacuation. Le produit est versé dans le lavabo, détruit l'obstacle et tout est débouché comme par miracle. Or, par malheur, l'ensemble évoque de manière évidente les voies digestives : lavabo-estomac, syphon-pylore et tuyau-intestin grêle. Il se trouve que beaucoup de ces patients psychotiques ont la conviction que leur « tuyauterie est bouchée » par un ennemi, véritable persécuteur intérieur. Il ne s'agissait donc pas pour eux de mourir par suicide, mais simplement de rétablir la perméabilité de leur tube digestif bouché par leur délire.

Le propos n'est pas ici de faire le procès des publicitaires, bien malin celui qui aurait pu prévoir de tels drames. En revanche, on peut se demander si les autorités ont bien joué leur rôle, si elles n'auraient pas dû mener une enquête du fait de cette étrange épidémie et, le cas échéant, interdire cette publicité. Il aurait fallu, que dis-je, il faudrait[1] supprimer cette publicité nocebo par un moyen d'éradication radicale, le contrôle *a posteriori* de la publicité. Après tout, on interdit bien, et à juste titre, les publicités pornographiques, pédophiliques, racistes, négationnistes, pourquoi pas les pubs meurtrières de psychotiques ?

1. Elle est toujours diffusée régulièrement.

AUTRE TYPE DE COMMUNICATION TOXIQUE : LES ALLÉGATIONS MINCEUR OU SANTÉ

Les produits dits « light »

L'idée à la base de ce type de produit de régime paraît à la fois évidente et incontestable, puisque tout le monde sait que le sucre fait grossir ! Alors, quand on se trouve trop gros, on remplace le sucre par un édulcorant non calorique afin d'éviter de prendre trop de calories. Logique.

Pourtant, il suffit de se promener une heure ou deux dans Manhattan, Los Angeles ou Detroit[1] pour constater que les obèses sont légion là-bas et que tous ont en permanence à la main – et à la bouche – des bouteilles de soda, des friandises, des cookies, des glaces, et que tous ces trucs immondes sont *light*, allégés en bon français. D'où la question : l'aspartam non seulement ne serait pas capable de faire maigrir, mais ne serait-ce pas lui qui en définitive ferait grossir ? Si cette hypothèse était avérée, on serait devant un des plus fantastiques effets nocebos de tous les temps : une substance thérapeutique qui fait exactement le contraire de ce qu'elle annonce !

Comment peut-on dès lors tenter de comprendre une hypothèse d'apparence si absurde ? Le raisonnement de départ (absorber moins de calories pour maigrir) est simple, mais complètement erroné, tant notre cerveau a horreur d'être trompé. C'est, comme toujours, vers l'expérimentation animale qu'il faut se tourner pour voir clair car, contrairement à l'homme, le rat de laboratoire vit dans des conditions contrôlées, donc calibrées. Il est donc facile de le soumettre à une seule variable et d'en mesurer les effets. En choisissant une population de rats et en répartissant par tirage au sort les animaux en deux groupes, il est aisé de les nourrir de manière identique, avec une seule

1. Que les lecteurs européens ne se réjouissent pas trop vite, nous sommes en train de les rattraper à grands pas !

différence : un des groupes reçoit du sucre, l'autre de l'aspartam. La nourriture est donnée *ad libitum*. Résultat : c'est le groupe où l'aspartam remplace le sucre qui va le plus grossir.

Pourquoi ?

De manière assez simple à comprendre, le sucre est capable d'apporter de l'apaisement à notre esprit : l'élévation de la glycémie entraîne une augmentation de sécrétion d'insuline, laquelle extrait du sang la plupart des acides aminés, mais pas le tryptophane qui peut alors se ruer dans le cerveau puisqu'il n'a plus de concurrence. Il y est alors transformé en sérotonine qui apporte réconfort et tranquillité. C'est la raison pour laquelle tant de gens, notamment les femmes, se ruent dans les pâtisseries quand elles ont un gros chagrin, une déception, une frustration.

Le problème est que, lorsqu'il appelle au secours, qu'il réclame du sucre pour se calmer et qu'ensuite il reçoit depuis la langue un signal de goût sucré, mais que la glycémie ne monte pas comme prévu et que ni l'insuline ni l'apaisement attendu ne suivent, notre cerveau ne comprend plus rien à ce qui lui arrive. Du coup, mécontent et frustré, il envoie un nouveau signal d'angoisse et de faim, qui incite son propriétaire à manger de plus belle. Voilà pourquoi, chez l'animal comme chez l'homme, l'aspartam fait grossir en augmentant le nombre de prises alimentaires. Voilà pourquoi les Américains mangent sans arrêt. Je sais, l'explication est trop simple, donc réductrice, mais elle recèle une grande part de vérité, toute anthropologie mise à part !

De plus, l'aspartam contient un certain nombre de facteurs neurotoxiques qui ont été accusés de causer des cancers et des maladies neurologiques. Rien n'est totalement prouvé dans un sens ni dans l'autre. L'ennui est que, sous la pression de la puissante industrie agroalimentaire, cette substance est employée presque dans le monde entier, qu'elle se retrouve dans près de neuf mille boissons (dont la plupart des *light*) et aliments (dont certains pour nourrissons), les petits déjeuners instantanés, les desserts glacés, les médicaments, les vitamines… De plus, revenant moins cher et à pouvoir sucrant supérieur, l'aspartam remplace ou côtoie très souvent le sucre dans le chocolat industriel et de nombreuses confiseries.

Alors, pourquoi consommer une substance qui apporte l'inverse de ce que l'on en attend (elle fait grossir au lieu de faire maigrir) si celle-ci est potentiellement dangereuse ?

On voit ici que la puissance de la publicité, conjuguée à celle du lobbying, est considérable et peut mener à des conséquences incalculables.

C'est bon pour la santé : oméga-3 et vins de Bordeaux

J'ai acheté hier une boîte ressemblant à toutes les boîtes de margarine. Sur le couvercle est marqué « Naturellement riche en acides gras » et, en très gros, « oméga-3 ». À aucun endroit n'apparaît la qualité margarine ou beurre, et il est impossible de savoir, à moins d'être chimiste, si les graisses énumérées sont d'origine animale ou végétale... Mais qu'importe, le mot magique est lâché, « oméga-3 », véritable sésame diététique des temps modernes. Qu'importe si le produit regorge d'autres substances « naturellement riches en cholestérol ou en graisses animales », on sait que cette « matière grasse à tartiner » est « bien équilibrée en acides gras essentiels à notre organisme »... Ce type de communication publicitaire est-il acceptable, alors qu'il y aura sans doute des personnes à risque d'infarctus qui l'achèteront en toute bonne foi ?

On pourrait dire exactement la même chose pour le vin, notamment celui de Bordeaux, champion de la communication, qui, « consommé avec modération », se montre capable de prévenir tous les accidents de circulation[1]. On se demande bien par quelle sorte de miracle le médoc serait plus curatif que le pommard, le château-chalon ou le côte-rôtie. Certains publicitaires imaginatifs ont même trouvé moyen de lancer une campagne débitant délibérément de fausses nouvelles tout en prenant soin de les corriger dans la foulée, style : « Le côtes-du-rhône est

1. Sanguine, les lecteurs l'auront compris car, malheureusement, pour ce qui concerne la circulation routière...

naturellement riche en oméga-3... Mais non, c'est pour rire ! » Aux yeux de la loi, pas de problème, ce n'est qu'une plaisanterie aussitôt rectifiée, mais aux yeux du médecin que je suis, c'est un scandale, car il est évident qu'un certain nombre de personnes n'entendront que la première proposition choc qui, de toute manière, restera gravée dans leur esprit, tant ce genre de message flatte celui qui a un peu trop tendance à se pencher sur les vertus de la dive bouteille.

Une fois de plus, la communication publicitaire tend délibérément à rendre malades les gens, soit de leur cholestérol, soit de leur cirrhose.

ANOREXIE ET ORTHOREXIE, DEUX FILLES DE PUB !

Parmi les maladies sécrétées par l'Occident, il en existe une particulièrement étrange qui fait des ravages, une épidémie qui emporte chaque année des centaines de jeunes filles dans notre monde industrialisé. Je veux parler de l'anorexie mentale. Comment comprendre que ce tableau clinique n'existe que dans notre culture dite judéo-chrétienne ? Quels sont les mécanismes qui ont permis de créer une affection capable d'ôter la vie à des jeunes filles souvent brillantes et destinées au bonheur et à l'épanouissement ?

Première constatation : dans d'autres contrées comme l'Afrique noire, l'Extrême-Orient ou l'Océanie, où les populations vivent encore de manière traditionnelle, il est également possible, bien que rare, de rencontrer des jeunes filles refusant délibérément de manger jusqu'à ne plus avoir de règles, sachant qu'il existe une masse critique nécessaire au bon fonctionnement des ovaires. Mais dans ce cas il s'agit d'une revendication énoncée et légitime, de type féministe, destinée à imposer aux hommes leur refus d'être considérées comme des outres à bébés ! Rien à voir, donc, avec ce qui peut se passer dans la tête de nos anorexiques. Mais, au fur et à mesure que ces régions sont colonisées – polluées serait plus exact – par notre culture, on voit apparaître des tableaux cliniques tout à fait superposables à ce que nous observons depuis longtemps chez nous. Existe-t-il une explication à ce phénomène ?

Depuis les tout premiers siècles de notre ère, les médias du Vatican, relayés par un gigantesque et universel réseau de prédicateurs en chaire, ont beaucoup communiqué sur les vertus de l'ascèse. Déjà, les Hébreux avaient erré quarante ans dans le désert avant de mériter la Terre promise où coulent le lait et le miel. Jésus lui-même passa quarante jours dans le désert à jeûner et prier. Ensuite, ce furent les pères du désert, saint Antoine, saint Jean Damascène, Évagre le Pontique et tant d'autres qui maigrirent et se desséchèrent en Égypte. Depuis les tout premiers temps de l'ère chrétienne, les vertus du jeûne ont été encensées, glorifiées, sanctifiées. Tous ces gens aimaient à se mortifier en n'absorbant rien de solide, dans des conditions environnementales difficiles de solitude et de chaleur. Déjà avaient été notés les effets puissamment hallucinogènes (psychédéliques) de la faim. Pour s'en convaincre, il suffit de contempler les tableaux décrivant la tentation de saint Antoine.

Dans ces pays, où les plantes pourvoyeuses de drogues comme le peyotl, la psilocybine ou la mescaline n'existaient pas, on parvenait donc à déclencher de vrais « trips », des extases mystiques grâce à la privation de nourriture.

En Sibérie, au Brésil ou au Mexique, l'absorption des plantes hallucinogènes est accomplie par des chamans dans un contexte religieux de rituel initiatique et/ou thérapeutique. De la même manière, le jeûne était réalisé au Moyen-Orient par des ermites, des anachorètes considérés comme des guides spirituels, des maîtres, des gourous. Les descriptions du Christ et de saint Antoine objets de toutes les tentations au cours de leurs périodes de privation sont éloquentes, et des peintres comme Jérôme Bosch ont parfaitement rendu, avec leurs monstres étranges, les visions fantastiques que la faim et l'hypoglycémie sont capables d'engendrer. On peut donc considérer que Jésus, Siméon le Stylite, saint Antoine et tant d'autres étaient d'authentiques chamans, capables de voyager dans le cosmos grâce à toutes leurs privations de nourriture qui venaient s'ajouter aux souffrances (flagellations, cilices...) que, parfois, ils s'infligeaient volontairement. On peut supposer que la passion de l'Église pour tous les carême, avent, vendredi et autres jours canoniques de jeûne trouve là son origine[1]. N'oublions pas que le carême n'avait rien à voir avec le ramadan des musulmans. Le premier était une privation complète de la plupart des aliments, viande, laitages, œufs... Le second met la foi à l'épreuve en interdisant la nourriture durant la journée, alors que la nuit il est permis de se rattraper, tant que l'obscurité ne permet pas de discerner deux fils de coton.

Ce fut ensuite aux femmes de prendre la relève, et des saintes comme Jeanne d'Arc ou Catherine de Sienne apportent un témoignage éclatant. À 18 ans, la Pucelle d'Orléans n'avait pas encore eu ses règles et se nourrissait le soir d'un peu de *quelques mauvais quignons de pain noir trempés de bouillon*[2]. Enfin, Marthe Robin[3], beaucoup plus proche de nous dans le temps, poursuit dans la même tradition en ne se nourrissant que d'hosties et d'eau bénite ou presque. Cette femme a vécu comme une grabataire dans un incroyable état de dénutrition tout en conservant l'énergie de ses semblables, les anorexiques, fondant des écoles et recevant des personnalités du monde entier, à la manière de Siméon le Stylite perché sur sa colonne de Syrie. On peut donc considérer que toutes ces femmes étaient, elles aussi, d'authentiques chamanes.

Maigreur sanctifiée : religion et créateurs de mode

Dans la tradition judéo-chrétienne, le maigre est toujours glorifié, à l'inverse du gros considéré comme un pécheur puisque la gloutonnerie (et non la gourmandise comme on le pense généralement) fait partie des sept péchés capitaux, contrairement à l'ascèse considérée comme un signe de piété. Étant de plus en

1. Au Moyen Âge, l'Église a publié des manuels ou codes d'expiation en rapport avec les fautes commises, appelés pénitentiels, comme celui attribué à Bède le Vénérable d'York et comprenant entre autres les jeûnes et autres privations alimentaires.

2. Michel de Grèce, *La Conjuration de Jeanne*, Paris, XO Éditions, 2002.

3. Mystique catholique française (1902-1981).

plus desséché, de plus en plus virtuel, le très maigre se rapproche de plus en plus d'un pur esprit. Ne mangeant ni ne buvant, ne déféquant ni n'urinant et *a fortiori* ne copulant pas, il devient presque un ange. C'est pour cette raison qu'aux yeux de l'Église le squelettique est plus proche de Dieu que l'obèse. Ce dernier est considéré comme un riche, or, on sait que, selon les Évangiles, « il est plus facile à un chameau de passer par le chas d'une aiguille qu'à un riche d'accéder au royaume des cieux ». (Normal puisqu'il est plus maigre !)

Il existe en français une proximité sémantique entre gros et grossier. Un obèse sera décrit comme gras comme un cochon, alors que son opposé sera maigre comme un clou... (du spectacle ?). Rappelons au passage que Bouddha a voulu tenter cette expérience et a énormément maigri jusqu'à devenir cachectique. Mais, arrivé à ce stade, il a considéré qu'il faisait fausse route et a recommencé à s'alimenter de manière à reprendre un poids normal. Siddhartha Gautama a toujours été opposé à toutes les formes d'excès.

Quand on parle avec elles, il est frappant d'ailleurs de voir à quel point les jeunes filles anorexiques, croyantes ou non, se situent dans cette logique chrétienne à propos du mystère de l'Eucharistie et de la Transsubstantiation. En effet, pour un catholique croyant, l'hostie est *réellement* le corps du Christ. Dans le dogme, il n'est pas question de présence symbolique[1], mais de présence charnelle, ce qui constitue un mensonge biologique puisque, même au microscope électronique, nul n'a jamais isolé la moindre molécule christique dans le pain azyme. Pourtant, si on a la foi, c'est parfaitement vrai.

Qu'elles soient ou non pratiquantes, de culture chrétienne, juive ou musulmane, les jeunes filles anorexiques occidentales vivent dans un bain culturel, médiatique, chrétien. Le Vatican a toujours beaucoup communiqué et s'en prive aujourd'hui moins que jamais. Jeûne et abstinence (sans préservatif) sont les deux mamelles de la foi chrétienne ! Les jeunes filles anorexiques

1. À l'inverse des protestants et de leur consubstantiation.

utilisent le même mode de pensée que les Pères du désert comme Évagre le Pontique ou saint Antoine d'Égypte : « Je ne mange pas, je ne bois pas, mon corps est maigre, je ne fais ni pipi ni caca », tout en rajoutant « Je n'ai ni règles ni ovulation », « Je suis donc pure et immortelle... À l'image d'une hostie, mon corps reste bien réel et éternel quoique de plus en plus virtuel. » Cette vision de leur être leur permet d'assouvir leur rêve de pureté, de perfection, ce dernier trait, le perfectionnisme, étant sans doute un des plus caractéristiques de leur maladie. On peut donc considérer que les anorexiques sont des chamanes manquées, car il leur manque la dimension consciemment mystique, thérapeutique et ritualisée de la démarche. De même que les utilisateurs non mystiques de peyotl et de drogues hallucinogènes ne sont autres que des toxicomanes, je considère que les adeptes non mystiques de l'ascèse doivent être classées dans la même catégorie (dépendances, addictions), ce qui est d'ailleurs le cas dans les grandes classifications internationales.

L'Église a été relayée dans son travail mortifère par les créateurs de mode, qui ne se gênent pas pour dire que les mannequins doivent s'effacer derrière leur œuvre. Se transformer en portemanteaux, en quelque sorte. Du coup, on comprend mieux que, la plupart du temps, les grands couturiers soient des hommes qui n'aiment pas les femmes de manière charnelle ; ils ne les conçoivent que comme des fils de fer, des faire-valoir, uniquement destinés à mettre leur travail en valeur. Des tenues qu'il convient d'admirer mais sans bander surtout devant les corps ! Eux non plus ne se privent pas de communiquer, de faire l'apologie des très maigres, de les photographier et *in fine* de rendre malades, parfois jusqu'à en mourir, les jeunes filles occidentales qui rêvent des feux de la rampe.

On sait que l'amaigrissement entraîne tôt ou tard un arrêt de l'ovulation, réalisant une sorte de contraception naturelle. Ce type de phénomène existe chez les louves puisque seule la femelle alpha-dominante a le droit de se reproduire et partant d'être couverte par le mâle dominant. Les autres n'ovulent pas, ce qui leur permet d'éviter de lutter comme les mâles pour supplanter leur patronne et ainsi d'économiser leurs forces pour chasser et défendre la meute. La non-ovulation a donc une fonction défensive pour la communauté.

Jeanne d'Arc était exactement dans la même logique : en tant que chef des armées, elle portait une armure. Ce type d'équipement était conçu pour les hommes et prévoyait une petite trappe qui leur permettait de faire pipi en cas de besoin. En effet, il fallait près d'une heure pour l'enfiler, et autant pour l'enlever, ce qui posait problème en cas de combat. Pour une femme, le problème était double puisqu'elle ne pouvait pas uriner de la même manière et qu'en cas de règles la situation devenait carrément compliquée. L'anorexie résolvait tous ces problèmes techniques en supprimant le pipi, le caca et les menstruations ! Non seulement, la future sainte adoptait un comportement d'ascèse approuvé par l'Église et la rapprochant du paradis, mais en plus cela lui permettait de combattre plus efficacement pour la grandeur de la France et le sacre de son gentil Dauphin !

Une maladie culturelle

Il a été montré récemment que l'anorexie nécessite à la fois une vulnérabilité génétique et une exposition culturelle. Toutes les filles sont tombées dans le même bain publicitaire, mais seules celles qui portent les gènes concernés vont développer la maladie. Ce serait pour cette raison que, dans les autres cultures, les gènes de vulnérabilité seraient restés dormants pendant des millénaires et que l'exposition récente à la télévision, aux magazines, au discours occidental, a réveillé le monstre tapi en elles. On peut donc considérer que cette maladie étrange et culturellement marquée est le résultat de deux dizaines de siècles de médiatisation ecclésiastique et de quatre vingts ans de martelage par la mode. Ce phénomène est probablement un des effets nocebos les plus dramatiques décrits dans cet ouvrage.

Que faut-il dès lors penser des tentatives de lutte contre l'anorexie des mannequins ? L'Espagne, l'Italie ont décidé d'interdire de défilés les filles dont l'indice de masse corporelle est trop faible.

Une telle mesure pourrait être efficace pour prévenir la maladie chez un certain nombre de jeunes filles qui rêvent de devenir des figures de proue de la mode. Mais une fois le processus enclenché, l'extase semi-orgastique de la période de début, celle qu'on appelle la lune de miel, qui leur permet de se sentir hyperdynamiques et créatives, est telle que ce type d'action devient probablement non efficient. Il suffit pour s'en convaincre de parcourir un certain nombre de sites (interdits) et de blogs (incontrôlables) faisant l'apologie de l'anorexie et prodiguant des conseils pour ne pas manger, tant les anorexiques, en bonnes toxicomanes, se plaisent à faire du prosélytisme. Le même phénomène existe d'ailleurs pour indiquer « les bonnes manières de réussir son suicide ». Je l'ai déjà dit, Internet est un nocebo qui peut se révéler hautement toxique.

De toute manière, tant que la France, qui reste la capitale mondiale du « bon chic parisien », ne suivra pas officiellement le mouvement, toutes ces actions seront inutiles. Et cela n'honore pas notre pays.

Dans la foulée de la mort par privation d'une jeune fille mannequin anorexique, une affiche montrant une odalisque d'une extrême maigreur, hideuse de cachexie, a fleuri en 2008 sur les murs de nos villes et de nos campagnes. Elle a fait couler beaucoup de salive et d'encre. A-t-elle fait avancer la cause de l'anti-anorexie ? Il est possible qu'elle ait pu décourager certaines jeunes filles prêtes à tomber dans le piège et à en encourager d'autres qui tentaient de s'en sortir. A-t-elle pour autant changé le regard de la société ? Je n'ai pas, pour ma part, observé de changement majeur dans la plastique de nos mannequins, ni dans les regards des clientes.

L'ORTHOREXIE

L'orthorexie est une autre création médiatique occidentale, beaucoup plus récente. Un effet secondaire de la mode, elle-même fille de la publicité. Elle arrive dans le droit-fil de la métrosexualité, ce comportement qui pousse certains hommes à prendre un soin extrême de leur apparence, allant jusqu'à mettre en danger leur équilibre familial et financier. Vêtements de luxe, produits de beauté, chirurgie esthétique, coiffures et teintures plus ou moins extravagantes. Narcissisme proclamé. David Beckham en est le porte-drapeau entre autres modèles médiatiques d'identification.

L'orthorexique voue un véritable culte à son corps qui se doit d'être parfaitement harmonieux, sain, équilibré. Il ne mange que des aliments bios, riches en oméga-3 et autres antioxydants, adore les fruits, le gingembre, les poissons sauvages des mers froides, le soja. Il fuit comme la peste la viande rouge, le pain blanc, les aliments gras, le sel, le sucre, la friture, la crème... Il est en général mince pour ne pas dire maigre, et aboutit parfois à des états de dénutrition inquiétants. Ses sujets de conversation se réduisent pour se concentrer sur la saine bouffe. Il fait du jogging, a un vélo d'appartement. Il renoue lui aussi avec la tradition de l'ascèse, médite au quotidien, pratique la *mindfulness* (pleine conscience), est parfois bouddhiste, de préférence zen. Il est très souvent écologiste.

Il semblerait que l'*Homo orthorexicus* ait nettement tendance à se multiplier depuis quelque temps. Aucune étude ne permet de savoir s'il attrape moins souvent le cancer et l'infarctus du myocarde... C'est sans doute le cas car... il meurt de faim avant d'en avoir eu le temps ! (J'exagère à peine.) Il meurt aussi car en tant qu'*Homo orthorexicus*, il est forcément très à la mode et donc travaille énormément, car c'est bien vu dans son entreprise.

SURMENAGE ET BURN-OUT

Tous les médias et du coup, toutes les publicités le confirment, donc le recommandent, un homme moderne, séduisant est un jeune cadre dynamique, motivé et surtout hyperdynamique, hyperactif, hypertout. Comme l'orthorexie, l'hyperactivité a trouvé ses modèles d'identification, le principal étant à la tête de notre pays, toujours en mouvement, contrairement à ses deux prédécesseurs accusés de paresse. En conséquence directe, il existe depuis quelque temps une autre création de notre civilisation, le surmenage et sa cause, le workaholisme[1]. Des hommes et des femmes d'affaires travaillent, travaillent, travaillent jusqu'à épuisement complet et meurent souvent d'un infarctus foudroyant. Il semblerait qu'au pays de Soleil-Levant, ce syndrome soit en passe de devenir un véritable fléau social. Qu'il s'agisse de vendre des voitures, de l'intérim, des déodorants, de la politique ou des lessives, il est intéressant d'observer que le modèle d'accomplissement moderne est d'avoir autour de 30 ans et d'être hyperactif. Les « femmes des années quatre-vingt » telles que les chantait Michel Sardou, à la fois mères et P-DG, les hommes du XXIe siècle, tous jeunes cadres dynamiques et motivés, sautant d'un avion à la finale de base-ball de leurs enfants, s'offrent éclatants de santé et de bonheur à nos yeux ébahis. On ne peut pas visionner un spot publicitaire sans voir un de ces jeunes gens dynamiques et sempiternellement souriants.

Du coup, dans les entreprises, ces jeunes cadres se livrent à une véritable compétition de rythmes effrénés. La nature permet vite au travailleur manuel de ressentir la fatigue physique et il est loisible d'observer, quand on est près d'un chantier, les ouvriers du bâtiment consacrer une partie non négligeable de leur temps à se reposer, rêvasser, bavarder. Ce n'est en aucun cas de la paresse car tous ces artisans bossent énormément, mais c'est simplement l'application d'une règle régissant la nature dans son entier : la vie est une alternance rythmique de repos et d'activité. Que l'on soit bactérie ou bûcheron, chenille ou maçon, lion ou jardinier, il est nécessaire de scander le temps, de le cadencer entre éveil et sommeil, entre travail et repos. Le problème est que rien n'a été prévu dans notre programme cérébral pour véritablement ressentir la fatigue psychique ou morale, contrairement à la fatigue physique. Du coup, nos jeunes cadres dynamiques et motivés totalement identifiés aux publicités, elles-mêmes reflet de la culture actuelle, ne se rendent pas compte à temps de leur état d'épuisement,

1. Néologisme anglo-saxon forgé par analogie avec *alcoholism*.

refusent vacances tranquilles et loisirs calmes, ni ne s'ennuient, ni ne rêvassent, ni ne glandent.

Jusqu'au jour où ils burn-outent.

Toutes ces maladies comme l'anorexie, la boulimie avec ou sans vomissements, l'hyperoxie avec obésité, l'orthorexie, le burn-out sont des sécrétions de la société occidentale, qu'elles soient nouvelles ou non. Elles résultent d'une véritable philosophie de la vie moderne : luxe, calme et propreté ! Si l'on en croit nos penseurs, le monde parfait repose sur un idéal d'argent, de longévité, de bonne santé, de vie sans stress... qui font le bonheur. Un corps sain dans un esprit sain impose l'hygiène, le sport, une alimentation bio et équilibrée... tout cela est bien joli mais entraîne forcément des excès et des dérives. Ainsi, à force de prôner la propreté, les descendants de Pasteur ont créé toute une pathologie immuno-allergique : Auckland (Nouvelle-Zélande) la ville la plus propre et la plus écologique du monde est, *par conséquence directe*, celle où il y a le plus de maladies de type asthme, voire de maladies auto-immunes. Cette prise de conscience des méfaits des excès de propreté induits par l'obsession américaine de la peur du microbe a poussé nos autorités sanitaires à déconseiller officiellement la stérilisation des biberons des nouveau-nés, pourtant prônée par nos grands-parents. Histoire d'éviter que nos enfants deviennent de grands allergiques. On le voit, trop de rigueur dans l'alimentation tue l'alimentation et les orthorexiques crèvent de faim ! Le progrès peut devenir une régression puisque l'abondance chez les bobos peut les ramener à la famine d'antan.

Je ne pense pas être passéiste et je ne regrette ni les diligences ni les correspondances interminables et je ne suis pas le dernier à tchatter, à surfer sur Internet, à e-mailer et, je le confesse, je travaille beaucoup. Trop selon mes proches. Pour aggraver mon cas, je suis assez sensible aux publicités... sauf à celles qui me dictent mon régime alimentaire. Je crois pouvoir affirmer que je suis de mon temps. Ce n'est pas parce que l'on est dynamique et enthousiasmé par les technologies modernes proposées par les nouveaux médias que l'on pète obligatoirement les plombs. Comme toujours, tout est question de mesure et de capacité à prendre de la distance. Et à ne pas croire tout ce que l'on voit à la télé ou sur les affiches.

CHAPITRE 7

Puissance de suggestion de la médecine

Ne serait-ce pas dans les salles de classe et au tableau noir que l'on devrait chercher la source de toutes choses ? Après tout, l'enseignement reçu nous marque pour la vie en nous conditionnant à un certain nombre de comportements qui s'impriment dans nos esprits comme un cachet dans la cire molle.

Suggestion positive, suggestion négative

L'EFFET PYGMALION : EFFET NOCEBO DE L'ATTENTE DU MAÎTRE

Un élève brillant, très sage, un peu timide, toujours premier de sa classe, passe en quatrième. Malheureusement, il succède quelques années plus tard à ses deux frères aînés, deux affreux jojos, deux cancres chahuteurs. Dès le premier jour de l'année, le professeur principal l'apostrophe devant tout le monde : « Si tu es aussi nul et odieux que tes frères, je te préviens que les choses vont aller très mal pour toi ! » Le bon élève habitué aux compliments est déconcerté, démotivé et termine l'année en passant de justesse dans la classe supérieure. Il lui faudra attendre la première pour retrouver ses performances. Quand les professeurs de France comprendront-ils que les compliments sont plus efficaces que les punitions et que l'amour fait mieux que la peur ? On sait depuis longtemps que, chez l'animal, l'apprentissage par la récompense est plus stable et durable que l'apprentissage par la punition.

Au cours d'une expérience, on a confié des rats à des étudiants et on leur a demandé de les entraîner au test du labyrinthe. Après tirage au sort, la moitié des étudiants a reçu comme information que leurs rats avaient été sélectionnés sur des critères génétiques et qu'ils devaient être très intelligents, à l'autre moitié, on a dit qu'ils n'étaient pas intelligents. Ils avaient été évalués auparavant et il n'y avait en réalité aucune différence entre les deux groupes de rats et tous résolvaient l'énigme du labyrinthe de la même manière avec les mêmes performances. Les résultats ont montré que les rats prétendument « très intelligents » réussissaient mieux que les rats « peu intelligents » chez lesquels on peut donc parler d'un effet nocebo lié à l'attente de leurs expérimentateurs dont ils avaient sans doute capté, d'une manière ou d'une autre, dans leur comportement, le faible niveau d'attente. L'analyse éthologique par vidéo des étudiants a d'ailleurs montré que leurs comportements différaient selon l'information reçue.

Le même genre de résultat a été obtenu dans des écoles avec des élèves tirés au sort et présentés en secret aux professeurs comme surdoués. L'admiration et encore une fois l'attente de leurs professeurs ont influencé sans qu'ils s'en rendent compte leur comportement et les fameux élèves faussement surdoués ont fait comme s'ils étaient des petits génies. En fin d'année, ils étaient premiers de la classe !

Nous sommes ici en plein dans ce qui a été décrit comme l'« effet Pygmalion ».

En tant qu'anciens écoliers, nous avons tous des anecdotes en tête : si un instituteur est persuadé *a priori* qu'un élève est bête, par exemple pour des raisons d'origine sociale (gamin de banlieue issu d'un milieu défavorisé), de racisme (de couleur, d'ailleurs, d'une autre culture) ou parce que ses grands frères étaient mauvais, celui-ci a de fortes chances de devenir effectivement le dernier de la classe. L'effet nocebo de l'attente du maître est ici évident et compte probablement comme un des facteurs importants de l'échec scolaire de toute une frange de la population. Comme les malades anxieux qui décryptaient inconsciemment l'attente du docteur Wolf[1], les rats comme les élèves perçoivent la conviction de leur maître et développent un effet nocebo quand celui-ci n'y croit pas, ou pire, pense que l'effort sera négatif. Ainsi, quand un homme politique ou un journaliste délivre une information positive que contredisent une mimique, un geste négatif, il y a fort à parier que les effets seront désastreux comme on l'a vu dans l'histoire de la canicule et du professeur Mattei.

Une fois sortis de l'école, nous sommes plongés dans le monde du travail où manifestement, l'information joue aussi un rôle majeur.

L'EFFET HAWTHORNE : QUAND LES RÉSULTATS DÉPENDENT DES ATTENTES DES PATRONS

C'est au cours des années 1920 qu'un curieux phénomène fut observé à Hawthorne, banlieue anonyme de Chicago où était installée une usine de matériel électrique, propriété de la Western Electric Company[2]. Soucieuse d'augmenter sa rentabilité, la direction avait décidé de tester les effets d'un meilleur éclairage des ateliers de fabrication. Scientifique jusqu'au bout, le projet prévoyait de comparer deux ateliers, un nettement mieux éclairé et un autre sans changement. Ils commencèrent à préparer la mise en place des fameuses lampes. Ô surprise, alors que rien n'avait encore été changé, ils furent forcés de constater que la productivité avait significativement augmenté, mais de manière identique… quel que soit l'atelier considéré !

1. Voir page 243.

2. Ce paragraphe est inspiré à la fois d'un passage de mon livre, *Le Mystère du placebo*, et d'un article de mon ami Jean-Jacques Aulas.

Comment comprendre un tel phénomène ? Qu'avait-il bien pu se passer pour expliquer un tel « zèle » ? En réalité, les intenses préparatifs de l'expérience et de sa conduite avaient nécessité une activité inhabituelle dans les ateliers. Ils avaient modifié les conditions de travail des ouvriers. Sentant qu'il se passait quelque chose d'anormal et qu'ils étaient observés, ils avaient amélioré – plus ou moins consciemment – leur rendement journalier : la simple observation d'un sujet change son comportement !

On peut penser que l'inverse est tout aussi vrai : l'abandon, le désintérêt, la perte d'espoir font sans conteste chuter la productivité des usines menacées de faillite, de délocalisation, de licenciements. Nos managers devraient méditer au sujet de ce phénomène car, au fond, il suffit d'un peu d'attention et de bienveillance pour améliorer les performances d'une entreprise et cela ne coûte rien. En revanche, le mépris, les parachutes dorés, les stock-options réservées aux cadres supérieurs, l'arrogance, en un mot l'éloignement excessif du patron vis-à-vis de ses employés suffisent à nuire aux résultats.

Si l'on considère que notre planète n'est autre qu'une vaste entreprise, on peut penser que l'adulation, la quasi-divinisation des hauts responsables politiques ou industriels, l'écran total des services de sécurité, les éloignent du *vulgum pecus* et provoquent soit un profond découragement pour les éléments pacifiques, soit de la haine et de la révolte pour les belliqueux. Les menaces d'explosion dans les usines, la séquestration des P-DG, en sont les manifestations quotidiennes.

L'école et le milieu professionnel ne sont cependant pas les seuls lieux où l'information et la désinformation exercent leurs effets et leurs ravages. La médecine en est un autre exemple.

Dangers de l'hypermédiatisation

Quand on annonce à grandes sonneries de trompettes médiatiques qu'un nouveau traitement miracle vient de sortir, le risque est grand de voir transformer la médecine en une gigantesque charlatanerie, le fantasme de panacée n'étant jamais loin de nos esprits, que nous soyons patients ou thérapeute. Et, par conséquence directe, le risque est tout aussi grand de plonger les malades dans la confusion ou le désespoir dû à la déception en cas d'échec ou de non-indication dudit traitement. Et, nous l'avons vu, l'absence d'espoir est la première cause de l'effet nocebo.

Une illustration des effets de l'enthousiasme des chercheurs est démontrée par cette curieuse anecdote. L'angor étant lié à une insuffisance de circulation sanguine dans les artères coronaires, le principe était de ligaturer l'artère mammaire interne, ce qui ne devait pas manquer de provoquer une circulation de suppléance en amont de la ligature et donc, de revasculariser les coronaires. Cette intervention suscita un grand enthousiasme chez les chirurgiens [1], chez les journalistes du *Reader's Digest* [2] et par conséquent chez les malades qui, du coup, se sentaient beaucoup mieux après cette opération, en parlaient, suscitant des vocations à passer sur le billard. Quelques voix discordantes [3] pourtant se firent vite entendre dans ce concert de louanges et finirent par déclencher

1. M. Batezzati, A. Tagliaferro, G. De Marchi, « La legatura delle due arterie mammarie interne nei disturbi di vascolarisazione miocardia : nota preventiva relativa dei primi dati sperimentali e clinici », *Minerva Med.*, 46, 1955, p. 1178-1188 ; M. Batezzati, A. Tagliaferro, A. D. Cattaneo, « Clinical evaluation of bilateral internal mammary artery ligation as treatment of coronary heart disease », *Am. J. Cardiol.*, 4, 1959, p. 180-183.

2. J. D. Ratcliff, « New surgery for ailing hearts », *Reader's Digest*, 1967, 71, p. 70-73.

3. R. G. Fish, T. P. Crymes, M. G. Lowell, « Internal mammary artery ligation for Angina Pectoris ; its failure to produce relief », *New Eng. J. Med.*, 259, 1958, p. 418-420.

une belle cacophonie. Une équipe de chirurgiens[1] décida à ce moment de mettre en œuvre une méthodologie originale et pour le moins audacieuse, tout au moins sur le plan éthique. Dix-sept patients angineux furent anesthésiés ; la moitié d'entre eux eut droit à une véritable ligature alors que les autres n'eurent droit qu'à une incision superficielle, une suture et une cicatrice. Il s'agissait donc de chirurgie placebo. Pour être certain de la neutralité du chirurgien, celui-ci ne savait qu'au dernier moment, une fois le patient anesthésié, s'il devait opérer ou faire semblant. Au bout de six mois, on constata que l'amélioration clinique et la consommation de trinitrine étaient parfaitement comparables dans les deux groupes de patients. Le seul patient ayant été amélioré sur le plan électrocardiographique avait subi une chirurgie placebo. Ce résultat, confirmé ultérieurement[2], sonna le glas de cette technique chirurgicale, mais montre à quel point, à partir du moment où elle est effectuée avec enthousiasme et conviction, une technique placebothérapeutique peut être efficace sur des douleurs, même si elles sont d'origine organique[3]. De nombreux patients périrent sur le champ d'honneur de cette chirurgie, ce qui à l'évidence constitue le maximum de l'effet nocebo.

Cette tragique histoire démontre encore une fois que c'est bien le message véhiculé par le médecin lorsqu'il présente un traitement qui va conditionner en bonne partie son efficacité et ses effets secondaires.

EFFET NOCEBO DE LA MÉFIANCE INDUITE PAR LES MÉDIAS : LES THS

Pendant environ une décennie, voire plus, la majorité des femmes ménopausées occidentales ont consommé sans limites

1. Cobb L. A. *et al.*, « An evaluation of internalmammary ligation by a double blind technique », *New Eng. J. Med.*, 260, 1950, p. 1115-1118.

2. Voir *Le Mystère du placebo*, *op. cit.*, p. 43-44.

3. Tout ce passage est extrait de mon article : « Placebo et douleur », *La Lettre du neurologue*, septembre 1997, p. 33-34.

des traitements hormonaux substitutifs (THS) et s'en sont bien trouvées. Las, il y a quelques années, une étude américaine a mis le feu aux poudres en suggérant que cette pratique augmentait le risque de cancer du sein et d'accidents thromboemboliques (phlébites, embolies, infarctus, accidents vasculaires cérébraux et autres joyeusetés...). Panique chez les gynécologues des deux côtés de l'Atlantique ! D'autres études sont réalisées qui semblent confirmer la première. Du coup, par peur du procès, les gynécologues sont devenus plus que réticents à prescrire ce genre de traitement, souvent dès le début et presque systématiquement au-delà de cinq ans. Que faut-il penser de cette évolution (régression ?) de la médecine ?

Du progrès au discrédit :
enquête sur le traitement hormonal substitutif

Quand je me pose une question sur une pratique médicale nouvelle, j'ai une stratégie imparable : je me rends dans un congrès de la spécialité en question et j'enquête sur la manière dont les spécialistes utilisent pour eux-mêmes ce qu'ils prescrivent à leurs patients. Par exemple, à propos de la chirurgie réfractive de la myopie, j'ai demandé aux ophtalmologues s'ils se faisaient opérer ou s'ils faisaient opérer leurs épouses ou leurs enfants (il faut savoir que de même que le psychiatre est parfois dérangé, l'ophtalmo est souvent bigleux). La réponse n'est positive que depuis assez peu de temps... d'où je conclus que, maintenant, en cas de myopie légère, on peut y aller. Dans le même registre, j'ai demandé aux femmes (de) gynécologues ayant atteint l'âge canonique si elles continuaient à prendre des TSH, et la réponse, unanime, a été « oui » !

Une fois ce premier point résolu, j'ai alors décidé de mener mon enquête, malgré ma double incompétence, n'étant ni gynécologue ni femme.

À quoi sert un THS selon la médecine ?

– Traitement des bouffées de chaleur et de leurs conséquences ;

– Prévention de l'ostéoporose et par conséquent des fractures osseuses, notamment celles du col du fémur ;

– Éventuellement, prévention de la maladie d'Alzheimer.

En quoi peut être dangereux un THS selon la médecine ?

– Cancer du sein ;

– Phlébites, embolies ;

– Procès (de loin le plus ennuyeux des effets secondaires aux yeux des médecins).

À quoi sert un THS selon les usagers ?

– Traitement des bouffées de chaleur et de leurs conséquences ;

– Ralentissement du vieillissement, en particulier des rides et de la souplesse de la peau ;

– Prévention de l'insomnie, de la dépression, du mal-être en général ;

– Maintien de la libido.

En quoi peut être dangereux un THS selon les usagers ?

– Cancer du sein !

Premier indice. Il semblerait, bien que je n'en aie pas la preuve certaine, que cette campagne anti-THS coïncide avec l'arrivée sur le marché d'un nouveau traitement antiostéoporose, forcément concurrentiel des THS... N'étant ni John Le Carré, donc non habitué aux thrillers médico-industriels, ni un spécialiste des médicaments gynéco-rhumatologiques, je laisse aux lecteurs le soin d'en tirer eux-mêmes leurs conclusions.

Deuxième indice. L'augmentation du risque de cancer du sein semble infime et aujourd'hui, on pense que les THS agiraient plutôt comme des révélateurs. Cette question reste néanmoins controversée. Il semblerait que le type d'hormone utilisée joue un grand rôle, certaines se révélant très cancérigènes, d'autres probablement pas. L'étude américaine qui a mis le feu aux poudres a évalué les effets d'une hormone d'origine animale non commercialisée en Europe et à des doses non classiques chez nous.

Troisième indice. La très sérieuse et très officielle Afssaps, l'Agence française de sécurité sanitaire des produits de santé (ex-Agence du médicament), organe officiel du gouvernement français, a publié un certain nombre de recommandations, analysant la littérature et tentant de différencier les risques en fonction du type de THS prescrit. Il apparaît que s'il s'agit d'œstrogène en pommade (voie transdermique), combiné avec un progestatif micronisé ou un dérivé pregnane (d'après la notice) :

– il semble n'y avoir aucune augmentation du risque concernant le cancer du sein ; le risque d'accident thromboembolique (phlébite avec embolie pulmonaire...) ne paraît pas augmenté non plus (mais on n'en est pas absolument sûr). Attention donc aux facteurs de risque de phlébite, obésité, hypercholestérolémie, mauvaises veines, varices... (un peu comme la pilule) ;

– les espoirs semblent déçus à propos de la maladie d'Alzheimer, qui ne paraît pas réduite par ce type de traitement. Peut-être faudra-t-il une période d'observation plus prolongée avant d'en être absolument certain ;

– ce traitement est parfaitement efficace sur les troubles de la ménopause, bouffées de chaleur, fatigue, mauvaise humeur...

– ce traitement est efficace sur le développement de l'ostéoporose et donc du risque de fracture osseuse ;

– ce traitement pourrait aussi être efficace sur le risque de cancer du côlon[1] ;

– rien ou presque n'est mentionné à propos d'insomnie, de dépression, de peau, de sensation de rajeunissement ;

– rien, absolument, strictement rien à propos de la libido féminine qui n'est même pas évoquée. Tabou !

En définitive, si l'on choisit la bonne forme de TSH, les objectifs primaires sont atteints (bouffées de chaleur et ce qui en découle), ainsi que les objectifs secondaires (ostéoporose) ; les

1. Les consensus internationaux qui partent de résultats clairs et font des recommandations non moins claires montrent que :

– quand on prend un œstrogène seul, il est possible qu'il n'y ait pas de risque augmenté de cancer du sein. Il subsiste pourtant un léger doute ;

– quand on prend un œstrogène combiné avec un progestatif de synthèse, il existe très probablement un risque augmenté de cancer du sein.

risques de cancer et d'accident vasculaire sont dans ce cas quasi inexistants. Quant aux fameux cinq ans fatidiques au bout desquels il est recommandé d'interrompre le traitement, il semble qu'ils reposent généralement sur des considérations de nature écolo-moralisatrice : « C'est la nature, il faut savoir accepter son âge, madame, la ménopause, ce n'est pas une maladie. Regardez-moi, j'accepte bien ma calvitie » et autres calembredaines. Il n'est pas tout à fait certain que si l'on trouvait un traitement vraiment efficace contre la chute des cheveux, les autorités préconiseraient de l'arrêter au bout de cinq ans…

Il est vrai que, pour le moment, lesdites autorités sont majoritairement masculines.

Quelle interprétation ?

On pourrait penser que, devant un tel faisceau d'évidences, les gynécologues auraient recommencé à prescrire les THS comme une seule femme ! Il n'en est rien, et les réticences semblent toujours aussi fortes.

Seule l'anthropologie historique peut fournir un début de réponse à ce sujet en se penchant sur les origines de certains réflexes culturels. Depuis toujours, les tribus d'Occident ont considéré avec une extrême défiance les comportements sexuels post-ménopausiques. Par exemple, au Moyen Âge, l'Inquisition prenait comme critère important de repérage des sorcières présumées une façon d'agir, une vêture colorée, une coiffure élaborée, un maquillage considéré comme aguicheur chez une femme n'ayant plus ses règles. Normalement, arrivée au stade où elle ne pouvait plus se reproduire, la femme honnête devait radicalement changer de vêtements, s'habiller de noir, porter un fichu, ne plus se farder, ne plus sourire aux hommes, en un mot ne plus chercher à séduire. Pour l'Église, en effet, le sexe non destiné à la reproduction et tout ce qui allait avec, comme les comportements de séduction, avaient quelque chose de satanique. Cela pouvait mener à d'intéressants paradoxes. D'un point de vue physiologico-religieux, on considérait aussi à l'époque que « pour que l'acte de procréation soit efficace », en d'autres termes pour que la femme soit effectivement fécondée, elle devait ressentir un orgasme au moment du coït. D'où des sermons parfois extrêmement techniques, précis et pourtant sans carré blanc, prononcés en chaire par de supposés chastes curés. Mais quand « la chose » n'était pas destinée à faire des petits, pour obéir au commandement des écritures (Genèse) : « Et Dieu les bénit ; et Dieu leur dit : croissez et multipliez et remplissez la terre », cela pouvait vite « sentir le roussi » pour reprendre le mot de Rabelais.

Toujours aujourd'hui, quand une femme mûre – George Sand, Gloria Lasso, Demi Moore, Claire Chazal… – s'affiche avec un homme nettement plus jeune, la réaction est généralement amusée ou agressive, alors que face à la situation inverse (Picasso, Eddie Barclay, Johnny Hallyday, Jean-Paul Belmondo…), personne ou presque ne bronche. L'homme (très) âgé, mais toujours capable de féconder, a le droit d'aimer la chair fraîche, car c'est bien connu, le démon de midi est strictement réservé aux mâles. Même si cela semble venir, les cougars ne sont pas encore complètement rentrées dans les mœurs. Seules les femmes riches et célèbres semblent être en mesure d'accéder à ce statut. Un homme vieux, pauvre et inconnu déclenchera moins de réprobation, malgré la vertueuse position de Serge Reggiani : « J'entends d'ici les commentaires, elle au printemps lui en hiver… »

Pourquoi une telle dissymétrie ?

Il est vrai que l'andropause n'existe pas et que l'homme peut théoriquement être fertile jusqu'à sa mort. De plus, son objectif en tant que mâle d'une espèce est la reproduction, qu'il le veuille ou non, et que pour optimiser ses chances il jette son dévolu sur les femmes qui possèdent trois critères[1].

1) Être en bonne santé de manière à être capable de porter, nourrir et élever l'enfant à venir qui, même quand il n'est pas un objectif consciemment avoué, reste malgré tout en arrière-plan. Ce critère universel repose sur l'apparence de la jeunesse : en

1. Cette question a été abondamment abordée par l'auteur dans *Séduire. Comment l'amour vient aux humains*, Paris, Robert Laffont, 2006.

Occident, peau claire, lisse et sans taches, front bombé, petit nez retroussé, grosses lèvres pulpeuses, pommettes hautes, menton fuyant, bref un look à la Betty Bopp, Marilyn Monroe ou Romy Schneider qui représentent le must dans le domaine. La cosmétique comme la chirurgie esthétique tentent en permanence d'approcher ces objectifs et s'évertuent à gonfler les lèvres (et les fesses au Brésil), à remonter les pommettes, à rectifier les nez, à rajeunir la peau. L'homme est donc spontanément jeunophile – et non pas pédophile car ce dernier fait un contresens en omettant l'essentiel, à savoir le critère de fécondité : fesses et seins marqués (voir ci-dessous).

2) Être féconde : son critère principal est le RTH (rapport taille/hanches) : plus il y a de différence entre le tour de taille et le tour de hanches, plus la femme est supposée apte à se reproduire. Que la mode soit aux grosses ou aux maigres, ce rapport taille/hanches est primordial, d'où la profusion de tailles de guêpe, corsets, tournures, vertugadins, crinolines et autres faux culs que la mode féminine n'a cessé de produire. De la Grande Catherine à Joséphine Baker, de Cléopâtre à Jane Fonda, la taille doit être marquée. Qu'ils s'appellent Klimt, Rubens, Modigliani, Bottero ou Renoir, tous les artistes le savent et l'appliquent à leurs modèles.

3) Être consentante. Il existe toute une grammaire des signes et des gestes, le premier, et peut-être le plus déterminant, étant le diamètre pupillaire : une femme qui a des pupilles dilatées (mydriase) est supposée consentante, à l'inverse de celle dont la pupille est serrée (myosis). C'est pour cette raison que les collyres à la belladone (« belle femme ») sont utilisés depuis la plus Haute Antiquité.

Pourtant, si l'on veut être honnête, on doit observer un phénomène récent qui est l'augmentation du nombre de relations d'hommes jeunes avec des femmes plus âgées et la diminution de la réprobation sociale à leur égard. En effet, pour la première fois dans l'histoire de l'humanité, les femmes vivent plus longtemps que les hommes. Auparavant et de tout temps, les épouses mouraient avant leurs maris, généralement d'accidents obstétricaux ou de fièvres puerpérales après un nombre plus ou moins important d'accouchements, moment des plus périlleux avant l'invention de la césarienne et de l'asepsie. Aujourd'hui, l'espérance de vie des femmes a nettement plus augmenté que celle des hommes. Il faut donc être conscient que c'est la première fois dans l'histoire de l'humanité que les femmes vivent plus longtemps que les hommes et qu'il est impossible que cette révolution démographique n'ait pas de conséquences sociologiques. Du coup, si l'on veut être finaliste et obéir à une arithmétique démographique élémentaire, il existe chez les femmes une tendance logique, bien qu'inconsciente, à épouser des hommes plus jeunes qu'elles de manière à réduire le nombre de veuves. Une logique d'espèce. Mais ce type nouveau de comportement prend évidemment un certain temps pour rentrer dans les mœurs.

Actuellement, on n'assiste qu'au début de cette tendance, et il faut croire que l'horreur du désir féminin postménopausique reste malheureusement très répandue, notamment dans les milieux scientifiques et médicaux, et tout particulièrement chez les experts et ceux qui détiennent le pouvoir, peut-être pas forcément les plus jeunes de la profession…

Comme quoi, cette histoire de traitement hormonal substitutif peut nous emmener loin dans la réflexion anthropo-historique. Une fois de plus, c'est la culture occidentale, à la fois sexiste et machiste, qui dicte des règles soi-disant scientifiques aberrantes. Et qui oblige les femmes, au nom de la nature et de la morale, à interrompre un traitement qui pourtant leur apporte confort et, peut-être, séduction, même si ce dernier point n'a pas fait l'objet d'études sérieuses, les critères semblant échapper aux études quantitatives des austères scientifiques.

L'EXPÉRIENCE INTERDITE : L'ÎLE DU DOCTEUR NOCEBO

Incompréhension et méfiance sont les deux mamelles de l'effet nocebo car elles représentent typiquement les conditions qui entraînent un sentiment de perte de contrôle de la situation.

Si je ne peux pas faire confiance à mon médecin ou à ce qu'il me prescrit quand je suis malade, je perds mon principal allié, le repère, la balise qui me permet d'affronter le danger que représente l'apparition des symptômes. Nous ne sommes peut-être pas des animaux de laboratoire et il est toujours hasardeux d'extrapoler les résultats des expériences[1] aux bipèdes que nous sommes, mais tout de même...

Imaginons une expérience impossible réalisée par un savant à la fois fou et sadique : on greffe une tumeur cancéreuse à des humains de laboratoire et on les tire au sort pour les répartir aléatoirement dans trois sortes d'îles, genre *Koh Lanta*.

L'île numéro 1 est à la fois plate, déserte et tranquille.

L'île numéro 2 a la même géographie, mais on y est soumis en permanence à des informations terrifiantes concernant la survenue d'une catastrophe imminente, genre tsunami.

L'île numéro 3 est comparable, on y reçoit les mêmes informations terrifiantes, mais on y dispose d'un abri souterrain équipé de rations de survie.

Sacrifions tout le monde au bout de six mois. Je suis prêt à parier que le cancer évoluera plus vite sur l'île numéro 2 que sur l'île numéro 1 et beaucoup plus vite que sur l'île numéro 3.

Cette folle expérimentation serait la démonstration irréfutable que l'effet nocebo grave sur le plan organique, physique, existe bel et bien et qu'il est favorisé par le sentiment de perte de contrôle et donc de perte de confiance dans l'univers où l'on vit. Je suis persuadé aussi que si les sujets de l'expérience sont isolés les uns des autres et ne peuvent donc pas former de microsociétés, histoire de tenter d'organiser une résistance et de se rassurer mutuellement, les tumeurs grandiront encore plus vite sur les trois îles.

Je pense qu'à ce point de l'exposé, le lecteur m'a vu venir : le fait d'être en permanence soumis à des mauvaises nouvelles auxquelles on ne peut rien, a probablement des répercussions sur

1. Voir l'étude présentée dans notre premier chapitre à propos de la greffe de tumeur cancéreuse à des rats soumis à des chocs électriques.

notre santé que nous avons du mal à mesurer, mais qui sont forcément considérables. Le grand interniste, S. Wolf[1], il y a presque soixante ans, décrivait déjà de manière très précise les effets de la suggestion : en donnant un placebo à des patients anxieux tout en leur affirmant qu'il s'agissait d'un tranquillisant, donc sous-entendu un produit sédatif, il arrivait à déclencher chez eux un certain nombre de plaintes fonctionnelles caractéristiques de l'effet nocebo et de ce fait, mimant les effets secondaires des sédatifs : impression de tête vide, somnolence, perte d'appétit. Parfois même, il parvenait à déclencher des perturbations encore plus importantes : nausées, vertiges, maux de ventre, diarrhée et même des éruptions cutanées.

Une grande partie des résultats thérapeutiques observés en médecine dépend donc de l'*information*. Si je suis optimiste, positif, j'augmente les chances de guérison de mon patient, alors que si je détaille les effets secondaires d'un traitement, non seulement je risque de favoriser leur survenue, mais en plus, je risque de ne pas guérir mon patient en me montrant exagérément prudent. Entre information honnête et charlatanerie, la place du médecin est des plus délicates. La tendance actuelle qui consiste à éviter les procès en détaillant les effets secondaires et en mettant en exergue les risques de la maladie, réduit l'espoir chez les patients ce qui a forcément un effet nocebo majeur tant est toxique le désespoir. En d'autres termes, pour se protéger juridiquement, les médecins diminuent les chances de guérison de leurs patients.

1. Wolf S., « Effects of suggestion and conditioning on the action of chemical agents in human subjects, The pharmacology of placebos », *J. Clin. Invest.*, 1950, 9, p. 100-109.

Comment croire à l'information dans le domaine médical ?

PUISSANCE DE L'OPTIMISME

C'est probablement le manque de foi, d'enthousiasme et d'optimisme qui est à l'origine du plus grand nombre d'échecs, voire d'aggravations, en médecine... quand, bien sûr, le traitement est approprié. Dans ce cadre, l'effet nocebo est bien le contrepoint du placebo. Il représente l'écart négatif entre l'effet pharmacologique attendu et l'effet clinique observé, sans oublier l'évolution naturelle de la maladie. En effet, on prend souvent pour un succès thérapeutique ce qui n'est que le déroulement spontané d'un phénomène.

Prenons l'exemple de la grippe. Cette infection virale évolue en plusieurs phases. D'abord une fièvre, puis une première amélioration suivie d'une « rechute » et enfin la guérison. Très souvent, les personnes font toutes seules leur diagnostic au cours de la première phase et attendent tranquillement que « ça » passe. Se réjouissent lors de la première « guérison » et s'inquiètent d'autant plus lors de la rechute. Elles appellent alors le médecin homéopathe qui leur prescrit derechef un remède genre Oscillococcinum® qui va précéder la guérison définitive. Les homéosceptiques crieront à l'effet placebo, les homéoadeptes à l'efficacité du remède. Tous ont tort puisque la guérison serait de toute manière intervenue. Il s'agit juste de l'évolution naturelle de la grippe ; l'intervention du médecin n'y est donc pour rien.

Pour résumer la situation, si je prescris un médicament sans y croire, il y a fort à parier que ses performances seront atténuées et/ou que ses effets indésirables seront augmentés. Là se trouve l'essence de l'effet nocebo.

Ainsi, dans une étude que j'avais conçue pour étudier l'effet antidouleur d'une molécule, il avait été prévu une première période destinée à éliminer les sujets placebo-répondeurs qui auraient perturbé les calculs statistiques. On sait en effet que la douleur est le symptôme le plus sensible au placebo. Un placebo avait donc été prescrit pendant deux semaines à tout le monde afin d'exclure les sujets trop sensibles à l'effet des comprimés de… rien. Nous étions donc dans des conditions de simple aveugle puisque les médecins savaient qu'ils prescrivaient une molécule inerte, mais pas les malades. Après avoir éliminé les sujets placebo-sensibles – ceux qui avaient été soulagés par le lactose (10 %) –, nous avons attaqué les choses sérieuses avec les malades restants, c'est-à-dire ceux qui, théoriquement, étaient insensibles au placebo. Ils ont été tirés au sort, la moitié a reçu la molécule à tester, l'autre a reçu du placebo (même présentation).

En vertu des principes du double aveugle, ni les sujets ni les médecins ne connaissaient la nature des substances administrées (principe actif ou placebo). Et finalement, ce n'est pas moins de 58 % des sujets sélectionnés parce que officiellement non placebo-sensibles qui ont répondu favorablement… au placebo.

Le simple fait que le soignant ne sache pas ce qu'il donnait a donc suffi pour renforcer la puissance du comprimé administré. Ou, pour dire les choses autrement, au cours de la période de simple aveugle (le médecin sait qu'il donne du placebo), savoir qu'il administrait à son patient de la poudre de Perlimpinpin a suffi pour que le thérapeute n'ait aucune conviction et le produit aucune efficacité, provoquant dès lors un effet nocebo. Au cours de la seconde période de double aveugle (le médecin ne sait pas ce qu'il donne), le médecin se dit que peut-être son patient a le produit actif, se convainc lui-même et le même produit placebo se met à marcher sur ceux-là mêmes à qui il n'avait rien fait au cours de la première période. Il s'agit donc typiquement d'un effet nocebo lié à la non-croyance du médecin.

Parfois, en médecine, la manière de donner vaut (presque) autant que ce que l'on donne. Il suffit pour s'en convaincre d'examiner le principal véhicule du message médical : le médicament.

LA PRÉSENTATION DU MÉDICAMENT

En Chine, le choix de l'usager est primordial. Par exemple, le petit enfant est placé au milieu d'un cercle d'objets symboliques, ustensile de cuisine, truelle, souris d'ordinateur, râteau, arme, et selon l'objet qui sera désigné, il deviendra cuisinier, maçon, informaticien, jardinier, militaire... De même, en médecine traditionnelle chinoise, il est d'usage de placer devant le malade une multitude de gélules, comprimés, poudres et autres préparations disposées sur un plateau rond. C'est au patient qu'il appartient de choisir ses remèdes. De ce choix dépendra en partie le diagnostic. La présentation du remède (couleur, forme, odeur...) entre donc dans une symbolique reconnue par les thérapeutes de l'Empire du Milieu qui considèrent que si c'est le malade qui choisit, le remède sera encore plus efficace. N'oublions pas que c'est en Chine ancienne que le médecin n'était payé que pendant les périodes de bonne santé et qu'il ne l'était plus tant que son « client » était souffrant. Le docteur chinois avait donc tout intérêt à ce que les choses aillent rapidement mieux.

De plus, si le patient ne va pas mieux, c'est implicitement sa faute puisqu'il s'est trompé dans le choix du remède. Je ne sais pas si les médecins asiatiques ont testé l'hypothèse, mais je parierais que ce sont les patients ambivalents, ceux qui sont toujours dans le doute, reviennent sur leur décision, qui développent un maximum d'effets secondaires de nature nocebo et que le traitement ne marche pas aussi bien chez eux.

LES NOMS DES REMÈDES

La médecine qui partage son dieu tutélaire Hermès avec le commerce a toujours tenu à soigner son enseigne, en l'occurrence, le nom de ses remèdes.

Pour attirer, séduire, convaincre, on a dès le Moyen Âge pensé à introduire la notion de promesse dans l'appellation du remède. À cette période, en France, la médecine était pour l'essentiel assurée par l'Église et les saints étaient invoqués dans des sanctuaires où des reliques miraculeuses étaient supposées soulager le mal. Mais chaque saint patron était spécialisé en fonction de critères variés dont le plus important était leur nom. Cette pratique étrange donnait lieu à des calembours pour le moins savoureux. Un boiteux devait prier saint Claude (claudication), un boutonneux s'agenouillait devant saint Cloud et les chauves invoquaient… saint Ignace. Étonnant, non ?

Plus contemporains, les remèdes du docteur Bach à base de fleurs connaissent un grand succès commercial. En se penchant sur leurs appellations, on s'aperçoit que les bucoliques remèdes obéissent aussi à des lois patronymiques. Ainsi, une personne qui a la bougeotte devra-t-elle absorber une préparation à base… d'*impatiens*. Le claustrophobe prendra des noix (*walnut* en anglais, évoquant *the wall*, le mur…). Les homéopathes puisent souvent dans l'exotisme des CH chiffrés succédant à des appellations latines d'une fragrance parfois puissante et aseptisent certaines préparations à base de poux de tête ou de vers de terre que peut-être leurs patients auraient du mal à digérer.

Mais il ne faut pas croire que les calembours et autres jeux de mots ne concernent que le Moyen Âge ou les médecines douces. L'industrie pharmaceutique ne les dédaigne pas non plus. Au cours d'une réunion destinée à choisir le nom d'un produit nouveau, tout le staff d'un laboratoire planchait avec application. Ce médicament était un barbiturique et jusque-là tous les médicaments de la classe portaient un nom qui finissait par « nal ». Chacun sait que si l'on veut que les médecins mémorisent le nom d'un nouveau médicament, le situent et, surtout, y croient, il faut que celui-ci signale son appartenance à sa classe thérapeutique. Il fallait donc que ce produit finisse par « nal ». Les propositions de noms se succédaient au cours de la réunion, mais aucun ne convenait, jusqu'à ce que le directeur, excédé, lance un impérieux : « Gardez "nal" ! » C'est ainsi qu'est né le Gardénal®. Son succès a été… foudroyant.

Les noms des médicaments sont souvent choisis en fonction de leur résonance symbolique : *Prozac*® : pour l'action ; *Séresta*® :

sérénité-stabilité ; *Pondér*al® pour pondérer le poids ; *Dyna*bolon® rend dynamique ; *Ascens*yl® élève l'esprit ; *Urban*yl® rend plus urbains les anxieux qui souvent ne le sont guère... Le très médiatique Viagra® est basé sur la fusion de « vigueur » et de « Niagara » qui est le lieu des voyages de noces américains. Peut-être aurait-il été préférable de sortir en Europe une forme rebaptisée « Vig-nise » ?

Très souvent, les noms des médicaments fonctionnent comme une incantation contre le mal ; ce sont tous les « anti- » : antibiotiques, antihypertenseurs, anticancéreux, antalgiques, etc. Parfois, il s'agit d'une invocation de la guérison : Catarstat® stabilise la cataracte, Glaucostat® stabilise le glaucome... Incantation, invocation, on le voit, la magie n'est pas loin. La médecine occidentale est-elle autre chose qu'une tradithérapie qui a réussi, et ses praticiens des chamans diplômés ?

Il est arrivé que les publicitaires se trompent. Ainsi, en Suisse, pays multilinguistique, un laboratoire germanophone a donné un nom à un hypnotique sans tenir compte de la signification potentielle en français. Il s'appelait le Dormal (*sic*) ! Ils ont dû rapidement le débaptiser car son efficacité était apparemment plus que douteuse [1] en Suisse romande. Même chose pour un autre hypnotique, l'Imovane®, dont le logo était un joli petit nounours, symbole des jolies nuits de notre enfance. Malheureusement, au Japon l'ours représente la mort et, à l'époque, dans les pays de l'Est, il rappelait un peu trop l'Union soviétique (URSS = *Ursus sovieticus*) ! Là aussi, il a vite fallu remplacer le logo, porteur d'effets nocebos et de terreurs nocturnes aussi bien que diurnes.

LA TAILLE ET LA FORME DU REMÈDE

Une pilule difficile à avaler sera supposée contenir une très grande quantité de produit actif, alors qu'un comprimé minuscule sera imaginé composé d'une substance surpuissante. Dans

1. Cette anecdote est due à mon ami, le professeur François Ferrero de l'Université de Genève.

les deux cas, son action sera majorée par rapport à celle du comprimé étalon, rond et blanc, de taille moyenne, à l'image du comprimé d'aspirine.

Il existe en France un tranquillisant, le Lexomil®, que les médecins comme les anxieux imaginent plus facile à sevrer que les autres produits de la même classe thérapeutique. En réalité, il n'en est rien, et cette flatteuse réputation ne dépasse pas les frontières de l'Hexagone. Pourquoi cette idée ? Il semblerait que ce soit sa forme quadrisécable qui engendre l'idée d'une plus grande facilité de réduction posologique, quart par quart.

Pour mieux comprendre la capacité d'un organisme à provoquer des phénomènes organiques par des mécanismes strictement psychiques, rappelons-nous l'expérience citée au premier chapitre montrant qu'il suffit de convaincre un rat de laboratoire qu'il a été incisé avec un bistouri sale pour qu'il se mette aussitôt à fabriquer des globules blancs. Ainsi, si au lieu de rats c'est toute une société qui est conditionnée par les médias pendant des siècles à adhérer à une théorie même totalement infondée, on peut supposer que les conséquences sanitaires seront considérables.

QUAND LA CROYANCE TUE

Certaines anecdotes hors champ médical sont troublantes et permettent d'avancer dans la compréhension du phénomène nocebo. Certains artistes de music-hall réalisent des numéros époustouflants : un des plus classiques est « d'endormir » le sujet, de lui poser une pièce de monnaie sur le bras en lui disant qu'elle est chauffée à blanc. Au réveil, on constate une cloque ronde sur le bras.

Par quels mécanismes, une simple suggestion est-elle capable de provoquer des dégâts aussi visibles, aussi palpables que la mort ou une brûlure ? Déjà, au XIXe siècle, les savants de l'époque avaient été interloqués par ce type d'expérience. Dans son ouvrage, *L'Hypnose : Charcot face à Bernheim, l'école de la Salpêtrière et l'école de Nancy*[1], Serge Nicolas rapporte l'expérience, assez cruelle il faut l'avouer, que Charcot, le bourreau des hystériques, infligea à une de ses patientes. Mais laissons-lui la parole en essayant si possible d'oublier le sadisme médical du vénérable mandarin et de ses assistants :

« L'hystérique que nous avions devant nous avait déjà été brûlée par suggestion et en avait conservé la marque. Nous désirâmes répéter l'expérience et voici ce que nous avons vu. M. Charcot prit l'autre bras, lui désigna du bout de l'index, sans le toucher, un endroit du poignet, puis lui parla à peu près en ces termes :

– Voyez-vous ce point ?

– Oui.

– Il est couvert de cire brûlante.

– Enlevez-la vite !

– Non, ne touchez pas !

– Pourquoi ?

– Vous avez bien mal, cela vous brûle ?

– Oui, j'ai mal, ôtez-la, je vous prie...

– Non, ne touchez pas ; sentez-vous le feu qui ronge vos chairs ?

– Oh, que je souffre !

– C'est fini, voici la cire refroidie, elle est enlevée : voyez comme la peau est rouge, vraiment !

Et M. Charcot nous faisait voir que la peau était rouge. Moi, en ma qualité de daltonien, je ne le voyais pas, mais les autres le constataient pour moi. "Elle devient de plus en plus rouge, elle se soulève. Vous aurez des cloches (*sic*) demain, c'est une terrible brûlure." Et l'épiderme se soulevait par places, ceci, je l'ai vu (...). Je la revis le lendemain : elle avait une plaie qui était baignée de glycérine et entourée d'une bande. Le surlendemain, il y avait une escarre de deux à trois centimètres de long sur un de large, que mon collègue, M. Masius, a examinée avec un air d'intérêt nuancé d'incrédulité. »

1. Nicolas S., *L'Hypnose : Charcot face à Bernheim, l'école de la Salpêtrière et l'école de Nancy*, Paris, L'Harmattan, 2004.

Cette capacité à « se fabriquer » des plaies de brûlures par simple suggestion a certainement coûté très cher à un grand nombre de personnes dont les inquisiteurs ont profité.

Récemment, une de mes patientes souffrant d'une phobie sociale a été hospitalisée dans une clinique où elle a bénéficié d'une thérapie cognitive et comportementale, laquelle lui permit de s'améliorer très rapidement. Au bout de trois semaines, elle allait si bien que l'on avait programmé sa sortie pour la semaine suivante. Malheureusement, sur le conseil d'une amie, elle est allée voir un hypnotiseur qui a fait surgir un souvenir totalement enfoui jusque-là : elle a découvert qu'elle avait certainement été abusée par son père ! Dès le lendemain, la rechute était complète et elle n'osait plus sortir de sa chambre. L'enquête auprès de la famille, notamment de ses deux sœurs, a montré que l'abus sexuel était plus qu'improbable, pour ne pas dire tout à fait impossible, mais, à la limite, peu importait car son souvenir était si fort que le tableau clinique évoquait un syndrome post-traumatique. Il a donc fallu la traiter en EMDR[1] pour évacuer ce « souvenir ». En cours de séance, elle a « vu qu'elle n'avait rien vu ». Et tout est rapidement rentré dans l'ordre ! L'effet nocebo de l'hypnose, associé à l'ambiance de la clinique (sa voisine de table avait effectivement été violée par son beau-père), avait entraîné une rechute, bloquant les effets favorables de la thérapie et il a fallu extirper le souvenir fabriqué pour la voir guérir, cette fois définitivement. C'est en réalité sa propre mère qui avait été violée par son beau-père et qui lui avait, sans le vouloir, inculqué sa peur des hommes.

Au sujet de la suggestion, j'ai encore en mémoire les cours de parasitologie de ma jeunesse : tous les jeunes carabins[2] (et carabines) de l'amphithéâtre se grattaient à qui mieux mieux quand le

1. *Eyes movements desensitization reprocessing*. Technique en partie dérivée de l'hypnose, mise au point par Francine Shapiro en Californie et destinée à traiter le syndrome de stress post-traumatique par le déclenchement de mouvements oculaires rapides.

2. Étudiant en médecine en argot estudiantin.

professeur projetait des diapositives de puces, poux, moustiques et autres morpions !

ACTUALITÉ DE LA PANACÉE

C'est peut-être la revue *Prescrire* qui a le mieux démontré jusqu'à quel point l'argument d'autorité peut avoir des effets extraordinaires, potentiellement dévastateurs dans le domaine des médias, en l'occurrence un journal médical. Il suffit que la source d'information soit considérée comme fiable, pour ne pas dire irréfutable, pour que les gens adhèrent sans discussion, aux plus gros canulars, même cousus de fil blanc.

Cette excellente revue a bâti sa réputation sur un élément objectif qu'aucune autre ne peut revendiquer : elle n'est pas soutenue financièrement par les laboratoires (pas de pubs), et ne survit que grâce aux subventions de l'État (du moins, les premières années) et aux cotisations de ses abonnés. Cet hebdomadaire s'est donc taillé une réputation justifiée d'indépendance, d'impartialité, pour ne pas dire de sévérité, en passant au banc d'essai chaque molécule qui sort sur le marché. Au grand dam de l'industrie pharmaceutique qui se fait étriller plus souvent qu'à son tour. Inutile, donc, de chercher une page de publicité, vous n'en trouverez pas. À la manière de *Soixante millions de consommateurs* ou de *Que choisir*, ses articles dissèquent chaque molécule émergente, analysent les essais thérapeutiques, attaquent les à-peu-près, réfutent tous les *a priori*, démontent les sophismes et pourfendent la fraude scientifico-commerciale. Ils attribuent (exceptionnellement) des pilules d'or, et agrémentent leurs petites monographies de *smileys* qui, dans leurs pages, grimacent beaucoup plus souvent qu'ils ne sourient.

Prescrire fait aussi œuvre pédagogique en apprenant à ses lecteurs, médecins et pharmaciens, à ne pas se laisser bluffer par les arguments publicitaires parfois spécieux de la publicité pharmaceutique, qu'elle soit écrite ou orale (délégués médicaux). Bref, lire *Prescrire*, pour un médecin ou un pharmacien, c'est faire preuve d'indépendance et d'objectivité.

Nous sommes au printemps 1984. Comme tous les ans, les membres de l'équipe de rédaction du journal se creusaient les méninges pour inventer une farce dans la grande tradition du numéro du 1er avril. Dans l'esprit de la revue, il s'agissait d'apporter une touche d'humour à une publication plutôt austère par ailleurs. Mine de rien, c'est aussi une façon pour eux de vérifier s'ils font du bon travail et si le sens critique des lecteurs est aussi développé qu'il le devrait. Cette année-ci, l'un des rédacteurs finit par lancer un thème. Sans beaucoup de conviction car, de son aveu même, la ficelle était vraiment trop grosse. Il s'agissait de passer au banc d'essai la mise sur le marché du Panaceum® dont le principe actif était la psychotropine, elle-même extraite d'une plante du haut Tibet, le *Panaceus miraculosus Lin*, utilisé pour combattre l'insomnie des lamas et de leurs ouailles. Ce médicament se révélait universel, capable de traiter toutes les maladies psychiatriques chez l'homme sans que l'on puisse déceler le moindre effet secondaire. Le Panaceum® avait été testé chez tous les animaux de laboratoire, rats, souris, chats, chiens et autres primates, et était parfaitement toléré par tous à l'exception notable de certaines espèces de poissons. N'oublions pas que nous sommes en avril !

« Tous les essais sont concordants, une seule prise de 5 mg assure la guérison de la grande majorité des malades... » Absence à peu près totale d'effets secondaires, « moins qu'un placebo ». Un seul comprimé par boîte suffisait. « L'intérêt, pour nous autres prescripteurs, est qu'il ne sert à rien de faire un diagnostic précis. Dès que nous soupçonnons un trouble, majeur ou mineur, peu importe ce que cela recouvre, la prescription est la même. » Le rêve pour un médecin, puisque la partie la plus difficile de la consultation, qui est de parvenir à poser un diagnostic, était supprimée. Cependant, l'ensemble était tellement cousu de fil blanc que personne à la rédaction ne crut une seconde que le lectorat, formé au scepticisme depuis tant d'années, mordrait à l'hameçon piscipète.

Le numéro d'avril sortit et... ce fut très vite un ouragan médiatique ! Un extraordinaire raz de marée ! Les prescripteurs se mirent à prescrire, prescrire et prescrire encore le Panaceum® à des patients de tout poil, éberlués, mais pas tant que les pharmaciens incapables de délivrer un produit qui n'apparaissait sur aucune nomenclature, et pour cause. Des professeurs de thérapeutique, des centres antipoison, des journaux médicaux, des laboratoires écrivirent à *Prescrire* pour demander plus de précisions. Puis ce fut le tour des pharmaciens d'entrer dans la danse, d'appeler leurs médecins correspondants pour leur enjoindre, ou du moins leur suggérer, de prescrire du Panaceum® à telle ou telle personne de leur clientèle, de recourir au fameux « remède miracle ». Enfin, les malades eurent vent de la découverte et sollicitèrent leurs thérapeutes afin qu'ils leur prescrivent la miraculeuse panacée. Il se murmure qu'à la suite d'une réunion extraordinaire, le très sourcilleux ordre des médecins aurait discrètement contacté la revue. *Prescrire*, embarrassé, publia un éditorial de démenti, assorti de justifications en demi-teinte. « De temps en temps, une petite douche froide est nécessaire pour nous réveiller. » Le courrier des lecteurs de mai est inénarrable. Entre les commentaires des médecins, beaux joueurs amusés autant qu'abusés, et des autres, dindons de la farce, vexés et mécontents, et ceux aussi qui en rajoutèrent une louche, multipliant les calembours... Une jolie anthologie des passions humaines.

Plus sérieusement, cette histoire de canular doit être prise comme une parabole qui met en lumière deux des plus grands fléaux de la médecine : l'argument d'autorité et sa conséquence (ou cause ?), la naïveté. Le prestige du média *Prescrire* auprès de ses lecteurs, supposés formés à ne pas se laisser prendre au piège de la révérence, a fait que ceux-ci n'ont pas douté une seconde du sérieux de leur nouvel évangile et ont oublié la fameuse objectivité que la revue s'évertuait à leur inculquer depuis des lustres.

Certains praticiens, ulcérés de s'être laissé prendre, témoignèrent de leur frustration, voire de leur colère, dans le fameux et déjà cité courrier des lecteurs : « Où allons-nous si les critiques eux-mêmes sont critiquables ? » Malheureusement, l'histoire ne dit rien du ressenti, et même de la possible aggravation des patients psychiatriques frustrés à qui l'on avait fait miroiter la promesse d'une rapide amélioration. Il n'est pas impossible qu'un certain nombre d'entre eux aient développé des effets nocebos par carence du médicament qui les avait tant fait rêver. Le canular peut, en effet, avoir eu un effet nocebo sur les patients, sans parler des graves blessures d'amour-propre des praticiens. C'est même plus que probable.

L'idée de panacée, d'or potable, de thériaque est dans toutes les têtes de médecins depuis que l'idée même de thérapeutique est apparue. Elle est renforcée si elle est imprimée, surtout s'il s'agit d'une revue indiscutable.

ALCHIMIE MÉDICALE

L'idée de remède universel a fait et continue de faire la fortune des bonimenteurs. L'histoire déjà évoquée de Linus Pauling en est proche, lui qui en toute bonne foi pensait tout guérir avec l'or du citron. Un charlatan sommeille dans chaque médecin, la différence étant qu'un vrai charlatan a pour seul but de s'enrichir, alors que le médecin qui a prêté le serment d'Hippocrate veut d'abord aider son prochain. Parler de rêveur, naïf ou utopiste serait donc plus approprié.

Peut-on réellement faire grief à un thérapeute qui se prend à espérer disposer d'une substance capable de guérir de tous les maux ? Ce sont sans doute les alchimistes du Moyen Âge et surtout de la Renaissance qui ont le plus développé ce concept avec leur quête de la Pierre philosophale. Quand le philosophe, après des décennies de dur labeur et de recherche acharnée, parvenait à obtenir la fameuse substance, il en testait l'efficacité en transmutant le vil plomb en or pur. Rappelons que ce test n'était en aucun cas l'objectif de son projet, car l'alchimiste n'était pas intéressé par la fortune. Une fois qu'il avait fait la preuve expérimentale de la réussite de ses travaux, il dissolvait la Pierre pour obtenir l'Or potable qu'il s'autoadministrait. Une fois consommée, cette panacée lui donnait alors le choix entre deux voies : soit il accédait à la vie éternelle dans la richesse et la gloire à la manière du comte de

Saint-Germain, soit il optait pour le passage dans une autre dimension, sorte de nirvana, d'immanence extatique. Ce fut le choix des grands alchimistes comme Nicolas Flamel, Lallemant (de Bourges), Fulcanelli *alias* Eugène Canselier. Mais attention, pour avoir le droit de l'absorber, l'artiste devait s'être au préalable préparé, transformé, grâce à son travail acharné de plusieurs décennies. Il devait avoir longuement souffert, pris le risque de mourir dans une déflagration, comme beaucoup de ses collègues, tant les substances manipulées étaient instables. Ce n'est qu'une fois cette autotransmutation accomplie qu'il pouvait sans risque avaler l'Or potable, ce placebo universel, et embarquer pour sa fabuleuse croisière dans la quatrième dimension.

Une observation montre les effets secondaires du fabuleux remède quand il est mis en contact avec des organismes profanes, c'est-à-dire non préparés par la souffrance d'une longue recherche personnelle. L'histoire se passe à la Renaissance et décrit les tribulations d'un « souffleur » comme on appelait alors l'assistant de l'alchimiste chargé d'entretenir le feu, de souffler sur les braises, de fournir les ingrédients, d'aider à leur assemblage tout au long des interminables phases de l'Œuvre au noir. Dame Pernelle, l'épouse de Nicolas Flamel, est la plus fameuse d'entre tous les souffleurs. Une fois que son maître eut terminé son Œuvre, et alors qu'il s'était momentanément absenté, le souffleur but en cachette (ou par accident, selon les versions) quelques gouttes du précieux liquide, l'Or potable. Aussitôt, il tomba très malade, dut s'aliter, perdit ses dents, ses cheveux, se mit à vagir et à réclamer du lait. Il était redevenu un nouveau-né et dut à nouveau, monstrueux bébé, grandir et franchir tous les stades de l'enfance. Le remède holistique n'est toléré que par ceux qui l'ont vraiment mérité. Ainsi, même la panacée pouvait avoir un effet nocebo ! Cette histoire du souffleur en est une belle illustration.

De même, tout médicament a une double polarité et peut se révéler aussi bien bénéfique que maléfique. Les tranquillisants… tranquillisent, mais peuvent aussi tuer, et tous ceux qui tentent de se suicider avec le savent bien. En règle générale, les médicaments ne sont tolérés que si l'on en a besoin. Un remède antimaladie de Parkinson fera des miracles si l'on souffre de cette maladie, mais aura des conséquences extrêmement désagréables, nausées, hallucinations, vertiges, insomnie, excitation, si l'on n'est pas parkinsonien. Quant au principal effet d'un antibiotique pris en l'absence d'infection, ce sera une bonne diarrhée !

L'organisme du souffleur n'avait pas été préparé à absorber l'Or potable, il a donc développé de nombreux effets secondaires. Le placebo universel était devenu nocebo universel.

La morale de cette histoire est simple : « Toute vérité est bonne à entendre à condition que les esprits aient été préparés à la recevoir. » Et si l'on revient à notre époque, la croyance de certains thérapeutes en un remède un peu trop merveilleux peut les pousser à le « surprescrire » et à ne pas guérir, voire à aggraver l'état de ceux qui auraient pu recevoir un médicament validé à la place de la poudre de perlimpinpin. La recherche de la panacée peut être redoutable.

AUTOSUGGESTION ET EFFETS SECONDAIRES

Gisèle, 52 ans, sans profession, se sent déprimée depuis que son mari l'a « quittée pour une gamine »... pour revenir au bout de trois longs mois, la queue basse (*sic*). Non seulement elle pleure toute la journée, mais elle est devenue hypocondriaque. Elle prend sa température quatre à six fois par jour et s'alite si le thermomètre indique 37,5 °C. Elle reste allongée, appelle son médecin, lequel trouve toujours moyen d'être en visite. Elle décide alors d'appeler SOS médecins. La standardiste, qui finit par bien la connaître, l'envoie gentiment sur les roses. Désespérée, Gisèle se souvient qu'elle a conservé une boîte de médicaments que sa belle-mère a oubliée lors de son dernier passage.

Elle décide de l'essayer. Avant d'avaler le premier comprimé, elle lit en détail la notice, comme elle le fait toujours. Deux heures plus tard, elle est « vraiment malade », dit-elle à son mari : elle a des vertiges, des nausées, mal au ventre, les jambes lourdes, se sent très fatiguée, a des maux de tête, un début d'éruption cutanée. Entre-temps, son médecin a achevé ses visites et se présente à son domicile. Comme lui aussi la connaît bien, il lit à son tour la notice du fameux médicament inconnu et y retrouve – dans l'ordre – l'ensemble des symptômes présentés par Gisèle. On pourrait penser que cette patiente a effectivement tous les effets secondaires d'un médicament dont elle n'avait pas vraiment besoin. Néanmoins, il est probable, vu l'ordre exact de déclinaison des symptômes qu'elle a les fabriqués inconsciemment afin d'obtenir l'attention dont son angoisse a besoin.

Cette histoire banale met en évidence certains effets secondaires d'une information pourtant nécessaire, mais qui peut se révéler capable d'induire des signes fonctionnels chez les personnes anxieuses. Comme une sorte d'autosuggestion inconsciente. C'est exactement selon les mêmes mécanismes que l'expert financier plombe les cours de la Bourse en prédisant que la Bourse va chuter. Encore une fois, l'effet nocebo de l'information joue à plein.

LES GÉNÉRIQUES : SELON QUE VOUS Y CROYEZ OU NON...

Réduire les budgets médicaments est certes louable pour les organismes sociaux. Néanmoins, les autorités auraient pu prendre quelques précautions et s'inquiéter un peu plus de l'effet du changement de nom et de présentation des spécialités, en particulier chez les populations à risque : personnes âgées, patients atteints de maladies chroniques. Tous ces gens, en effet, prenaient le même comprimé depuis des années et, brutalement, se sont vu imposer une modification de leurs habitudes. Nombreux sont les malades qui ont alors ressenti une baisse d'efficacité, des effets secondaires nouveaux, surtout... si leur voisine en avait eu ! Purs produits de l'imagination. Pur effet nocebo. Vous aurez beau leur expliquer qu'avant toute mise sur le marché, une étude de bioéquivalence, c'est-à-dire de la manière dont la substance est utilisée par l'organisme, est obligatoire, rien n'y fera.

Médicaments génériques contre l'épilepsie

Ce sont sans doute les neurologues spécialisés dans l'épilepsie qui ont le mieux illustré l'effet nocebo des génériques.

En 2007, lors d'un colloque sur l'épilepsie qui s'est tenu à Paris, des neurologues évoquent, sans plus de précisions, le décès d'un patient après le passage d'un médicament classique à un médicament générique. Quatre jours plus tard, le docteur Arnaud Biraben, neurologue à l'hôpital Pontchaillou de Rennes, expert à l'Afssaps, précise à l'AFP avoir eu connaissance de deux cas de décès en France. L'un concerne une personne morte d'une aggravation brutale de son état, à Saint-Brieuc, alors que deux de ses médicaments avaient été substitués en même temps par des génériques. Cependant, selon l'Afssaps, pour le cas déclaré en 2007 et qui datait de 2005, « il n'y a pas de lien » avec le changement de médicament. L'autre cas, selon le docteur Biraben, remonte à l'automne précédent et concerne une personne qui a eu un accident de la route à la suite d'une crise d'épilepsie et est morte d'une seconde crise après l'accident. Ce cas n'a pas encore été notifié à l'Afssaps. « Je n'ai absolument aucune preuve que ces morts soient intervenues à cause des génériques », indique le docteur Biraben qui souligne cependant que l'épilepsie est une maladie « où le psychisme joue un rôle » et que le seul changement d'excipient, et par conséquent d'une présentation de comprimé à une autre, peut provoquer du stress, et donc une crise. Le docteur Biraben, qui manifestement n'est pas tombé de la dernière pluie, évoque donc sans le dire la possibilité d'un effet nocebo du générique.

Début juillet, la commission de pharmacovigilance de l'Afssaps se réunit pour faire le point sur les médicaments génériques destinés aux patients épileptiques. Selon une enquête récente menée en France auprès de trois cents neurologues, un phénomène nouveau est en train d'émerger. Un médecin sur deux rapporte en effet des récidives de crises chez des patients équilibrés ou des cas d'aggravation d'épilepsie mal contrôlée, ou encore l'apparition d'effets secondaires nouveaux. « Il est très difficile d'établir un lien direct entre ces problèmes et la prise de génériques, mais il est clair qu'il se passe quelque chose », détaille l'auteur de l'étude, le docteur Arnaud Biraben.

À ce moment, on est clairement dans la rumeur amplifiée par... la rumeur du sondage d'opinion car trois cents neurologues représentent une proportion non négligeable des neurologues français.

« L'Afssaps avait été alertée par des neurologues depuis plusieurs années sur le possible impact d'un changement de traitement sur la santé des malades épileptiques. Devant le manque de données, elle a ouvert une enquête de pharmacovigilance, appelant les praticiens à notifier les cas, en septembre 2007. » Selon le docteur Biraben, « pour être reconnu comme générique, il faut que le taux du médicament dans le sang ne varie pas de plus de 20 % au fil du temps », c'est-à-dire lors de dosages à différents intervalles de temps. « Pour obtenir le label de générique, un médicament est testé en prise unique chez des volontaires sains. La teneur en principe actif doit y être la même que celle du médicament princeps, mais les changements d'excipient ou de galénique peuvent, au final, faire varier cette teneur de – 20 % à + 25 % par rapport au médicament princeps. Un écart qui devient maximal en cas de remplacement d'un générique par un autre générique ! Une valeur acceptable pour la plupart des maladies, mais trop large pour les médicaments antiépileptiques (MAE) où la précision thérapeutique est extrême. En pratique, mieux vaudrait donc rester fidèle au traitement habituel[1]. »

Prudence, prudence. Avec des maladies aussi graves que les épilepsies et des spécialistes aussi précis que les neurologues, le principe de précaution doit jouer à plein. Personne, à ce moment, n'explique qu'en fonction de la composition des repas ou des horaires de la prise du médicament, des variations relativement importantes peuvent être observées dans le sang, aussi bien avec le produit princeps qu'avec son générique.

Enfin, l'Afssaps publie son communiqué en mars 2008 : « L'Afssaps a engagé en avril 2007 une démarche d'évaluation des

1. Sylvie Riou-Milliot, *Sciences et avenir*, août 2007.

effets de la substitution des médicaments antiépileptiques, en prenant en compte les préoccupations exprimées ces dernières années au sein de la communauté des soignants qui prennent en charge cette maladie chronique. À l'étranger, de nombreuses sociétés savantes ont émis des recommandations. Les positions les plus tranchées ont consisté à recommander soit de ne jamais substituer (Écosse), soit de ne jamais substituer sans l'accord du médecin traitant (position de 2006 de l'American Association of Neurology). La Ligue française contre l'épilepsie a pris en juillet 2007 une position assez proche. En avril 2007, le Comité technique de pharmacovigilance, qui prépare les travaux de la Commission nationale de pharmacovigilance, a débattu des résultats d'une étude effectuée par le docteur Biraben, neurologue au CHU de Rennes, auprès d'un peu plus de trois cents membres de l'association des neurologues libéraux de langue française qui ont répondu à un questionnaire sur leur pratique ou leur perception de la substitution. Cette étude faisait ressortir que peu d'entre eux prescrivaient eux-mêmes des génériques, que 70 % d'entre eux estimaient que la substitution d'un antiépileptique s'était accompagnée d'appels téléphoniques et de signes d'inquiétude de leurs patients, et qu'enfin un tiers des répondants signalaient avoir eu des problèmes lors de la substitution, soit du fait d'une récidive de crises, soit du fait de l'apparition d'effets indésirables. »

Cette étude de perception a donné un signal qui invitait à pousser l'analyse, compte tenu de l'enjeu thérapeutique et de santé publique. En effet, l'épilepsie est une maladie chronique qui peut être grave et dont le traitement est donné pendant de longues années. De nombreux facteurs favorisants peuvent provoquer une crise (stress, prise d'alcool, manque de sommeil, non-observance du traitement). La survenue d'une seule crise chez des patients contrôlés peut avoir des conséquences importantes.

Anxiété d'anticipation et nocebo

En France, l'épilepsie touche 400 000 à 500 000 personnes dont environ deux tiers sont équilibrées par le traitement alors que pour environ un tiers les crises persistent en dépit d'une bonne observance du traitement (épilepsie pharmaco-résistante). Par ailleurs, l'une des particularités de cette maladie est la survenue d'une crise de façon aléatoire, ce qui peut constituer une crainte pour certains patients (anxiété anticipatoire). L'*anxiété anticipatoire* est donc un facteur à prendre en compte dans l'éventuel déclenchement d'une crise. De manière plus générale, l'anxiété anticipatoire, c'est la peur que peut véhiculer une information. On l'a déjà vu avec le téléphone portable ou les traitements hormonaux substitutifs de la ménopause, en vertu du fameux « principe de précaution », même si aucune certitude ne vient étayer scientifiquement cette peur, à partir du moment où le doute est jeté, on ne peut s'empêcher de modifier son comportement. Même chose pour la phobie des transports aériens, beaucoup de personnes l'ont développée après l'accident du vol Rio de Janeiro-Paris, tant le martèlement des actualités a été important.

On a vu chez le rat de laboratoire que le cancer, l'ulcère à l'estomac, les réactions immunitaires peuvent être déclenchés par certains stress psychologiques. Il en va probablement de même chez l'humain chez qui beaucoup de maladies organiques ou psychiatriques sont créées ou aggravées par ce type de facteur. Aucune maladie n'échappe à l'effet placebo, pas plus qu'à l'effet nocebo.

Pour en revenir à l'épilepsie, c'est sans doute la peur des neurologues de déclencher une crise qui a induit une inquiétude chez leurs patients qui se sont effectivement parfois mis à convulser. La peur de la crise d'épilepsie peut déclencher la crise.

« La responsabilité des médicaments génériques ne peut être affirmée dans la survenue de crises épileptiques observées chez les patients à l'occasion de la substitution d'un médicament antiépileptique. Les données disponibles ne sont pas suffisantes pour apporter la démonstration scientifique d'une relation entre la substitution et le déséquilibre de la maladie épileptique. De plus, les données de l'enquête ne permettent pas d'affirmer que les cas rapportés soient liés à un défaut de bioéquivalence des génériques par rapport aux princeps.

Par ailleurs, la variabilité intra- et interindividuelle des caractéristiques pharmacocinétiques des médicaments, dont celle des médicaments antiépileptiques, ne permet pas de remettre en cause les règles d'enregistrement des médicaments génériques d'antiépileptiques.

En conclusion, l'efficacité et la sécurité des médicaments génériques des antiépileptiques ne sont pas remises en cause. Les règles d'autorisation de mise sur le marché des génériques d'antiépileptiques restent inchangées. Enfin, depuis l'arrivée des médicaments génériques sur le marché, il n'y a pas eu d'augmentation des phénomènes de répétition ou d'aggravation des crises. » (On ne saurait mieux dire comme langage diplomatique !)

Compte tenu des caractéristiques de la survenue des crises d'épilepsie et du rôle potentiellement favorisant de situations anxiogènes, un accent est mis sur :

– la nécessité d'un dialogue entre le médecin et le patient sur la possibilité d'une substitution. Il s'agit d'expliquer aux patients ce que sont les médicaments génériques et de vérifier que leur utilisation ne suscite pas d'anxiété particulière. Si le praticien sent persister des réticences ou *a fortiori* des craintes, il lui est recommandé de faire en sorte d'éviter que la substitution soit pratiquée ;

– la nécessité, avant toute délivrance par le pharmacien, de vérifier que l'ordonnance ne comporte pas une mention de non-substitution et que la substitution est pleinement acceptée par le patient.

Dans ce contexte, compte tenu des enjeux sanitaires et sociaux d'une maladie qui reste mal maîtrisée dans un tiers des cas, l'Afssaps rappelle aux prescripteurs (neurologues, neuropédiatres et médecins généralistes) qu'ils peuvent s'opposer à la substitution, en mentionnant « non substituable » sur l'ordonnance des patients pour lesquels ils le jugent utile. Ce droit de mentionner « non substituable » sur l'ordonnance peut s'exercer, que le médicament prescrit soit un princeps ou un générique[1]. On aurait envie d'ajouter : « Tout ça pour ça ! »

1. Afssaps : les matinées avec la presse, 11 mars 2008.

L'Afssaps, qui est un organisme particulièrement respectueux du narcissisme des médecins et de leurs patients, prend des gants pour expliquer que toute cette histoire a été fondée sur une rumeur mondiale sur laquelle les agences nationales de toute la planète ont dû se pencher. Il a suffi d'un ou deux pépins, survenus probablement par coïncidence, pour que la mayonnaise interprétative prenne et que toutes les crises d'épilepsie observées par la suite soient imputées aux substitutions par les génériques.

Pourquoi dans ce domaine particulier ?

La neurologie est un des domaines les plus difficiles de la médecine, car les maladies traitées sont gravissimes et, pour l'immense majorité, sans traitement médical. À part la maladie de Parkinson, où les médicaments permettent de mettre entre parenthèses le processus évolutif pendant environ une dizaine d'années, il n'y a guère que l'épilepsie où ces spécialistes ont l'impression de ne pas être impuissants, d'où un sentiment de spécificité et de délicatesse extrême de ce domaine particulier. Il existe aussi une certaine susceptibilité de la part des neurologues, dont la spécialité est nouvelle (1968) et a été retranchée de la neuropsychiatrie avec déclenchement d'une guerre froide entre neurologues et psychiatres, ces derniers ayant eu la chance de voir arriver rapidement sur le marché un grand nombre de médicaments efficaces.

Le raisonnement (inconscient) a donc été : « Les génériques sont une approche au fond assez commune, presque vulgaire, satisfaisante pour tout le monde, sauf pour nous, en particulier avec les antiépileptiques qui requièrent un doigté, un niveau de compétence et de précision uniques[1]. » Il a donc suffi que les

1. Pour être tout à fait honnête, il semble selon les pharmacologues que, pour être considérés comme bioéquivalents, deux produits doivent avoir les mêmes caractéristiques pharmacologiques avec une marge de 20 % (10 % de plus ou de moins). Selon les experts, cette marge ne modifie pas l'efficacité et la tolérance du générique. D'ailleurs, selon ce que l'on mange, selon l'horaire, selon que l'on a fumé ou non, le même produit chez le même sujet n'a pas la même biodisponibilité. Il n'en reste pas moins que les essais des génériques sont réalisés sur des volontaires sains, souvent en Afrique du Sud ; il est donc

neurologues se comportent à leur insu comme le Dr Wolf, fassent la moue en apprenant que leur précieuse prescription de leur précieux médicament avait été substituée, pour que des crises d'épilepsie apparaissent, tant cette maladie peut en effet être aggravée par le moindre facteur psychologique. On cite toujours Dostoïevski, épileptique célèbre et itinérant, dont les crises étaient d'autant plus fréquentes qu'il était à proximité du lieu de la mort de son père. On se trouve ici dans la quintessence de l'effet nocebo induit par une pollution médiatique.

Du remède générique au remède politique

Si l'on revient à la question de l'information par les médias, on peut comprendre facilement que les convictions intimes et plus ou moins conscientes d'une chaîne de radio, de télévision ou la rédaction d'un journal, peuvent renforcer ou, au contraire, détruire l'effet d'un remède politique. Par exemple, dans une anecdote déjà citée, le « docteur » Nicolas Sarkozy, alors ministre de l'Intérieur, se rend dans un quartier dit sensible pour prescrire un traitement sécuritaire. Il déclare devant les populations et les journalistes : « C'est au Kärcher que je vais vous débarrasser de cette racaille. » Pour les « braves gens » et la presse de droite, le traitement, certes un peu violent, est adapté et doit rassurer les populations tranquilles, cible principale du remède. Pour les antisarkozistes et la presse de gauche, les mots employés sont inadaptés, agressifs, irrespectueux vis-à-vis des « quartiers sensibles » et ne tiennent pas compte des racines du mal. Le ministre a choisi un antibiotique pour éliminer les trublions infectieux, n'aurait-il pas fallu en même temps renforcer les défenses immunitaires du terrain banlieue ? Toujours est-il que le traitement ministériel de choc a fait un sacré flop !

---

possible, bien que spéculatif, que les malades n'aient pas la même bioéquivalence que lesdits sujets sains. De fait, c'est cette marge de tolérance de la bioéquivalence qui instille le doute et l'on regrette que l'Afssaps, pourtant interrogée à ce sujet, ne fournisse pas de réponse claire.

La croyance erronée dans les effets secondaires d'une substance pourtant pharmacologiquement neutre permet peut-être de définir le seul vrai objet nocebo, au sens canonique du terme. Prenons encore une fois l'exemple de la vitamine C et de sa mythique action antifatigue, stimulante et éveillante. Nombreuses sont les personnes qui sont convaincues que les agrumes, citron, orange, pamplemousse, mandarine... provoquent de l'insomnie et qui, pour tout l'or du monde, ne prendraient pas la moindre citronnade le soir et refusent vertueusement tout cocktail à base d'agrumes avant de se coucher. Et, effectivement, le citron empêche de dormir tous ceux qui... sont persuadés qu'une bonne citronnade est une préparation tonifiante. Mais quand on leur demande ce que provoque chez eux une bonne salade de tomates, ils restent en général perplexes. Admettent que non, les tomates ne leur provoquent rien de particulier, du moins au niveau de leur sommeil... finissant soudain par réaliser qu'une salade de tomates contient finalement beaucoup plus de vitamine C qu'un citron pressé ! Une tomate moyenne (120 g) contient en effet environ 23 mg de vitamine C, alors qu'un citron de 100 g en contient 50. Or, généralement, dans une salade, on consomme plusieurs tomates, alors qu'on ne prend souvent que quelques gouttes de jus de citron.

C'est cela, l'effet nocebo du citron et de la vitamine C.

COMMENT CONVERTIR UNE ANGOISSE EN SYMPTÔME PHYSIQUE ?

Parmi les plus anciennes illustrations de l'effet nocebo des médias au sens large, il convient de citer les sorciers qui ont beaucoup communiqué en leur temps et continuent de le faire. Un peu partout dans le monde, des jeteurs de sort et des envoûteurs font crever les troupeaux ou rendent malades les individus, tandis que d'autres coupent le mauvais sort. Le monde occidental n'est pas épargné et ces pratiques restent toujours très actives en Corse, en Bretagne, dans le Berry, le Nord, en Savoie... Il est intéressant de voir qu'en ville la tendance est à l'exotisme et que les « Français dits de souche » consultent volontiers des sorciers africains dont les *flyers* sédimentent avec une belle constance dans les boîtes aux lettres et sur les poteaux des feux rouges.

La sorcellerie s'enracine dans un effet nocebo commandité par un individu en conflit avec un autre. Elle ne peut fonctionner que sur une croyance partagée par au moins quatre personnes, dans l'ordre : le donneur d'ordre, l'envoûteur, l'envoûté et le désenvoûteur, évoluant au sein d'un groupe social qui y adhère également.

D'un point de vue neuropsychologique (et non anthropologique), le principe est simple : quelqu'un consulte un antisoignant, un faiseur de maladie, le sorcier, dans le but de faire arriver des malheurs à un ennemi désigné. L'ennemi en question a vent de cette démarche du fait de la rumeur publique (variété archaïque de média), ce qui crée chez lui une angoisse. Cette angoisse peut être transmise à ses animaux, qui vont tomber malades, ou déclencher chez lui-même et ses proches un processus pathologique. C'est le bouche-à-oreille du groupe qui se révèle capable de faire monter la tension psychologique de la victime et de sa famille, entraînant par exemple une élévation des taux de cortisol, adrénaline et autres vecteurs biologiques du stress. Bien qu'aucune étude ne vienne pour le moment étayer cette hypothèse, il semble qu'elle soit la seule à pouvoir rendre compte de ces phénomènes autrement que par la magie. On peut aussi retourner le problème et reconnaître que lorsque l'un de ces événements se produit par hasard (vaches malades, malheurs dans la famille), la victime consulte un sorcier qui reconstruit la réalité (sort jeté) en fournissant une explication intelligible par le groupe. À partir de là, tout ce qui se produit de négatif sera interprété comme résultant du mauvais sort.

D'un point de vue psychologique, la conversion de cette angoisse en symptômes physiques s'apparente à l'hystérie. Non pas que les victimes soient des hystériques, mais elles mettent en scène des signes de cette lignée en tant que mécanisme de défense. Il est constant d'observer que ces manifestations sont toujours fondées sur des mécanismes d'imitation, d'identification. Ce qui donne à l'observateur une impression d'obéissance aveugle à la mode. Au Moyen Âge, les symptômes de conversion étaient des stigmates de brûlures ou de piqûres de nature à intéresser les inquisiteurs. Au XVIIe siècle, on a pu observer des convulsions, et au XVIIIe survenaient des vapeurs et des pâmoisons. De nos jours, on note des processus souvent allergiques ou touchant à la sphère immunitaire. Tous ces symptômes, très volatils, font de leurs détenteurs des proies toutes désignées pour les charlatans de tout poil.

Mais qu'importe la conversion pourvu qu'on reste tendance : plus une maladie est médiatisée, plus elle fera de ravages. À l'heure actuelle, ce sont la fibromyalgie et la fatigue chronique qui sont le plus à la mode, et cela d'autant plus que les associations de fibromyalgiques et de fatigués chroniques entretiennent un gros battage médiatique pour faire reconnaître leur indiscutable souffrance. Cette forme nouvelle de médiatisation de symptômes fonctionnels crée de fréquents conflits entre des malades revendicatifs et un corps médical qui se sent dépossédé de son savoir. Nombreux sont les médecins qui s'écrient agressivement : « La fibromyalgie, ça n'existe pas ! » quand un consultant se présente avec ce genre de diagnostic en guise de carte de visite, ce qui déclenche aussitôt une incompréhension réciproque. Ils ont tort car ce type d'affirmation est vécu par les patients comme un déni de leur souffrance pourtant bien réelle, et ils ont raison car ce sont des maladies fonctionnelles sans substrat organique. C'est là tout le problème de la communication médicale en Occident, sempiternellement à la recherche d'une localisation anatomique et qui ne « croit » pas à la réalité d'un syndrome non repéré dans l'espace.

C'est toujours la même histoire du malade qui, ayant mal à la tête, se présente chez son médecin, lequel lui fait faire un scanner et finit par s'écrier : « Vous n'avez rien », phrase hallucinante si l'on prend la peine d'y réfléchir. La médecine prend l'image (radiologique) pour l'organe comme on prend la carte (géographique) pour le terrain.

– Vous n'avez rien (de visible) au scanner, vous n'avez donc rien à la tête.

– Oui, peut-être, mais pourtant… J'ai vraiment mal à la tête. »

Ce genre de dysfonctionnement au niveau de la médiatisation de l'information par le médecin à son patient crée une terrible incompréhension, entretient le trouble, entraîne des réactions hostiles de part et d'autre, comme en témoigne la vivacité des documents diffusés par les associations de défense des maladies fonctionnelles mal reconnues par la médecine officielle.

Espoir et effet placebo ou nocebo

Le niveau intellectuel n'entre pas en compte et le placebo est aussi efficace chez le génie que chez celui dont l'intelligence est plus modeste. La structure psychologique non plus, le placebo n'agit pas mieux chez les névrosés, les hystériques, les psychotiques, les psychopathes, que chez les personnes équilibrées. C'est pourquoi, dans le sport comme dans le grand public, tous les individus peuvent subir un effet nocebo quand ils ont le sentiment de ne plus maîtriser la situation et sont plongés dans le désespoir. Je me rappelle un jeune fleurettiste qui pensait que ses chaussettes vert fluo lui portaient chance. Un jour, un arbitre pointilleux les lui a interdites, le règlement stipulant que seul le blanc est autorisé en escrime. Ce jour-là il a perdu à plates coutures ! On le voit, c'est le niveau d'espoir, conséquence de l'anxiété et donc de suggestibilité qui conditionne l'efficacité du placebo. Ceci explique que le placebo n'aurait pour ainsi dire aucun effet sur un sportif à l'entraînement solitaire, alors qu'il aura une efficacité d'autant plus grande que l'enjeu de la compétition est élevé. C'est d'ailleurs pour cette raison que les records sont plus souvent battus dans les grandes compétitions qu'au quotidien.

Les miracles de Lourdes peuvent aussi être expliqués par l'attente majeure d'une guérison extraordinaire, attente entretenue par les médias religieux locaux. Il convient tout d'abord de noter que les miracles ne sont jamais vraiment miraculeux puisqu'il arrive, bien que rarement, que le même genre de phénomène de guérison extraordinaire de cancer ou de sclérose en plaques s'observe en dehors de tout contexte religieux. Le véritable miracle consisterait par exemple à la repousse d'un bras ou d'un œil. De plus, pour reprendre l'exemple très médiatisé de la jeune Sicilienne guérie de son ostéosarcome, il me semble que si Dieu intervenait vraiment en personne, il ne laisserait pas de cicatrice radiologique… Mais peut-être n'est-ce qu'un avis de mécréant... On ne m'enlèvera cependant pas de l'idée que c'est cet extraordinaire niveau d'espoir qui provoque une inondation de l'organisme par des lymphocytes tueurs de cellules cancéreuses, des interférons et autres antimitotiques naturels. Le niveau d'attente peut modifier certains paramètres de manière incroyable. On sait par exemple et la chose semble avérée scientifiquement que la durée de l'agonie peut être allongée de plusieurs mois par l'attente de certains événements comme une mère qui espère le retour de son enfant voyageur, retarde l'heure de sa mort et ne décède qu'après l'avoir enfin serré dans ses bras.

EFFETS SECONDAIRES DU NOCEBO

Pour en revenir à l'objet nocebo, existe-t-il des cas où l'objet placebo, autrement appelé poudre de Perlimpinpin, n'a pas un effet neutre ou bénéfique, mais provoque des effets secondaires ? La meilleure façon de répondre à cette question est d'examiner les études réalisées chez les sujets sains, car l'effet nocebo recouvre les situations où un médicament agit moins bien qu'il ne devrait, soit du fait d'une réduction d'efficacité, soit du fait d'une inflation des effets secondaires plus ou moins répertoriés.

L'effet nocebo décrit la situation au cours de laquelle un médicament ne fait pas le bien escompté ou qu'il fait du mal, et que ce mal l'emporte sur le bien. Cette définition pousse à se poser la question de l'acharnement thérapeutique, notamment en cancérologie. Il est des situations où l'on est en droit de se demander si le rapport bénéfice/coût est positif et si la souffrance engendrée par le traitement n'est pas supérieure aux avantages escomptés. Certaines chimiothérapies mises en route alors que tout le monde sait que la partie est perdue ont des conséquences terribles et ne font que fragiliser davantage le malade et accroître sa souffrance.

Dans cette optique, on peut penser que l'effet nocebo agit par les mêmes mécanismes que le placebo, mais de manière inversée. Si le placebo agit en favorisant la fabrication par l'organisme de médicaments naturels, le nocebo agit en provoquant la libération de substances tout aussi naturelles, mais rendues toxiques en raison, par exemple, des niveaux excessifs de leur production.

Il arrive qu'en fonction des quantités produites, la même molécule ait les deux fonctions, thérapeutique ou nocive. Par exemple, le cortisol est une hormone issue des glandes surrénales et permet de lutter (entre autres) contre l'allergie (effet placebo) et met l'organisme en alerte. Mais si elle est produite en excès, elle favorisera l'ulcère de l'estomac ou la dépression (effet nocebo).

L'effet nocebo s'exerce, nous l'avons vu chez l'animal, chez le sujet bien portant, mais c'est bien sûr chez les malades qu'il est le plus reconnaissable. Tout dépend bien sûr de la maladie, de la personnalité du malade, de son histoire et surtout de ses attentes. C'est en examinant les effets secondaires induits par une substance placebo type poudre de perlimpinpin que l'on peut le mieux le caractériser, même si son action s'exerce tout aussi bien avec des médicaments efficaces.

Effet nocebo chez les malades

Selon C. Solano[1], l'administration d'un comprimé de rien du tout provoque souvent des effets secondaires : somnolence (24,7 %), fatigue (17,2 %), troubles digestifs (16 %), difficultés de concentration (13,2 %), maux de tête (11,6 %), bouffées de chaleur (11,4 %), tremblements (11 %), la liste est loin d'être exhaustive.

Le premier point à relever est que tous ces symptômes peuvent aussi être provoqués par n'importe quel médicament actif en tant qu'effets secondaires non spécifiques, c'est-à-dire non liés à l'action pharmacologique propre au produit. Le second point intéressant de l'affaire est de constater que le nocebo reproduit de manière très précise les différents maux que les médecins qualifient de fonctionnels et qui représentent plus de la moitié des causes de consultation en médecine générale et aussi une part importante des plaintes entendues par les spécialistes, qu'ils soient rhumatologues, cardiologues, gastro-entérologues ou de toute autre discipline.

On peut donc postuler que l'effet nocebo est une manière à la fois efficace et intéressante de provoquer de façon expérimentale

1. 24 janvier 2006, adapté par C. De Kock, journaliste santé (Internet).

les plaintes fonctionnelles de chacun de nous. Une manière dont nous disposons pour exprimer notre mal-être psychique. Bien que la preuve n'existe pas, faute d'étude, on peut supposer par exemple que les gens qui ont facilement mal à la tête éprouveront plus facilement des céphalées quand on leur donnera du placebo, donc de la poudre de perlimpinpin, d'autres se pâmeront, auront mal au cœur, se sentiront épuisés, vertigineux, s'endormiront.

On peut alors considérer que si un seul comprimé donné sans information et/ou dans le contexte d'une étude (*cf.* étude Pichot citée plus haut) est capable de provoquer autant de maux que l'on peut supposer comme consécutifs à la crainte de prendre un médicament inconnu, la répétition des stress médiatiques *a priori* capables d'induire une anxiété beaucoup plus intense devrait être encore plus en mesure de rendre malades les foules... surtout quand on sait que le mécanisme placebo est capable de provoquer des symptômes subjectifs comme la fatigue, les vertiges, les maux de tête, tous considérés comme « mal du siècle », mais aussi de modifier des paramètres[1] objectifs comme le taux de cholestérol, la tension artérielle, la fréquence cardiaque, l'acidité gastrique, le nombre de globules blancs, le diamètre pupillaire et j'en passe.

Il est intéressant d'observer que les effets secondaires induits par un placebo ne seront pas les mêmes selon la maladie traitée. Par exemple, si l'on étudie les effets secondaires d'un placebo d'anticholestérol (Rosuvastatine®) chez des personnes présentant une insuffisance cardiaque et dont la survie est fortement compromise à moyen terme, on constate qu'ils sont rares (1 % dans le groupe Rosuvastatine® et 2 % dans le groupe placebo) et concernent essentiellement la sphère digestive[2]. Un peu comme si les gens qui sont en danger de mort, avaient mieux à faire que de produire des signes fonctionnels.

1. Lemoine P., *Le Mystère du placebo*, *op. cit.*

2. Giffi H. F. *et al.*, « Effect of rosuvastatin in patients with chronic heart failure (the GISSI-HF trial) : A randomised, double-blind, placebo-controlled trial », *The Lancet*, 2008, 372, p. 1231-1239.

À l'inverse, puisque les études effectuées contre placebo et concernant les tranquillisants sont proposées uniquement à des sujets angoissés, les effets négatifs seront le plus souvent aussi fréquents dans le groupe témoin que dans le groupe traitement actif. Or l'anxiété rend anxieux (pardon pour la lapalissade). L'angoisse va se focaliser sur le fait de prendre une substance expérimentale et comme il ne s'agit pas d'une maladie qui met en jeu le pronostic vital, toutes les conditions sont réunies pour que ces personnes produisent inconsciemment un maximum d'effets secondaires qui ne sont rien d'autre que des signaux d'angoisse. Dans ce contexte particulier, l'effet nocebo des personnes qui reçoivent un placebo est la traduction expérimentale d'une angoisse sous-jacente ; l'expression clinique de cette anxiété est donc contaminée par les effets du médicament étudié.

Dans une étude réalisée chez des patients ayant au départ un trouble anxieux, la méphérisine (Myolastan®), une molécule destinée à combattre les crampes musculaires, a été comparée au placebo. Résultat : 10 à 20 % des sujets ont été aggravés, ce qui veut dire qu'ils se sont retrouvés encore plus anxieux qu'au départ, qu'ils aient reçu de la méphérisine ou du placebo. Trois des sujets sous placebo ont présenté un effet indésirable grave : érythème maculo-papuleux diffus qui a disparu à l'arrêt du traitement, intolérance vagale (nausée, hypotension, sueurs) et un œdème angioneurotique. L'angoisse, toujours l'angoisse !

Si on traite des malades pour le rhume des foins, maladie on ne peut plus bénigne, pas du tout angoissante et qui ne touche pas des sujets spécialement anxieux, les effets secondaires induits par le placebo sont beaucoup plus nombreux mais ne concernent pas particulièrement l'angoisse[1] :

– somnolence : 30/146, soit près d'une fois sur cinq,
– céphalées : 42/146, soit près d'une fois sur quatre,
– nausées : 8/46,
– vertiges : 15/146,
– nervosité : 15/146,

1. Lemoine P., *Le Mystère du placebo*, *op. cit.*

– sécheresse de la bouche : 30/146,
– insomnie : 6/146.

Quand on a seulement le rhume des foins comme sujet d'inquiétude et qu'on n'a pas été informé de manière détaillée, on a tout le temps et le loisir de s'autoanalyser, de se poser des questions et de développer des plus ou moins petits maux, alors que quand on est à la veille d'effectuer le grand saut… Ici, c'est l'insuffisance de l'information dans un contexte expérimental qui a fait le lit des symptômes indésirables.

Ces résultats mettent également en lumière un phénomène remarquable : si l'on compare un médicament au placebo, les effets secondaires retrouvés dans le groupe placebo mimeront, imiteront ceux du groupe médicament. Dans cette étude sur le rhume des foins, le médicament étudié auquel était comparé le placebo était un antihistaminique ancien, produit très connu pour la sédation, la sécheresse de la bouche, les nausées, les céphalées, les vertiges qu'il entraîne. En revanche, comme c'est un sédatif, il n'entraîne que rarement de l'insomnie, dans son groupe ou dans le groupe placebo ! Ce phénomène est-il dû à l'orientation des questions posées par l'investigateur, à la culture médicale des patients qui, pour la plupart, avaient sans doute déjà pris ce type de médicament et en connaissaient donc les effets secondaires potentiels, toujours est-il que ceux du groupe placebo ont eu le même genre d'effets indésirables que ceux du groupe dit actif… suggestion, suggestion, quand tu nous tiens !

Effet nocebo en fonction de l'information donnée

Si l'on traite un insomniaque avec le Circadin®[1] qui est une hormone synthétique (mélatonine) capable d'agir toute la nuit mais réputée très bien tolérée, et qu'on la compare à un placebo, les effets secondaires dans le groupe témoin seront beaucoup plus rares et, encore une fois, très différents : 9 patients sur les 43 du groupe placebo se plaindront de :

1. Lemoine P., Nir T., Laudon M., Zisapel N., « Prolonged release melatonin improves sleep quality and morning alertness in insomnia patients aged 55 years and older and has no withdrawal effects », *J. Sleep. Res.*, 2007, 16, p. 372-380.

– diarrhée (1/43),

– infection urinaire (2/43) : cet effet secondaire est surprenant dans ce contexte, d'autant plus qu'il a été retrouvé avec la même fréquence dans le groupe Circadin®. On peut supposer qu'il y a eu une épidémie dans la région où s'est déroulée l'étude… ou s'en remettre au hasard,

– anxiété (1/43).

Comme cette étude est récente, les patients avaient été dûment informés qu'ils allaient recevoir soit un produit naturel donc très bien toléré, soit du placebo. De plus, l'insomnie chronique n'est pas une maladie grave, tout au plus une plainte fonctionnelle et les patients n'avaient pas de raison particulière de développer une anxiété, de se poser trop de questions. L'information avait été extrêmement détaillée, complète et il n'y avait donc pas d'angoisse particulière à avoir dans cette étude. On voit bien dans ce cas que toujours dans une situation expérimentale, donc quelque peu inquiétante, le fait d'avoir été très complètement informé, d'avoir pu poser toutes les questions a pu minimiser les effets secondaires. On se demande donc bien pourquoi tous ces gens sans maladie inquiétante et parfaitement au courant auraient produit des effets secondaires fonctionnels… et ils n'en ont donc pas produit !

Logique.

Si l'on traite des patients pour une dépression, les effets secondaires constatés sous placebo dépendront du type d'antidépresseur à étudier. En comparant au placebo la clomipramine (Anafranil®) ou l'agomélatine (Valdoxan®) qui sont deux antidépresseurs, un ancien et un nouveau, ayant des mécanismes d'action et des effets secondaires très différents, on observera que les personnes recevant le placebo développeront des effets secondaires tout aussi différents. Par exemple, comme la clomipramine entraîne constipation et bouche sèche, les patients qui recevront du placebo dans une étude comparative en double aveugle contre la clomipramine auront aussi ces symptômes ; à l'inverse, quand ils reçoivent du placebo dans une étude en double aveugle contre l'agomélatine, produit « dernier cri » et réputé très bien toléré, les sujets déprimés, qu'ils soient sous placebo ou sous agomélatine, ne produiront que très peu d'effets secondaires, car ils auront appris par leur médecin, et éventuellement par Internet, que ce médicament est très bien toléré.

On voit donc que l'effet nocebo induit par le placebo dépend de l'idée préconçue du médecin, des questionnaires orientant (et déclenchant ?) les effets secondaires et du niveau d'information du malade.

Dans le même ordre d'idées, il est courant d'observer que certaines personnes, rien qu'en lisant la notice explicative qui se trouve dans la boîte de médicaments, se mettront à développer allégrement la quasi-totalité des signes énumérés. C'est l'effet nocebo de l'information. Nous l'avons vu, l'espèce humaine est sociale et nous passons notre temps à nous imiter les uns les autres, dans un but d'apprentissage, même si l'obéissance à ce qui est inconsciemment vécu comme une consigne écrite dépasse parfois son but. C'est une des raisons qui rendent les médecins si réticents à informer complètement leurs patients sur le rapport bénéfices/risques, tant ils redoutent d'être eux-mêmes pourvoyeurs de signes nocebos à travers leur discours.

Illustration clinique

Une dame âgée est très déprimée depuis des années sans raison apparente. Elle a fait plusieurs tentatives de suicide. Chaque fois qu'un antidépresseur lui a été prescrit, il a fallu l'arrêter en catastrophe du fait de l'importance des effets secondaires : vertiges, nausées, céphalées, impression de faiblesse, brèves pertes de connaissance, chute impressionnante de tension à huit. L'étonnant est que les mêmes symptômes se sont produits quelle que soit la classe du produit antidépresseur prescrit, ce qui est impossible d'un point de vue strictement pharmacologique. En la questionnant, on apprend que sa sœur est morte d'une overdose d'antidépresseurs dont on n'a jamais su si elle était ou non volontaire. Le discours du médecin fut alors le suivant : « Madame, vous avez absolument besoin d'un antidépresseur, c'est vital pour vous. Jusqu'à présent, vous n'en avez supporté aucun pour un ensemble de raisons psychologiques appelées effet nocebo. Je vais donc vous prescrire une perfusion d'un de ces produits. Au cours des premières perfusions, ce sera du placebo, et par la suite vous recevrez le médicament *verum*. Vous avez ma parole d'honneur que nous procéderons ainsi et que la seule chose qui vous sera cachée sera le moment où nous passerons du placebo au *verum*. »

La dame accepta et on fit exactement comme cela avait été annoncé… et le produit fut parfaitement toléré, ce qui signifie qu'au bout de quelques jours elle n'éprouva que les effets secondaires propres à la molécule et non les symptômes dramatiques précédemment ressentis. Et sa dépression disparut. La nature de l'information reçue et la peur plus ou moins inconsciente de perdre la face en développant des effets indésirables sous placebo avaient suffi à supprimer un effet nocebo invalidant.

Dans un autre registre, au cours de leur cursus universitaire les étudiants en médecine, les élèves infirmières, les futurs psychologues (les plus exposés car immergés dans des services sans avoir les bases médicales) doivent effectuer des stages dans un certain nombre de services hospitaliers. Il est courant d'observer qu'ils se plaignent très souvent de maux de ventre en gastro-entérologie, de céphalées en neurologie et ont des éruptions en dermatologie. Et, chaque fois, ils se montrent convaincus d'avoir une maladie le plus souvent rare et grave, tumeurs, maladies de système, sclérose en plaques… Il n'y a qu'en obstétrique qu'ils se sentent revivre !

SUGGESTION PAR LE MÉDECIN

Un jour, un médecin de famille de Southampton, K. B. Thomas, décide de sélectionner dans sa clientèle deux cents patients qui se plaignaient de vagues douleurs abdominales, de maux de tête, de douleurs lombaires, de maux de gorge, de toux ou de fatigue, et pour lesquels il lui était impossible de poser un diagnostic précis.

Il sépara ces patients en deux groupes, dont le premier fut l'objet d'une consultation dite « positive » : il leur affirma un diagnostic et les rassura vigoureusement en leur certifiant qu'ils se rétabliraient très vite. Aux patients du second groupe, il dit : « Je ne suis pas certain de savoir ce dont vous souffrez ; si vous n'allez pas mieux dans quelques jours, revenez me voir. » Au bout de deux semaines, 64 % des patients du premier groupe gratifié de la consultation « positive » allaient mieux, contre 39 % de ceux de l'autre groupe [1]. Effet placebo de la bonne prédiction dans le premier groupe, nocebo de la mauvaise dans le second. Le médecin peu sûr de lui, hésitant, en un mot anxiogène, va induire des effets secondaires et ne favorisera pas la guérison, au contraire.

Si l'on traite des patients qui ont une maladie assez rapidement mortelle et inexorable comme la sclérose latérale amyotrophique (ex-maladie de Charcot) en leur administrant un médicament (riluzole) qui leur apporte l'espoir de trois mois supplémentaires de vie relativement confortable, on observe des effets secondaires différents.

À partir de la méta-analyse (sorte de compilation statistique) d'études publiées et comparables, il a été possible de calculer les pourcentages de patients ayant rapporté un effet indésirable. Ils ont été comparés chez 395 patients ayant reçu le riluzole (100 mg/jour) et 406 ayant reçu le placebo :

	Riluzole	**Placebo**
Asthénie	17,5	11,3
Nausée	14,2	9,1
Céphalée	6,8	5,7
Douleur abdominale	5,1	3,7
Douleur	4,8	2,0
Vomissements	3,8	1,5
Étourdissements	3,3	2,2
Tachycardie	3,0	1,5
Somnolence	2,0	1,0

La très faible incidence d'effets secondaires observés aussi bien chez ceux qui ont eu du médicament actif que chez ceux

1. Thomas K.-B., « General practice consultations : is there any point in being positive ? », *Br. Med. J.*, 1987, 294, p. 1200-1202. J'emprunte ce passage à un article de mon ami Jean-Jacques Aulas, « L'effet placebo et ses paradoxes », *Science et pseudo-sciences*, n° 252, mai 2002, p. 14.

ayant eu du placebo montre que, quand une personne se sait condamnée à plus ou moins brève échéance (en moyenne 18 mois de survie à partir du moment du diagnostic), elle ne perd pas son temps à faire la douillette et à se plaindre de troubles fonctionnels. On sait, de plus, que la fatigue et les nausées (la maladie induit des fausses routes) sont dues à la maladie et non à l'expérimentation.

Des cas encore plus étonnants de signes indésirables dus à un effet purement nocebo ont été signalés dans différentes publications : pertes de connaissance, nausées, dermatose, urticaire, perte auditive ou visuelle, diarrhée, vomissements, hallucinations, crampes... Un patient, immédiatement après avoir pris un placebo, devint aveugle, vertigineux, nauséeux et se sentit « engourdi autour de la bouche », ce qui évoque irrésistiblement, tout au moins pour ce dernier symptôme, les signes observés dans la spasmophilie, variante typiquement hexagonale du trouble panique. Une de mes patientes a avalé pour se suicider toute une boîte de comprimés de placebo qu'une autre équipe lui avait prescrite sans précaution. Elle a fait un coma profond, s'est retrouvée en réanimation où elle a été intubée et ventilée. Lors de son réveil, la vérité a été difficile à dire, à avouer devrais-je dire, tant pour elle que pour les soignants. Quant aux réanimateurs, ils ont eu du mal à se remettre de leur humiliation ! Intuber sans raison est en effet vexant. Il est évidemment difficile, à travers tous ces exemples, de ne pas évoquer certaines formes de manifestations hystériques...

Certains cas de toxicomanie au placebo ont même été décrits, avec, en cas d'interruption, des signes de manque comparables à ceux de la morphine, bien que d'intensité nettement plus légère[1]. D'ailleurs, Beecher[2], dès les années 1960[3], en comparant la morphine avec un placebo, constatait que ce dernier pouvait

1. *Pharmacologie du placebo* (http://www.med.univ.rennes1.fr/resped/cours/pharmaco/placebo. htm), docteur Eugène, *Médecine générale*, par le docteur Philippe Dufour.

2. Beecher H. K., « Increases stress and effectiveness of placebos and "active" drug », *Science*, 132, 1960, p. 91-92.

3. *In* Lemoine P., *Le Mystère du placebo*, *op. cit.*

non seulement atténuer la douleur postopératoire, mais qu'il pouvait aussi provoquer des effets secondaires fréquemment rencontrés avec les substances morphiniques : bouche sèche, maux de tête, bouffées de chaleur, troubles digestifs, somnolence, fatigue... Ces tableaux de manque du placebo ont été décrits en cas d'utilisation antalgique du placebo. Si l'on se souvient que l'action antidouleur du placebo a pour médiateurs les endorphines et enképhalines [1], il n'est pas étonnant que l'interruption de ce type de consommation entraîne des signes de manque de la lignée morphinique, exactement de la même manière que chez un marathonien contraint brutalement de cesser son entraînement. Si l'on conditionne dans un premier temps un patient qui souffre à un traitement par un morphinique puis qu'on lui donne un placebo de morphine, l'effet du placebo est annulé par une substance qui bloque les morphiniques (naloxone), ce qui est logique puisqu'on a vu que le placebo agit en favorisant la fabrication de morphine (endorphines) naturelle fabriquée par l'organisme, mais si on conditionne ce même patient qui souffre à un traitement antalgique non opioïde, genre paracétamol (Doliprane®, Efféralgan®...), la même naloxone ne bloquera pas l'effet du placebo de Doliprane. Cela prouve encore que le placebo d'antalgique n'agit pas seulement à travers un effet agoniste endorphinique (*i.e.* comme un morphinique). Bien que cela n'ait pas été recherché, il est hautement probable que le placebo de paracétamol n'aura pas les mêmes effets secondaires que celui de morphine et que leur interruption brutale ne produira pas les mêmes effets de manque. En d'autres termes, le type d'effet nocebo dépend de la maladie, du produit de comparaison et des explications données On le voit, le placebo et son antithèse le nocebo sont capables de provoquer des phénomènes d'une puissance encore insoupçonnée.

1. Voir p. 50.

CHAPITRE 8

À qui profite le crime ?

Que se passe-t-il avec cette société que nous prétendons moderne ? Sommes-nous définitivement en train de péter les plombs ? Un expérimentateur sadique a-t-il délibérément décidé de nous rendre tous malades en nous soumettant sans arrêt à des chocs médiatiques incontrôlables ? Notre planète est-elle devenue une gigantesque cage électrique et, dans ce cas, pourquoi s'amuse-t-on à nous balancer des châtaignes en série ?

Quel est-il donc ce démon qui prend un malin plaisir à nous rendre malades de peur ?

Où se cache-t-elle, cette universelle conjuration ?

Serait-ce l'industrie pharmaceutique, conjuguée avec le corps médical, qui prendrait un lucratif plaisir à angoisser l'humanité, histoire de se fabriquer des clients ? Sont-ce les psychiatres qui ne se portent jamais si bien que quand le monde va mal ?

L'argent a toujours été, et reste, le grand moteur de l'humanité.

Nous sommes tous contraints, un jour ou l'autre, à nous allonger sur la table d'examen : les femmes enceintes et leurs embryons, nos petits à jamais incapables de se cantonner sagement au milieu de leurs courbes de croissance, les élèves chahuteurs promus hyperactifs, les adolescents boutonneux mal dans leur peau, complexés, suspects de schizoïdie, les femmes avant leurs règles, pendant leurs règles, en cours de ménopause, leurs seins à tous les âges, les vieux... dès 60 ans, coloscopie, PSA et compagnie, ostéoporose, polypes intestinaux à dépister systématiquement, sans oublier les fatigués chroniques, les rhumatisants, ceux qui ont de temps en temps une panne au lit, les chauves, les petits, les grands, les gros, les maigres, les ronfleurs, les insomniaques, les ratons laveurs, les céphalalgiques, les diarrhéiques occasionnels... j'en passe et des meilleurs. Au secours ! Plus moyen d'aller chez le médecin pour un vaccin ou un certificat sans trembler à l'idée qu'il dégaine son IRM et découvre « par hasard » une saloperie mortifère !

Comme le disait le regretté Pierre Desproges : « Noël au scanner, Pâques au cimetière. »

Depuis peu, il existe un certificat d'aptitude à l'école maternelle (je ne plaisante pas). Ce document estampillé par un représentant de la faculté est devenu indispensable pour accéder à la cour des petits. Il est bien sûr assorti d'un *numerus clausus*.

Demain il faudra peut-être aussi un diplôme pour avoir le droit de mettre en route des enfants. Un permis de (se) reproduire ! Ne serait-ce pas logique puisqu'il faut un permis d'adopter, après tout, la différence est on ne peut plus mince sur le plan des principes. À quand un master européen obligatoire que les embryons devront obtenir dès leur conception pour avoir le droit de naître ? Et juste après l'adoption de ce principe, on réfléchira à un permis de copuler avec radars installés dans les alcôves... pas plus de trois fois par semaine, tout dépassement sera sanctionné par un retrait des... Le meilleur des mondes...

Enfin une démarche qualité sera mise en place avec accréditation des couples tous les cent un coïts. Et attention de ne pas avoir des réserves ou des recommandations de la part des experts visiteurs.

Idées dérangeantes de psychiatre dérangé (attention pléonasme) ? Certainement pas ! L'arrêt Perruche nous rappelle à point nommé que tout enfant pas vraiment « normal » (ou normé ?) peut poursuivre ses parents, et même l'État, afin de leur reprocher de ne pas lui avoir fait correctement passer ses tests de droit à l'existence handicapée. Pour être tout à fait honnête, le handicap de Nicolas Perruche était très lourd et selon certaines interprétations, cet arrêt a ouvert le droit pour l'enfant né handicapé de se retourner contre le gynécologue de la mère qui, en l'espèce, n'a pas su détecter ledit handicap. Le problème est que la seule alternative aurait été l'interruption volontaire de grossesse. C'est pourquoi certains auteurs ont parlé d'actions réparant le « préjudice de vie ». Pourtant, on doit reconnaître que ce que la Cour de cassation a cherché à réparer est le préjudice de « vie handicapée », ce qui n'est pas tout à fait la même chose[1]. Il n'en reste pas moins que la faculté de médecine prend sournoisement le contrôle de nos vies.

Que le lecteur se rassure, je ne suis pas un dangereux anarchiste, je n'attaque pas la politique de prévention et je suis le premier à encenser la médecine pour ses formidables succès comme l'éradication planétaire de la variole et la quasi-disparition de la poliomyélite, du tétanos et de la tuberculose dans les pays développés. Ce que je redoute et dénonce dans cet ouvrage, c'est l'absence de précautions prises dans le maniement de l'information, qu'elle vienne de l'État, de la presse, de la justice ou de la médecine, ainsi que l'insuffisance de préparation des citoyens à recevoir l'information.

Il n'est jamais prudent de pousser le peuple à la désespérance et les exemples foisonnent dans l'histoire des conséquences de cet état de choses.

Les médecins, pour ne citer qu'eux, sont aujourd'hui hantés, obsédés par la peur du procès et pensent se prémunir de tout risque juridique en terrorisant leurs patients à travers une surabondance de formulaires de décharges de responsabilité, de documents de consentements éclairés. Ils sont relayés dans leur tâche d'épouvante par Internet et les journaux plus ou moins spécialisés qui assènent sans discernement des pages et des pages de

1. Merci à Chloé Lemoine docteur en droit, pour ce minicommentaire d'arrêt.

complications et effets secondaires propres à faire frémir le plus aguerri des citoyens.

J'ai le souvenir d'un professeur des universités, un philosophe atteint d'une banale cataracte bilatérale. Son chirurgien ophtalmologiste l'avait tellement terrorisé avec ses mises en garde qu'il n'a pu se résoudre à l'opération qu'au bout de cinq longues années ! Il en était arrivé à utiliser une canne blanche et à se faire guider jusqu'à son bureau par des étudiant(e)s compatissant(e)s. Sans parler d'un état d'angoisse de type panique et d'une insomnie rebelle. Et tout cela pour un geste anodin finalement réalisé en quelques minutes sous anesthésie locale ! Comme quoi, la capacité à digérer une information mal rédigée et mal présentée n'est pas une question de quotient intellectuel.

La médiacratie et la médicocratie relayées par la médiocratie ambiante sont en train de remplacer la démocratie. Jules Romain en 1923 a fait preuve d'une incroyable clairvoyance, voire d'un véritable don de prophétie en choisissant comme sous-titre de son Knock : « Le triomphe de la médecine ». Une chose est certaine : nous sommes tous d'ores et déjà Knock-in, dans l'attente du Knock-out final.

Les coupables seraient-ils les groupes de presse qui veulent vendre de la copie avec leur catastrophisme ? Est-ce tout simplement le besoin de vendre de la copie ou de faire de l'audimat qui pousse les journalistes à faire de la surenchère dans l'horreur et le pessimisme ? L'argent, toujours l'argent... La gloire, aussi, de couvrir un événement bien sanglant, un scandale bien juteux, une perversion bien trash. Entre la publication d'un SMS privé présidentiel par un quotidien habituellement respectable et la couverture d'un tabloïd anglais, la frontière devient des plus minces. La liberté de la presse l'autorise-t-elle à ne plus rien respecter ?

Sont-ce les politiques, désireux d'apparaître comme providentiels et qui, dans ce but, fabriquent du malheur, à la manière de tous les extrémismes qui ne s'épanouissent que dans le désespoir ? L'explication paraît un peu courte, car si ce type de raisonnement a eu cours et reste encore d'actualité pour les États totalitaires, on ne voit pas bien par quels mécanismes les gouvernements démocratiques pourraient tirer profit de marasmes organisés.

Serions-nous alors tous devenus des citoyens sadomasochistes, jouissant à l'idée de nous repaître du malheur des autres ?

Il est vrai que l'être humain a toujours adoré ce genre de spectacle, à l'image des fameuses tricoteuses de l'échafaud révolutionnaire ou des citoyens romains avides de voir couler le sang des gladiateurs ou des chrétiens. Comment expliquer autrement le succès jamais démenti des polars, tabloïds sensationnels et autres romans noirs ? Fascination du sang. L'humanité est-elle devenue fondamentalement et radicalement suicidaire de manière à se réguler en termes de surpopulation ? Cela nous ramènerait au niveau des lemmings, ces hamsters qui pullulent de manière cyclique et dont l'espèce n'a d'autre solution pour survivre que de partir en masse, droit devant, jusqu'à l'océan ou à la rivière, où ils se noient en majorité, le tout pour le plus grand bonheur de leurs prédateurs.

Le problème est que, dans la perspective qui a justifié cet ouvrage, celui qui annonce la pluie fait venir la pluie. C'est bien en disant que la crise financière n'en est qu'à son début, que l'on allonge la crise financière. C'est en dénonçant le climat des banlieues qu'on les rend intéressantes et qu'on suscite des vocations antisociales chez les ados en mal de reconnaissance. Et on les transforme en « quartiers sensibles ». C'est en expliquant encore et encore que les futurs chômeurs qui saccagent les usines ne sont que des malheureux désespérés que l'on donne des idées aux autres. C'est en surinformant à propos du terrorisme que l'on facilite le recrutement des adeptes poseurs de bombes. On n'en finirait plus d'énumérer les reportages dont le but inavoué est de pérenniser ce qu'ils sont censés couvrir ou dénoncer.

Voilà qu'en plus je deviens parano ! Heureusement ou malheureusement, qui sait, je ne pense pas être le seul. Encore un effet nocebo de notre environnement médiatique…

Ils nous rendent malades

Les moyens de rendre malade l'humanité ne manquent pas, et les vecteurs non plus, d'autant qu'ils augmentent parallèlement aux progrès de la technologie. Le cancan est devenu polémique internationale, le bouche à oreille diffusion de masse et la rumeur s'est transformée en buzz grâce à la Toile. Du coup, quand un bachi-bouzouk éternue, c'est toute la planète qui s'enrhume.

Quelles peuvent donc être *in fine* les motivations de ceux qui lancent, transmettent et entretiennent toutes ces faridondaines ?

Serait-ce juste pour le plaisir, « pour faire les intéressants », par bêtise ou simplement parce que le fonctionnement de l'espèce humaine est ainsi fait :

1) communiquer aussi vite que possible aux autres les nouvelles alarmantes, comme si nous avions gardé le besoin de mettre le groupe en alerte afin d'augmenter ses chances de survie. Au fond, on peut considérer qu'il n'existe pas de réelle différence entre l'homme de Cro-Magnon qui crie « Au feu ! » ou « Au tigre à dents de sabre ! » et le flash de mise en garde contre le cancer mammaire ou colorectal diffusé par la télévision ;

2) s'identifier à l'autre pour apprendre. Ici, chacun imite les symptômes dont il a entendu parler, sorte de manière de s'en prémunir. Il n'existe pas de réelle différence entre l'enfant qui s'applique à écrire ou compter comme le maître d'école le lui enseigne et l'adulte qui se met à tousser quand il apprend que le bureau où il a travaillé deux ans auparavant pendant deux semaines n'avait pas été désamianté (expérience vécue par un de mes patients). Il est frappant à cet égard de constater que l'« hypocondrie », façon « malade imaginaire », jusque-là syndrome plutôt ridicule, voire risible, est pratiquement devenue un titre de gloire. Il n'est que de voir et surtout entendre Michel Drucker et Laurent Baffie s'en targuer à qui mieux mieux ! Il suffit aussi de lire

Le Guide de l'hypocondriaque[1] de Michel Cymes pour mieux s'en convaincre.

Et si les médias qui nous rendent malades en nous harcelant sans trêve ni répit n'étaient là finalement que pour faire leur travail ? Ne serait-ce que la répétition incessante des stimuli en boucle qui serait toxique ? Il faudrait un anthropologue pour vérifier si, dans les sociétés moins exposées aux diffusions de masse (à condition qu'il en reste), les symptômes de conversion hypocondriaque sont moins répandus. Cependant, ce type d'enquête serait particulièrement difficile tant le rôle de la culture et de ses différents médias est prégnant.

Prenons par exemple celui d'une société radicalement différente : la Chine.

Là-bas, la médecine classique, inversement à l'approche occidentale, s'attarde plus à décrire les états de bonne santé que les maladies. Il est normal pour n'importe qui de se présenter chez son praticien et de lui déclarer : « Docteur, depuis un mois, j'ai une forme du tonnerre, je ne me suis jamais senti aussi bien… aidez-moi ! » Le médecin sans sourciller examinera soigneusement le quidam, lui prendra tous ses pouls, le palpera, l'interrogera afin de déterminer les causes de cette forme inhabituelle et exceptionnelle. Il arrivera enfin à un diagnostic précis de bonne santé, ce qui est parfaitement logique si l'on y réfléchit. Chez nous, on est soit malade, soit sain. Or peut-on parler de la même notion de bonne santé chez un banlieusard obèse de 30 ans, une paysanne à la fois berrichonne et pauvre de 80 ans, un chômeur immigré de 20 ans, un écolier de 12 ans, un sans-papiers de 40 ans ou un cadre nanti proche de la retraite ?

En Occident, l'OMS a défini la santé comme un état de complet bien-être biopsychosocial. Pas question de contexte, tout le monde, jeune ou vieux, rural ou citadin, sédentaire ou nomade, riche ou pauvre, indigène ou émigré, absolument tout le monde jouit de la même bonne santé ! En Chine, la bonne santé est un état d'harmonie entre le sujet et son contexte. Je vais bien quand

1. Cymes M., *Le Guide de l'hypocondriaque*, Paris, Balland, 2009.

je suis en harmonie avec mon âge, mon sexe, ma constitution, les événements de mon existence, mon histoire pathologique, mon mode de vie, la structure de ma famille, mon milieu, mon environnement, mes opinions... C'est pour cette raison que des centaines de diagnostics différents de bonne santé sont répertoriées dans l'Empire du Milieu.

Une fois posé le diagnostic de bonne santé, le praticien chinois établira une ordonnance détaillée remplie de conseils hygiéno-diététiques, de massages et de médicaments souvent à base de plantes, le tout étant destiné à maintenir autant que possible cet état de parfaite bonne santé. La contrepartie de cette approche de prévention à la carte est que la bonne santé est un état tellement complexe, tellement délicat que les Chinois passent leur temps à s'examiner, à se poser des questions sur tel ou tel signe qu'ils croient déceler chez eux. Pour parler vulgairement, on peut dire qu'ils se trouvent toujours un « pet de travers », réalisant un état permanent d'hypocondrie assez surprenant et, il faut bien le dire, assez agaçant aux yeux des Occidentaux.

Dans ce sens, il apparaît clairement que si la tradition médicale chinoise est capable de proposer une véritable politique de prévention individuelle (ce dont la médecine occidentale est parfaitement incapable puisqu'elle n'a qu'une définition collective de la santé et pratique uniquement des préventions de masse comme la vaccination), elle se montre également capable de devenir nocebo-inductrice.

ALORS, FINALEMENT, À QUI PROFITE LE CRIME DE LA NOCEBO-INDUCTION ?

On sait malheureusement que beaucoup de comportements d'espèces, nécessaires à leur survie, peuvent dépasser leur but : se nettoyer est utile pour ne pas attraper d'infection, mais le TOC de lavage est une maladie invalidante ; la peur du loup a été indispensable à la survie du clan, mais la phobie des chiens empêchant de sortir dans la rue est un vrai handicap. Les larmes sont un outil de communication propre à informer ses proches d'un chagrin, mais la dépression chronique est une vraie maladie. Le besoin d'information, on l'a vu, peut devenir obsessionnel et anxiogène.

La question devient épineuse, car à part le profit tiré par les médias perpétuellement à la recherche d'audience, on ne voit guère ce qui pousse le public à rester scotché à des radios, des télés diffuseuses de mauvaises nouvelles en boucle… L'explication par le masochisme déjà évoquée ne paraît pas suffisante car un peu trop évidente et pas très justifiée. Serait-ce ce conditionnement atavique d'une espèce démunie car nue, sans crocs, ni griffes, peu rapide, peu puissante, condamnée à rester en alerte, en permanence à l'écoute du tocsin qui nous force à notre insu à nous intoxiquer, à nous saouler de stimuli stressants ? Nous nous comportons un peu comme les suricates, ces petits mammifères africains, perpétuellement en alerte. Sauf qu'eux postent des guetteurs et qu'ils leur font confiance. Nos guetteurs sont les journalistes mais vu la multiplication des médias, nous passons notre temps à zapper et à vérifier en comparant le JT de l'un aux infos de l'autre.

C'est peut-être, après tout, cette permanente overdose d'infos décourageantes qui est à l'origine du succès jamais démenti des publications annoncées comme « magazines de l'actualité heureuse ». Dans cette optique, *Point de vue, images du monde*, *Gala*, *Voici* et autres *Closer* ne seraient rien d'autre que des contrepoisons, d'utiles remèdes antidésespoir. Le strass est antistress ! Les couronnes et particules nobiliaires sont de puissants antidépresseurs. Il est frappant de voir que la plupart des « intellectuels » croient déchoir en les lisant et ne peuvent pas s'empêcher de le faire quand ils sont dans des situations hors contexte, comme dans la salle d'attente du coiffeur ou du médecin, le kiosque à journaux du hall de gare ou d'aéroport. À condition de se croire seuls.

LE GRAND ÉLECTRICIEN DE L'UNIVERS

Pourquoi, encore une fois, le dieu Média passe-t-il son temps à nous rendre malades en nous angoissant pour tout et pour rien ? En nous installant dans un immense labyrinthe sans issue ?

Et sans nous demander notre avis, de surcroît ? À quoi lui sert-il de culpabiliser les foules avec son réchauffement de la planète, son écologie responsable, son économie responsabilisante soi-disant durable ? En nous désespérant aussi puisque, à l'évidence, les solutions proposées n'aboutissent jamais, vu qu'elles vont toutes à l'encontre du premier commandement du modèle social dominant : tu ne récessionneras pas !

De fait, je ne peux plus acheter un appareil et tourner son interrupteur sans me sentir mal tant j'ai honte de sa diode énergivore. Ne nous a-t-on pas expliqué que ce fameux petit point rouge faisait mourir de faim les ours blancs privés de leur banquise fondant comme cire molle ? Et puis voilà que ma télé fait monter l'eau des océans ! Quant à mon réveil électrique, ne sera-t-il pas responsable à terme de la disparition de mes arrière-petits-enfants ? En plus, je viens d'apprendre qu'il existe des diodes cachées, invisibles, et que ma bouilloire électrique pouvait sournoisement en dissimuler une !

N'y aurait-il pas d'autres manières de sauver la planète qu'en culpabilisant ses habitants ? Pourquoi ne puis-je plus jamais regarder un documentaire sur la vie des antilopes addax ou celle des échidnés sans endurer un couplet moralisateur sur ces espèces en danger du fait de la déforestation, de la pollution dues aux habitants à qui de toute manière on ne peut rien reprocher car ils sont trop pauvres, pas assez informés, insuffisamment scolarisés pour envisager de manger autrement qu'en détruisant leur environnement ? Je regarde de moins en moins la vie des addax. Ou des échidnés.

Bien entendu, les partisans de l'alarmisme permanent diront que c'est en tirant sans relâche la sonnette d'alarme qu'on a le plus de chances de sauver la planète. Rien n'est moins sûr ! Ce n'est pas en criant sans arrêt au loup qu'on prévient le plus efficacement ses attaques. Il est préférable de mettre à l'abri les moutons dans des bergeries solides et de les faire garder par de bons chiens de bergers, genre Patou ou chien des Pyrénées.

En plus, je n'ai pas le sentiment, en débranchant l'appareil fauteur de point rouge ou en calfeutrant ma fenêtre, de changer quoi que ce soit au destin de la planète car j'ai la quasi-certitude que mon voisin ne fera pas de même. (Je sais, ce n'est pas bien de dire ça.)

Et aussi parce que je serai assailli d'informations encore plus catastrophiques dans la minute qui suivra mon action écocitoyenne.

Que voulez-vous, tout le monde n'a pas l'âme militante. Chaque fois que l'on donne une information alarmante à un citoyen sans lui fournir dans la foulée un moyen de parer la menace, de contenir le fléau, on augmente statistiquement ses chances de tomber malade.

INFORMATIONS DÉCOURAGEANTES

J'hésite à bisouiller mes filles de crainte de passer pour un pervers pédophile[1] et je n'ose plus changer les couches de mes enfants en dehors de la présence d'un huissier de justice. Si je croise un piaf, je me demande aussitôt s'il ne va pas sournoisement me refiler un virus de grippe aviaire. Qu'y puis-je... porter en permanence un masque ?

Quant aux vaches forcément suspectes d'être plus ou moins psychotiques, je laisse au lecteur le soin d'imaginer ce qu'elles peuvent provoquer chez le psychiatre que je suis.

Je ne peux plus croquer une poire sans me dire qu'il y a plein de trucs cancérigènes dans sa peau... et malheureusement, comme la plupart des hommes, j'ai horreur de peler les fruits et en plus, quand j'étais petit, on m'a toujours dit que c'est dans la peau qu'il y a le plus de vitamines... Dilemme ! Vais-je devenir orthorexique, perdre le plaisir de la vraie bonne bouffe bien grasse, celle qui n'est pas diététiquement correcte, mais qui procure tant de bonheur à mes papilles ? Suis-je condamné à ne plus manger que des machins riches en oméga-3, pauvres en graisses, en sucres, en protéines ? Pauvres en goût. Impossible

1. J'exagère, que le lecteur se rassure ! Il ne s'agit que d'effets de style, je pense être un grand-père très affectueux !

même de dormir tranquillement à cause des apnées du sommeil qui risquent de m'emporter derechef au paradis des ronfleurs.

Mortel !

Professionnellement, c'est encore pire pour le médecin prescripteur que je suis. Plus moyen d'inscrire le moindre médicament sur mes ordonnances, je n'y pense même pas, à moins qu'il y ait un huissier installé à demeure à côté de moi et qui assiste à chaque consultation afin de pouvoir témoigner que j'ai bien pris toutes les précautions juridiques adéquates, donné une information complète, tracé sur le dossier la nécessaire discussion bénéfices/risques, énuméré tous les effets secondaires existants... histoire de bien les induire chez mes malheureux patients.

C'est simple, j'ai peur de tout et je n'ai peur de rien.

Impensable d'allumer la radio, d'acheter un journal, de boire de l'eau (polluée) ou du vin (sulfaté, chaptalisé, truquisé...).

La viande que je mange a pris un goût amer tant je crains le cancer, l'infarctus et le Creutzfeldt-Jakob que ses protéines recèlent. Quand c'est du poisson, soit je dépeuple les océans avec les chalutiers racleurs de fonds marins, soit je les pollue avec les fermes piscicoles... Comble de l'ironie antiécologique, je viens d'apprendre que les poissons d'élevage étaient nourris avec de la poudre de... poissons sauvages et qu'il fallait quatre kilos des seconds pour fabriquer un kilo des premiers...

Et cela ne va pas mieux avec les légumes, surtout s'ils ne sont pas de saison et qu'ils ont consommé trop de pétrole. Mes salades sont irradiées, les fraises d'Espagne poussent dans du sable pollué... et n'ont de toute manière aucun goût. Je n'ai heureusement jamais mangé de cerises en hiver, ce qui m'évite de leur demander pardon. Quand je lave la pomme que je m'apprête à croquer, j'ai honte de gaspiller cette eau potable qui manque tant au Sahel et qui bientôt fera défaut à la planète. Ce qui n'empêche pas les étés d'être de plus en plus pourris et les hivers de plus en plus pluvieux ou neigeux. On ne compte plus les inondations en ce bas monde promis à la sécheresse.

Et pourtant, depuis mon plus jeune âge, j'ai toujours été un écologiste pratiquant et convaincu à la fois. Mon jardin n'a jamais connu les pesticides ni les engrais chimiques et pendant longtemps cela a suffi à ma tranquillité. Eh oui, chez moi, les pucerons sauvages sont dévorés par des coccinelles indigènes ! Qu'est-ce qui fait que, comme tant de mes concitoyens, une mauvaise conscience permanente et une inquiétude tenace me taraudent les neurones ?

Parano, vous dis-je !

À quel moment tout a-t-il basculé ?

L'homme moderne se sent tellement abandonné des dieux qu'il en devient avide d'attention, à défaut d'affection. C'était tellement plus simple avant, quand le moindre buisson, la moindre cheminée abritait un génie, un démon, un avatar de divinité. Quand un dieu bénisseur ou vengeur apportait du sens au moindre événement. Le déluge était dû aux turpitudes des hommes, exactement comme la destruction de Sodome et Gomorrhe. Indiscutable car improuvable. La science essaie bien de prendre la relève, mais elle a le tort ou l'honnêteté, question de point de vue, de douter de tout, même d'elle-même. Alors les humains s'inventent de nouveaux maîtres, des gourous sectateurs, ils attendent et espèrent, avides du moindre signe d'attention venu d'en haut. La grande différence entre les deux est que la religion promettait le paradis après la mort, promesse jamais vérifiée, alors que la science le promet avant, ce qui est malheureusement toujours démenti. Désespoir encore une fois.

Autrefois, mourir était une chose somme toute assez naturelle et chacun s'y préparait comme il le pouvait, en fonction de ses convictions. Aujourd'hui, la mort est devenue obscène, une sorte de maladie honteuse. On ne meurt plus chez soi, mais à l'hôpital, dans des mouroirs nommés « soins palliatifs ». On ne meurt plus de sa belle mort, mais toujours de maladie, de traumatisme, par la faute du médecin ou de son entourage.

Il y a forcément un responsable ! C'est tellement rassurant de se dire que si l'on arrive à s'entourer de gens parfaitement compétents, on pourra échapper indéfiniment à la Grande Faucheuse. L'acmé de ce fantasme a été atteinte au cours de l'été 2003, celui de la fameuse canicule dont la presse s'est tant délectée et qui a permis de faire comprendre que tous ces malheureux vieillards, morts de chaud à 90, 95 ans, ne le seraient pas s'il avait fait un peu plus frais, si les maisons de retraite avaient été climatisées et, surtout, si le ministre ne s'était pas doré la pilule au soleil.

L'approche de l'*exitus* est devenue une source d'angoisse encore plus éprouvante qu'autrefois puisque, selon l'idéologie dominante pseudo-scientifique, la mort doit être combattue comme toute maladie évitable ! On ne voit plus guère de ces morts heureuses où des patriarches chenus réunissent les leurs pour leur prodiguer d'ultimes conseils à la manière du « riche laboureur sentant sa fin prochaine » ou du « dernier repas » de Jacques Brel. La terreur qui saisit certains vieillards ou certains cancéreux en phase terminale fait peine à voir et constitue peut-être le pire des effets nocebos d'une société matérialiste vouée au dieu Science incapable, et pour cause, de promettre un paradis *post mortem*.

Mais où sont-ils, ces méchants qui n'existent pas ?

Chaque fois que dans une corporation, on cherche les brebis galeuses, on a le sentiment qu'elles n'existent que de manière abstraite, car on n'arrive jamais à mettre la main dessus. On le sait, les prisons sont remplies d'innocents !

Quand j'ai eu l'occasion de discuter avec des guérisseurs, rebouteux, panseurs, marabouts et autres jeteurs de sorts, je me suis toujours retrouvé confronté au même paradoxe : « N'allez pas vous faire des imaginations, mon brave monsieur ! Moi, je suis un gentil, je ne pratique que la magie blanche, et mon travail consiste exclusivement à couper la magie noire, celle des méchants, les maléfiques jeteurs de sorts. Les autres ! » D'où cette conclusion : on ne rencontre que des sorciers bienveillants, des gens honnêtes qui passent leur temps à contrecarrer l'action des méchants… qui ne semblent pas exister, ou du moins que personne ne voit jamais, ces Carabosse, ces Gargamelle, tous ceux qui ne vivent que pour le mal, faire crever les vaches, cocufier les maris, assécher les puits, guérir les belles-mères. Mais où sont-ils donc, tous ces suppôts de Satan ?

C'est la même chose quand j'interroge les automobilistes. Tous unanimes à dénoncer l'inconduite, pour ne pas dire l'incivilité, l'incorrection, la dangerosité même de la majorité des autres conducteurs. Ces dingues qui roulent trop vite, refusent les priorités, ne mettent jamais leur clignotant. Picolent parfois ! Quasiment tous sont dans ce cas, sauf moi bien sûr... et aussi chacun de ceux que j'ai en face de moi. Mais où sont-ils donc tous les chauffards ?

Il y a quelques années, j'ai voulu lancer une étude pour évaluer une méthode originale de sevrage d'un tranquillisant. J'avais choisi le médicament le plus prescrit de tous, premier au hit-parade des anxiolytiques, celui qui était à l'origine du plus grand nombre de dépendances. Pour recruter des investigateurs, j'ai pris mon téléphone et j'ai appelé des médecins pris au hasard sur l'annuaire. « Un bon sujet, une belle étude, vraiment, une jolie méthode, compliments mon cher confrère. » Mais quand il s'est agi de participer, chacun s'est récrié : « Mais mon pauvre, j'ai lu vos ouvrages, écouté vos conférences et il y a belle lurette que je ne prescris plus ce type de drogue ! En revanche, vous devriez appeler les docteurs Untel et Autretel, je vois de temps en temps passer leurs ordonnances et ils en prescrivent beaucoup, c'est moi qui vous le certifie ! » J'appelais alors les docteurs Untel et Autretel et la même ritournelle était entonnée... Il m'a fallu des mois pour trouver quelques rarissimes prescripteurs de cet anxiolytique banal. Et pourtant, les pharmaciens me l'affirmaient, ils n'arrêtaient pas d'en vendre, de ce fameux Mistigri anxiolytique ! De ce fameux tranquillisant en forme de patate chaude ! Seule la confidentialité les empêchait de révéler le nom des prescripteurs... en réalité à peu près tous les praticiens de leur secteur. Mais où étaient-ils donc, tous ces prescripteurs honteux ?

Alors, j'ai voulu en avoir le cœur net. J'ai regardé mes propres dossiers parce que moi, j'en étais sûr, je n'en prescrivais jamais de ce produit auquel j'avais consacré tant de pages, sur lequel j'avais publié tant d'ouvrages pour expliquer qu'il fallait en prescrire le moins possible et ce, pour peu de temps. Horreur ! Comme pour mes petits camarades, j'ai retrouvé un nombre non négligeable d'ordonnances de mon cru portant le nom de cette substance licite bien que peu recommandable... Certes, c'étaient des renouvellements, jamais des initiations, mais quand même, quelle honte pour moi, quel effondrement pour mon standing !

Il faut croire que le refus, le refoulement, le déni, la dénégation, la forclusion même, ces enfants de la culpabilité, sont des mécanismes psychiques des plus puissants, même chez les éminents psychiatres dans mon genre...

De même j'ai rencontré de nombreux journalistes prompts à dénoncer le manque de professionnalisme de leurs confrères. Ces dilettantes qui n'ont pas lu l'ouvrage d'un auteur avant de lui proposer de l'interviewer, qui tiennent à la main ledit ouvrage sans avoir pris le temps d'enlever le plastique qui l'enveloppe, qui ne connaissent rien au sujet et ne se sont pas documentés avant d'appeler l'expert, font des fautes d'orthographe à la pelle, ne contrôlent pas les informations, plagient sans vergogne leurs collègues, pompant intégralement des papiers en ne changeant que les titres et intertitres. Il y a aussi ceux de la presse à scandale, ceux qui ne contrôlent pas leurs informations, ceux qui publient des photos volées... Quand ils sont interrogés, ils ont en gros deux lignes de défense : « Nous répondons à une demande du public » ou : « On va encore dire que c'est la faute de la presse ! » Mais aucun ne dénonce ces manquements chez lui-même.

Tout se passe comme si chacun de nous portait des lunettes filtrantes, des verres ultrasophistiqués qui ne permettent de voir les erreurs, les insuffisances... que chez les autres.

Quand on parle de la médecine, et c'est bien normal, on évoque essentiellement ses aspects bénéfiques, ses progrès, les vies qu'elle sauve. Toutes choses incontestables et de surcroît magnifiées par la vertu de l'effet placebo, cette potentialisation des traitements liée à la confiance réciproque patient/médecin et à la foi généralisée en ce nouveau dieu des temps modernes : la Science. Et on a raison de saluer les progrès de la médecine, car plus on les salue, plus les gens ont confiance et plus les traitements sont efficaces.

On parle parfois des erreurs médicales, celles qui donnent matière à procès. Mais n'oublions pas que l'erreur d'un médecin n'entache pas la médecine en tant que telle. L'autre jour, une émission de télévision d'une grande chaîne faisait une enquête sur les maladies nosocomiales, titrant « Hôpital, attention danger ». Formule aguicheuse s'il en est, mais image dangereuse car terrifiante pour ceux qui ont besoin de se rendre à l'hôpital. Je ne suis pas certain pourtant que la culpabilité étouffe les directeurs de cette chaîne, même si par extraordinaire, ils lisent ces modestes lignes.

Pourtant, la médecine tue aussi à cause de ses errements, de la mauvaise communication et des relais sans précautions des médias. Quand un chirurgien du Moyen Âge ou de la Renaissance opérait ou disséquait, il tenait un ouvrage de Galien d'une main et le bistouri de l'autre. Si les deux ne correspondaient pas, c'était forcément le malade ou le cadavre qui mentait[1] ! C'est cela le respect, la révérence dus aux ouvrages des anciens. L'argument d'autorité. Aujourd'hui, rien ou presque n'a changé. Il suffit de penser aux fameux « Vu à la télé ! » « Imprimé dans le journal », donc vrai !

La puissance des médias est telle que le sens critique semble se dissoudre à partir du moment où l'information a été relayée par un média d'autorité, journal, radio, livre, télévision.

L'extraordinaire publicité mondiale faite à la pandémie de grippe A H1N1 a déclenché de non moins extraordinaires réactions anxieuses et hypocondriaques qui ont atteint des paroxysmes chez les patients présentant des TOC de contamination, cette étrange maladie qui pousse les gens à se laver les mains des

1. Ce passage s'est beaucoup inspiré d'un précédent ouvrage de l'auteur, *L'enfer de la médecine est pavé de bonnes intentions*, *op. cit.*

centaines de fois par jour tant ils ont peur d'être infectés par les miasmes de leurs contemporains. Ils ne pouvaient plus allumer une télévision, ouvrir un journal, lire un journal sans que se confirment leurs fantasmes en découvrant, images à l'appui, que c'étaient les poignées de porte, les barres du métro qui pouvaient être à l'origine de contaminations potentiellement mortelles. D'où un redoublement des rituels de décontamination. Une de mes patientes d'un milieu pourtant assez aisé a décidé de cesser de toucher l'argent, hautement suspect à ses yeux et s'est mise à mendier de la nourriture dans la rue, au grand dam de son entourage.

Tout cela pour 11 516 personnes décédées dans le monde depuis son apparition au printemps 2009. En France, le nombre de morts atteint 176 au moment de Noël 2009. Rappelons que chaque année, la grippe de saison fait environ 7 500 morts en France, essentiellement parmi les plus de 75 ans et 250 000 à 500 000 morts dans le monde ! Chaque année, la grippe concerne environ une centaine de millions de personnes dans l'hémisphère nord, dont 2 à 7 millions en France. Il est donc clair que fin 2009, la grippe H1N1 a beaucoup moins tué que la grippe saisonnière habituelle. Et pourtant...

Comment comprendre autrement que ce virus, à l'époque pas particulièrement dangereux et dont le seul péché était la nouveauté de sa variété, ait eu un tel succès médiatique ? La première réponse venant à l'esprit est que ce microbe est plus dangereux pour les adultes jeunes et en bonne santé que celui de la grippe saisonnière, ainsi que pour les femmes enceintes et les obèses et qu'il tue essentiellement par défaillance respiratoire. Habituellement, la grippe fait surtout des ravages parmi les personnes âgées, ce qui est plus, qu'on le veuille ou non, dans l'ordre des choses. La deuxième réponse est liée au risque bien réel, bien que spéculatif, d'une nouvelle mutation. Il est clair que puisque le virus n'a pas muté, la France a dépensé une fortune pour presque rien, alors que si l'inverse s'était produit, nous aurions été devant une hécatombe et que ceux qui se seraient fait vacciner auraient eu plus de chances de s'en sortir que les autres, à condition que la mutation ne fût pas trop radicale.

Est-il possible de prendre suffisamment de recul pour envisager ce qui aurait dû être fait du point de vue des médias ?

En d'autres termes, si les choses restent en l'état, le principal effet secondaire de cette pandémie sera le ridicule de la ministre se faisant vacciner en public et 500 millions d'euros dépensés pour rien, mais si le virus mute un jour, ce que les Cassandre continuent à prédire, on ne pourra que la féliciter en lui élevant des statues. Pour ma part, je pense que le gouvernement a plutôt bien communiqué dans toute cette affaire, mettant le public en garde, acquérant le vaccin et le distribuant gratuitement, expliquant comment ne pas trop répandre le virus (lavage de mains, mouchoirs jetables...). Tout au plus pourrait-on critiquer l'organisation manifestement peu efficace des vaccinations dans les gymnases. Concernant les médias majeurs, les choses semblent avoir été correctement relayées aussi. Le problème est venu à mon sens de deux directions :

– les humoristes, à force de tourner la ministre en ridicule, en la présentant comme agitée, affolée, futile, inefficace, l'idée s'est insidieusement installée dans le public que la vaccination était elle aussi ridicule, futile... L'idée a émergé aussi que toute cette histoire n'avait d'autre but que de faire gagner de l'argent aux laboratoires pharmaceutiques. Heureusement, l'opposition responsable n'a pas sauté sur l'occasion ;

– Internet, un énorme matraquage, un buzz impressionnant ont accrédité l'idée que la grippe H1N1 n'était pas dangereuse, contrairement à son vaccin. Il a suffi d'un malheureux cas mineur de syndrome de Guillain-Barré apparu dans les suites d'une vaccination pour que la Toile s'affole et que le vaccin fasse peur du fait de ses fameux adjuvants, oubliant que le risque de développer ce syndrome neurologique est soixante-dix fois plus important avec la grippe elle-même qu'avec le vaccin, même adjuvé.

Entre ridicule et inquiétude, le public s'est tourné vers les médecins qui, en réalité, dès lors qu'ils sont personnellement concernés par la vaccination, réagissent souvent de manière tout aussi affective et peu scientifique que le grand public. Beaucoup d'entre eux ont été consultés par leurs patients et ont exprimé leurs doutes, leur inquiétude et ont avoué ne pas vouloir se faire vacciner. C'est probablement le média « médecins » et le média « infirmiers » qui ont fait le plus de mal à la campagne de vaccinations. Quand une maman inquiète de protéger son enfant voit deux médecins, son généraliste et le pédiatre et que ceux-ci donnent deux avis opposés, on assiste à de véritables crises d'angoisse. Peut-être, qui sait, que si on leur avait confié la réalisation des vaccins dans leurs cabinets, ils se seraient mieux renseignés et auraient fourni des réponses moins affectives.

Au final, on peut dire que si le virus continue à ne pas muter, tout sera vite oublié, mais que si un jour l'inverse se produit, les moqueurs, les internautes, pipelettes, buzzeurs et les médecins réticents porteront une énorme responsabilité en cas de désaffection du public vis-à-vis du vaccin et que cet effet nocebo-là des médias sera un des pires de toute l'histoire de l'humanité.

Dernier effet secondaire, la polémique : la ministre a-t-elle été abusée par des experts vendus aux laboratoires ? La réponse ne m'appartient pas, en revanche, le doute distillé par cette énième controverse ne renforce pas la crédibilité des politiques et, une fois de plus, démoralise le peuple… le rend malade !

Avec le recul, il me paraît évident qu'une des fonctions essentielles (peut-être inconsciente ?) de tout ce tapage avait pour but essentiel de créer une diversion vis-à-vis de la crise financière qui commençait à devenir vraiment pesante, lassante, qui, selon moi, n'arrivait plus à passionner les foules, faire vendre de la copie. Les fermetures d'usines, les faillites n'amusaient plus personne, d'autant que d'inquiétants signes de reprise commençaient à apparaître… inquiétants pour l'audimat. Au bout de six mois, il fallait trouver autre chose. La grippe a pris le relais, en attendant l'épidémie de suicides chez France Télécom et le procès Clearstream.

Comment comprendre autrement que ce virus, à l'époque pas particulièrement virulent et dont le seul péché était la nouveauté de sa variété, ait eu un tel succès médiatique ?

Bien entendu, il n'entre pas dans mon propos de négliger les décès, chaque disparition étant un drame individuel, mais d'un point de vue purement statistique… Après tout, on l'a vu, chaque année, depuis l'invention des transports transcontinentaux rapides, la banale grippe saisonnière provoque une pandémie qui fait des dizaines de milliers de morts dans le monde. Elle naît en général du côté de Hong Kong ou de Singapour, on ne ferme pas pour autant les aéroports asiatiques !

Les autorités politiques relayées par les médias ont évoqué un fléau à côté duquel la peste et le choléra n'étaient que de la gnognotte, rappelé que la grippe espagnole avait fait entre quarante et cinquante millions de morts (plus que la guerre de 1914-1918) dont l'Occident se relevait à peine. Une radio a même parlé de cent millions de morts, histoire sans doute d'arrondir les chiffres ! L'univers s'est mis à trembler… et à se laver les mains après avoir consciencieusement éternué dans des mouchoirs soigneusement jetés dans des poubelles prévues à cet effet.

La presse vit des trois S : Sexe, Sang, Sous. On parlait des sous depuis plus de six mois avec la crise économique et cela commençait à devenir pénible pour tout le monde. On s'installait dans la crise. Presque une routine, ou une ritournelle, les plans sociaux, les manifestations, les milliards injectés… On est donc passé au Sang, la mort plane sur nos têtes, on recommence à délicieusement trembler… et à vendre de la copie. Les gouvernements ont eu quelques semaines de répit. Arriva enfin l'été 2009, on allait pouvoir passer au Sexe… Britney Hilton, Paris Spears pouvaient enfin passionner à nouveau les foules… sans parler du malheureux Michael Jackson dont le macabre hommage du 7 juillet 2009 a battu tous les records d'audience. Une semaine en boucle de plus à propos de cette pauvre petite victime riche de la médecine esthétique.

Exit (temporairement) la crise.

Ainsi va le monde dans la petite planète des médias.

CHAPITRE 9

Une ordonnance antinocebo

Nous l'avons vu, à cause du phénomène nocebo, les remèdes les meilleurs peuvent avoir un effet inverse à ce qui était prévu. Il arrive en effet que les informations fragilisent les populations, les affolent, les rendant vulnérables. Les interventions en forme d'agressions répétées des médias, de l'État, de la médecine, de la justice, de la religion, même accomplies avec les meilleures intentions du monde, peuvent avoir un effet délétère, pour ne pas dire toxique, si elles sont assénées sans précaution ni régulation… comme c'est aujourd'hui le cas dans le monde entier.

Je ne plaide pourtant pas pour la censure, ce faux remède qui se comporte un peu comme les antibiotiques mal utilisés. À force de faire le travail à la place de l'organisme, ces substances étrangères le rendent paresseux. Si à la moindre agression microbienne, un enfant a droit à son agent anti-infectieux, son système immunitaire n'acquerra pas la nécessaire compétence et deviendra une proie sans défense face à des microbes de plus en plus sélectionnés, agressifs et résistants. Si c'est la censure qui, même effectuée avec de bonnes intentions, effectue un tri entre ce qui est crédible et ce qui ne l'est pas, ce qui est mauvais et ce qui ne l'est pas, le lecteur ou l'auditeur ne développera pas son sens critique et deviendra lui aussi une proie encore plus facile en cas d'information fausse ou volontairement manipulée. La mise à l'index n'a jamais été autre chose que la marque du mépris de la Curie romaine pour des ouailles considérées comme infantiles, et donc incapables de séparer le bon grain littéraire de l'ivraie médiatique.

J'ai rencontré nombre d'internautes chevronnés, en particulier les adolescents qui ne se laissent plus aussi facilement berner, contrôlent eux-mêmes les infos, ne se comportent plus de manière aussi naïve que leurs parents sidérés par ce qui est pour eux une technologie nouvelle et forcément crédible. « C'est écrit, donc c'est vrai ! » Il suffit de voir les réactions dans les familles, quand un courriel tombe et lance une alerte à propos d'un nouveau virus informatique particulièrement féroce. Le plus souvent il s'agit d'un *hoax*, c'est-à-dire d'un canular sur Internet. Les parents s'affolent, les enfants apprennent vite à détecter, maîtriser et s'amusent à propos de leurs pauvres vieux croulants dépassés ! LOL !

Heureusement, l'humanité a toujours su faire face et s'adapter aux nouvelles menaces et on peut espérer qu'à force de désinformation et de surinformation, les gens apprendront un jour à devenir sceptiques.

L'humain est un primate supérieur construit pour vivre en petites bandes de quelques dizaines d'individus au maximum. Chaque fois qu'il croise ou qu'il côtoie un de ses semblables, il subit un stress normal. Un atavisme programmé.

Du fait de l'urbanisation grandissante, au lieu de se confronter quelques dizaines de fois par jour aux autres membres de son clan, il en rencontre des milliers dans le métro, les magasins... Cette hyperstimulation permanente ne peut pas ne pas avoir de conséquences sur son équilibre sanitaire.

On l'a vu cependant, le stress n'est rien en soi, il peut même avoir des effets positifs tant que le sujet a le sentiment de le garder sous contrôle. En revanche, dès que la personne perd la maîtrise des événements, il peut déclencher des états pathologiques parfois très graves. Ce n'est donc pas tant au niveau de la réduction du stress qu'à celui de son contrôle par l'individu qu'il faut s'atteler.

Nous sommes surinformés et nous le resterons, c'est un fait et il faut faire avec.

Améliorer l'éducation

Il ne faut pas s'imaginer que l'effet nocebo se cantonne aux seuls symptômes psychologiques. Bien sûr, c'est au niveau de la douleur et de l'insomnie qu'il est le plus voyant, mais on peut observer son empreinte sur les maladies psychosomatiques (ulcère à l'estomac, eczéma, psoriasis, asthme...) et même organiques (cancer, infections...). On sait par exemple que l'on peut, grâce à la poudre de Perlimpinpin, modifier dans le bon comme dans le mauvais sens la tension artérielle, l'acidité gastrique, le taux de cholestérol, le nombre de globules blancs. On l'a vu, même le système immunitaire est accessible à la suggestion et au conditionnement (voir page 32).

Puisqu'on apprend aux médecins à repérer la bonne nouvelle scientifique et à la séparer de l'intox charlatanesque en leur expliquant à la faculté comment se repérer dans le dédale de l'hyperinformation médicale, pourquoi n'organiserait-on pas à l'école, au collège et surtout au lycée, en fin d'études, quelques rencontres des élèves avec le médecin de quartier et avec d'autres professionnels d'autres domaines, politiques, journalistes, économistes... pour aider le public profane à comprendre ce qu'il lit, à trier les informations, à débusquer les tromperies véhiculées par certains médias sans scrupule ? Ce ne serait pas très lourd comme enseignement, il suffirait de faire lire aux élèves de bons et de mauvais articles et de mettre en évidence ce qui fait leur différence.

Un des instituteurs de mes enfants donnait à lire à ses élèves un livre de la collection Harlequin, le jeu consistant à leur demander de dire pourquoi l'ouvrage était mauvais. Il s'agit là d'une des meilleures pédagogies qui soient. On donnerait aux enfants des articles truffés d'erreurs, d'affirmations non démontrées et on leur demanderait, comme un exercice, de repérer les insuffisances de manière à préparer ces futurs adultes à se méfier des contrevérités. On proposerait par exemple aux élèves un extrait tiré de *Mein Kampf*, et on leur enjoindrait de l'analyser et d'exposer pourquoi les arguments antisémites sont à la fois séducteurs car populistes et fondamentalement ineptes dans leur argumentaire soi-disant « scientifique ». *Idem* avec un discours de Mao ou Staline, Pinochet ou Mussolini. Je suis prêt à parier qu'en organisant l'instruction civique de cette manière, on ouvrirait la voie à une nouvelle génération plus fréquentable que ne l'étaient celle de nos parents... et la nôtre.

En revanche, l'absence à l'intérieur des colonnes des journaux et des classes scolaires d'un certain nombre de mots et de concepts qui vont avec me rend un peu moins sympathique ce genre de médias. Ces mots sont : « Ce n'est pas bien » et « Merci ».

« CE N'EST PAS BIEN »

Cette phrase semble avoir disparu de la langue journalistique tant il est devenu ringard de faire la morale. Quand des adolescents investissent les rues, brûlent les voitures, tirent à balles réelles sur les forces publiques, les beaux esprits expliqueront doctement que les pauvres enfants ne font que crier leur désespoir dans un monde de chômeurs, de discriminations et de pauvreté. Aucun ne dira que ce sont des petits voyous et que quelques engueulades bien senties quelques années plus tôt n'auraient pas été inutiles. Et que même si la vie est dure pour des parents chômeurs, ce n'est pas forcément une raison suffisante pour qu'ils abdiquent et renoncent à leur rôle d'éducateurs, qu'il est illusoire de penser transférer à des travailleurs sociaux, instituteurs, psychologues ou éducateurs de rue ; même les meilleurs ne sauraient remplacer les parents.

Quand des employés d'une usine en déroute déversent du poison au cyanure dans la rivière proche, on ne dira jamais (attention, journalistiquement incorrect !) que ces destructeurs d'environnement mériteraient d'être cloués au pilori ; non, on dira encore que c'est un cri de désespoir.

Qu'on le veuille ou non, en ne blâmant jamais les fauteurs de troubles, les auteurs de dégâts écologiques, les médias se montrent puissamment nocebos-inducteurs.

Il y a quelques années, j'avais été interviewé par un grand quotidien régional à propos de la mort par suicide d'un Premier ministre français. Je m'étais permis de dire qu'il me paraissait imprudent de la part de la presse de chanter les louanges d'un homme d'honneur qui avait accompli ce geste quand il s'était senti... déshonoré. On parlait beaucoup à l'époque d'une histoire de prêt d'une grosse somme d'argent qui ressemblait fort à un cadeau. J'avais insisté sur les risques de contagion du suicide, car il est bien connu que ce genre de geste trop médiatisé et trop encensé risque fort de donner des idées à d'autres. On sait que, dans certaines cultures comme au Japon, le suicide est monnaie courante car extrêmement honorable. Encore un effet nocebo de la culture. Bref, j'avais affirmé de mon point de vue de psychiatre que se suicider, « c'est tragique, c'est triste, c'est affreux pour les proches, c'est l'expression d'une terrible souffrance, mais que, malgré tout, ce n'est quand même pas bien » ! Le soir même, le journaliste, très gêné, m'avait téléphoné pour me dire qu'à son grand regret, son article avait été censuré par sa direction. « Vos propos sont peut-être les plus intéressants que nous ayons recueillis à propos de cet événement. Mais comme vous dites que se suicider, ce n'est pas forcément glorieux ou respectable, le risque d'un procès par la famille est trop élevé. »

En d'autres termes, ce n'est pas bien de dire que ce n'est pas bien.

« MERCI »

Autre mot disparu. Quand un gouvernement, une institution, une entreprise accordent un avantage quel qu'il soit, la réaction immédiate des intéressés est : « Le compte n'y est pas. » Je ne crois pas avoir jamais entendu un collectif, un syndicat, une organisation, encore moins une opposition déclarer : « Vous nous avez accordé la moitié de ce que nous revendiquons, merci. Nous reprendrons vite la lutte pour obtenir plus, mais nous saluons ce premier effort. » C'est plutôt : « Sous la pression de nos organisations et devant la détermination de nos camarades, la direction a fini par plier. » Même si c'est très souvent vrai, il n'en reste pas moins que tout geste positif doit être salué.

En n'exprimant jamais de reconnaissance, les médias se montrent encore une fois nocebos-inducteurs.

Si, dès l'école, on réintroduisait ces deux mots de courtoisie élémentaire et de paix sociale, le monde serait sans doute un peu plus « réac » (?), mais il serait tellement plus doux...

INFORMATION ET PRÉVENTION DE MASSE

Sylvain a 42 ans. C'est un jeune cadre dynamique et motivé, quoique un peu trop anxieux de l'avis de ses chefs. Depuis quelques semaines, il dort moins bien, sans doute à cause d'un surcroît de travail. Comme beaucoup de ses collègues, il est au bord du burn-out. Surfant sur Internet, il tombe par hasard sur un article dénonçant les méfaits des plombages dentaires. Les amalgames utilisés contiennent du mercure, substance connue pour sa haute toxicité. Les très nombreux symptômes possibles sont énumérés. L'article précise qu'il est dangereux de faire enlever les plombages, car cela risque de libérer d'un coup une grande quantité de mercure ! Depuis, Sylvain ne vit plus. Dès qu'il a le moindre malaise, le moindre bobo, c'est l'affolement. Il écoute avec anxiété les gargouillements produits par son tube digestif, s'affole des fourmillements perçus sur le côté de sa main droite, s'épouvante quand des trémulations de sa paupière droite se manifestent. Persuadé d'avoir une maladie neurologique dégénérative genre sclérose en plaques, il finit par démissionner. Sa femme, exaspérée, le quitte en emmenant les enfants. Il n'a plus de logement car, au moment du divorce, il a fallu vendre. C'est un chômeur, un sans-logement, qui se présente à la consultation.

Entre l'attitude du gouvernement anglais, qui réalise la dangerosité de la consommation des vaches nourries avec des farines folles, mais qui se garde bien de communiquer à ce sujet et se dépêche de les expédier à l'étranger, et l'hypercommunication anxiogène, il y aurait peut-être un juste milieu qui reste à inventer. Certes, la grippe a été peut-être un peu trop médiatisée. Néanmoins, les spots publicitaires montrant comment on pouvait la maîtriser en évitant les risques de contagion : « Mouchez-vous avec un mouchoir jetable, jetez-le dans une poubelle fermée, lavez-vous les mains avec du savon », ont rapidement fait tomber l'anxiété ambiante. Rien à voir avec la peur viscérale déclenchée par la menace de la grippe aviaire, « même virus que la grippe espagnole, des millions de morts, plus encore que sur les champs de bataille lors de la grande boucherie de 1914-1918 ». Lors de la menace de grippe A (H1N1), aucun de mes patients (à part quelques patients souffrant de TOC) n'a manifesté d'inquiétude particulière, contrairement à ce que j'avais observé lors de la menace (hypothétique) de grippe aviaire, car à ce moment, le sentiment dominant était l'impuissance : il suffisait de donner un peu de pain aux pigeons pour risquer de se retrouver au cimetière.

Le public a un large accès à la science médicale grâce à la presse et à Internet et il faut s'en réjouir. Mais l'information peut devenir surinformation, la connaissance mal digérée peut mener au découragement. Il est impensable, quand on y réfléchit, qu'à aucun moment les systèmes d'éducation ne se penchent sur cette question. Comme il est incroyable que la dactylographie ne soit pas enseignée et obligatoire à l'école à une époque où tout le monde ou presque passe sa vie à tapoter sur des claviers. Au risque de me répéter, peut-être que si l'école enseignait aux enfants comment analyser les informations, les décortiquer, séparer le vrai du faux, trouver les bonnes parades, le monde en serait changé. L'information est un médicament et comme pour tout médicament, la manière dont on le prend compte autant que la prescription elle-même. Une fois que les rumeurs infondées ont été éliminées et les infos sérieuses prises en compte, il devient facile de trouver la parade, se faire « vacciner », mettre un « masque », bref, trouver une protection, et ainsi éviter d'être plongé dans le désespoir. On l'a vu, le sentiment de contrôler la situation renforce les défenses immunitaires, alors que la perte de maîtrise les fait s'effondrer. À partir de cette simple constatation, on peut considérer qu'une information correcte à propos de la grippe A contribue à en réduire la dangerosité et l'extension, tant à cause de la limitation de sa propagation que par le renforcement des défenses.

Je plaide donc pour la mise au programme d'un enseignement spécifique et officiel, dès l'école primaire, permettant aux élèves de développer leur sens critique et de savoir surfer sur le Web, histoire de ne pas les laisser gober n'importe quelle fadaise ou se laisser embarquer dans des histoires sordides. Il faudrait pour cela former les maîtres, les motiver. Ne pas ajouter cette matière à toutes les autres, mais l'intégrer à chaque matière, apprendre aux élèves à glaner la bonne information dans le maquis de la Toile. La France, c'est connu, est le pays où le millefeuille a été inventé. Il ne faut pas croire que cette spécialité n'existe qu'en pâtisserie. À l'école, on empile les programmes jusqu'à en faire un ensemble totalement indigeste, pour ne pas dire écœurant, propre à dégoûter les élèves les plus motivés.

Il faudrait aussi que l'Éducation nationale souhaite apprendre aux écoliers à penser, et non plus à les formater de manière à les transformer en bons consommateurs. Il existe de très nombreux autres exemples de millefeuilles, notamment en matière législative, fiscale entre autres.

DES CATASTROPHES SANS SOLUTIONS

Le plus souvent la médecine est capable de maîtriser la maladie, mais elle n'y arrive pas à tous les coups. Parfois, le microbe, la métastase, la dégénérescence se rebellent, ne répondent pas au traitement. Pourquoi ? Aujourd'hui, personne ne peut répondre à cette question. On peut en revanche examiner les cas où d'autres approches permettent de remporter des succès là où la science occidentale ne peut rien. Bien sûr, il y aura toujours de beaux esprits scientifiques pour rétorquer qu'il n'y a pas d'évaluation objective permettant d'affirmer l'efficacité de ces autres médecines qui probablement n'agissent qu'à travers un effet placebo, et aussi parce que la maladie guérit souvent toute seule, Dieu merci ! Et c'est vrai. Mais ne seraient-ce pas justement ces cas non scientifiques, mal évalués, ces guérisons « miraculeuses », non additionnables, qui ne sont pas répertoriées par l'épidémiologiste, qui devraient intéresser les scientifiques ?

Prenons par exemple le cas de David Servan-Schreiber[1] tel qu'il le livre dans son dernier ouvrage. Jeune homme, l'auteur traverse une période de stress liée à une activité professionnelle débordante, une hygiène de vie discutable et des difficultés affectives personnelles. On lui découvre alors par le plus grand des hasards une tumeur cérébrale. Un gliome, c'est-à-dire un processus en principe toujours mortel à plus ou moins brève échéance. Il est traité de manière classique, chirurgie, radio, chimiothérapie. Il va mieux, ses ennuis s'éloignent. Malheureusement, un nouveau problème personnel se profile. Il rechute[2]. Nouveau traitement classique. Mais cette fois, le jeune chercheur décide de prendre le problème à bras-le-corps. Un peu mégalo, il se persuade qu'il va trouver LA solution. Il rassemble les données scientifiques, développe une théorie originale, acquiert le sentiment que la médecine conventionnelle ne fait pas tout ce qu'il faudrait. Nouveau saint Georges, il acquiert la conviction que lui, le psychiatre, découvrira une des armes nécessaires pour terrasser le dragon tapi dans ses neurones. Et, par le fait même, il acquiert la maîtrise psychologique du stress que représente la maladie.

David guérit d'un processus normalement incurable et assez rapidement mortel. Récemment, je parlais de son cas avec un ami neurologue. Il n'a jamais voulu y croire, arguant que c'était

1. Servan-Schreiber D., *Anticancer. Prévenir et lutter grâce à nos défenses naturelles*, *op. cit*.

2. Je ne pense pas que la relation de cause à effet soit évidente, mais peu importe, ce n'est pas la question du moment.

probablement une erreur de diagnostic... Il paraît pourtant étonnant que les anatomopathologistes de Pittsburg se soient à ce point trompés puisque, une fois enlevée, la tumeur récidivante a été analysée et que les erreurs sont plus que rares dans le domaine. Que les échantillons aient été inversés à deux reprises à plusieurs années d'intervalle relèverait du miracle et/ou de la négligence, pour ne pas dire plus !

Attention ! Je ne suis pas en train de dire que David Servan-Schreiber est un animal de laboratoire, ni que sa méthode n'est qu'un placebo. Je n'ai pas les compétences nécessaires pour juger de la validité de l'approche hygiéno-diététique qu'il a mise au point. Je dis simplement que sa conviction et par conséquent sa maîtrise du stress étaient tellement puissantes qu'il a très probablement renforcé au maximum ses défenses immunitaires, les faisant coopérer avec sa méthode. Autant le désespoir fait flamber le cancer, autant la maîtrise... le maîtrise !

D'autres malades guérissent par d'autres moyens, moins scientifiques dans leur argumentaire, certains à Lourdes, d'autres grâce à la méditation, au sport... Tous incitent et invitent leurs défenses immunitaires, interféron, lymphocytes, à organiser la résistance face à l'occupant.

Les médias nous découragent, nous intoxiquent, nous formatent ? Organisons aussi la résistance. On sait aujourd'hui que nous ne pourrions pas vivre sans l'aide des bons microbes, ceux qui prospèrent sur notre peau, nos muqueuses et que, dans certaines conditions hospitalières, ces alliés sélectionnés par les antibiotiques et une mauvaise asepsie deviennent de terrifiants prédateurs qui emportent des millions de gens en provoquant les maladies nosocomiales. Les médias sont des composants indispensables à la survie de l'espèce. Ils ont permis à notre espèce de survivre grâce à la diffusion rapide des informations cruciales et au développement d'une pédagogie de masse. Journaliste est le plus beau métier du monde ! Alors, ne sélectionnons pas les mauvais, ne nous laissons pas harceler, ne transformons pas ce merveilleux outil en arme de destruction des masses.

QUELS ENSEIGNEMENTS TIRER DE CES EXEMPLES ?

L'annonce du diagnostic

Le premier enseignement est que ce sont les sentiments d'impuissance, de désespoir, d'abattement, qui suivent immanquablement l'annonce du diagnostic d'une maladie mortelle, qui aggravent ladite maladie. Les médecins ont donc une responsabilité majeure lors de ce moment crucial de la vie de leurs patients. De la manière qu'ils auront de présenter les choses dépend toute la suite de l'histoire. On entend encore parler, heureusement de moins en moins, de diagnostics posés au téléphone ou par courrier, ou énoncés à la va-vite dans un couloir d'hôpital... Certes, les médecins sont des gens comme tout le monde, ils ont peur de la mort. Plus peut-être encore que les autres, puisque la peur de la mort est une des motivations inconscientes de la vocation médicale. C'est sans doute une des raisons pour lesquelles ils adoptent souvent des attitudes de fuite et d'évitement. Toujours est-il que ce type de mauvaise communication du diagnostic aggrave considérablement le pronostic des patients qui se sentent abandonnés, seuls face au monstre, sans aucun contrôle de la situation.

Voilà pourquoi il serait urgent que les facultés de médecine entreprennent (enfin) de les former à ce type de communication, qu'elles mettent au point des travaux dirigés avec jeux de rôle où ils devront se mettre dans la peau d'un cancéreux. Il est très rare que les médecins osent s'identifier à leurs patients. Aux États-Unis, dans certains États, en début d'études, le jeune carabin doit se présenter anonymement dans un service, poireauter dans une salle d'attente avec d'autres malades, subir une consultation, être examiné à fond, dans un lit d'hôpital, histoire de réaliser ce que « ça » fait.

Que les enseignants entreprennent de leur faire prendre conscience de l'envie inconsciente de fuite qui nous saisit tous quand nous sommes confrontés à la Grande Faucheuse. Seules des techniques comme la mise en situation par le psychodrame permettent de développer des attitudes appropriées. Et c'est la même chose pour les infirmières. Qu'elles évitent, par exemple, de prendre un air compatissant, excessivement gentil, lorsqu'elles entrent dans la chambre d'une personne qu'elles pensent condamnée. « C'est peut-être le pire de tout ! », voilà ce que me confiait encore récemment un de mes malades qui sortait d'un service de cancérologie.

Bien qu'un peu trop timidement à mon goût, le film *Home* propose à la fin un certain nombre de solutions au problème du réchauffement de la planète. Il existe aussi des spots télévisés qui expliquent certains gestes écologiquement corrects au quotidien. Bref, la presse civilisée, les journaux respectables, écrits ou télévisuels, pourraient faire l'effort, chaque fois qu'ils font une annonce catastrophique, de l'assortir d'une conclusion constructive. Un enfant s'est noyé ? C'est horrible, laissons tranquilles les parents et interviewons plutôt les maires qui ont su mettre en place des dispositifs efficaces, alarmes de piscine, maîtres nageurs…

Mon approche est angélique, certes, mais comment faire autrement ?

Le partage des connaissances

L'arsenal thérapeutique, quelle que soit la maladie concernée, est maintenant suffisamment conséquent, et les résultats suffisamment probants, pour que les médecins aient le sentiment légitime d'un certain contrôle sur le déroulement des opérations. À eux de transmettre ce sentiment à leurs malades. Une explication détaillée, point par point, étape après étape, des diverses opérations, chirurgie, chimiothérapie, radiothérapie, redonne force et courage face à l'ultime épreuve de la vie et permet d'acquérir un sentiment de maîtrise, condition nécessaire, encore une fois, non seulement à un bon confort psychologique, mais aussi à une stimulation des défenses naturelles de l'organisme.

L'éducation scientifique de la population est de plus en plus importante et les émissions scientifiques pas trop austères pourraient être diffusées un peu plus souvent en *prime time.* On assiste à des tentatives de diffusion à 20 h 30 d'émissions médicales de qualité comme *Le Magazine de la santé* et l'audimat semble suivre. Je ne sais pas s'il faut envisager une réglementation, des quotas, ce genre de mesure étant souvent contourné, mais il me semble que les chaînes majeures pourraient parvenir à un *gentleman agreement*, une sorte d'équilibre. Après tout, une chaîne de grande qualité comme Arte a su trouver son public malgré les ricanements de ses concurrentes. Rappelons-nous les plaisanteries envieuses des *Guignols de l'info* lors des premières années de son lancement.

La transmission des outils d'autodéfense

Une explication scientifique détaillée et sérieuse de l'état des connaissances : les mécanismes en cause, suivie de l'exposé précis de ce qu'il faut faire ou ne pas faire, voilà la bonne manière de rendre le pouvoir aux cancéreux face aux métastases ! Aujourd'hui on voit des épouses en cuisine préparer le repas de leur mari malade avec, par exemple, des ouvrages de diététique anticancer en guise de livres de cuisine et l'on ne peut que s'en féliciter car c'est la preuve d'une forme familiale d'organisation stratégique contre les processus malins. Il ne s'agit en aucun cas de se soigner avec ce type d'approche, il s'agit juste d'accompagner le traitement chimio- ou radiothérapeutique, et si possible d'augmenter son efficacité tout en renforçant les défenses immunitaires par des mécanismes psychologiques.

Combattre l'effet nocebo de la médecine hypertechnologique

Il n'est pas question ici de faire le procès de la médecine occidentale. Ses progrès sont immenses et ses acquis indiscutables, puisqu'elle sauve quotidiennement des milliers, voire des millions de vies sur la planète. Il s'agit simplement de tâcher de la rectifier, de lui faire prendre conscience de ses imperfections. Lorsqu'un médecin, maîtrisant mal sa propre angoisse de mort, bâcle l'annonce du diagnostic d'une maladie grave à son patient, esquive les explications à propos du processus thérapeutique, se montre anxieux, sans assurance, avec ses moues pessimistes, il déclenche à son insu un effet nocebo majeur. Parfois, l'anxiété des médecins est telle qu'elle les rend agressifs.

Pourquoi le politiquement correct fait-il tant de ravages dans nos médias européens ? Pourquoi une telle autocensure ? Pourquoi ce refus de couvrir des informations positives ou considérées comme inavouables ? Est-ce la peur de passer pour naïf ou, plus perversement, le désir de maintenir dans la caste des seuls initiés branchés ce qui ne saurait être transmis au peuple ? J'ai gardé en mémoire une discussion avec un journaliste américain lors de la mort de François Mitterrand. Ce qui le sidérait le plus, c'est que toute la presse parisienne connaissait parfaitement depuis le début la maladie mortelle qui allait l'emporter comme elle savait que le président avait entretenu aux frais du contribuable une seconde famille et que personne ne l'avait publié. Ou osé le publier. Impensable outre-Atlantique ! Cette vérité n'aurait-elle pourtant pas été bonne à dire ? Il ne s'agissait pas de vie privée, mais de la future mort du chef de l'État et de détournement de fonds ! Serait-ce du fait des processus d'identification au chef que les histoires d'abus de biens sociaux et de biens publics se multiplient tant depuis lors ? Je sais, j'exagère… un peu dans ma quête du nocebo.

Le rôle des médias est fondamental car ils sont devenus les grands acteurs en santé publique. Que l'on parle de la presse, d'Internet, de la politique, de la justice, de la religion, de la médecine, tous ont une influence sur leur public et peuvent favoriser ou, au contraire, réduire les risques de maladie. Le problème n'est pas dans la diffusion de nouvelles erronées et catastrophiques. Il n'est même pas dans la répétition incessante d'informations stressantes, car il est clair que ce phénomène est irréversible et que rien ni personne n'est ou ne sera en mesure d'enrayer cette nouvelle manière de communiquer. Pour survivre, les médias seront de plus en plus enclins au sensationnalisme et au martèlement. Même si, comme la plupart de mes confrères, je garde quelques réserves vis-à-vis du conservatisme presque constant de l'ordre des médecins, il me semble que ce type d'institution élue par des pairs (donc, en principe, pas trop politisée), dotée d'une existence légale et de pouvoirs officiels, notamment disciplinaires, reste la meilleure garantie du fonctionnement d'une profession. La création d'un ordre des journalistes me paraîtrait donc une assez bonne idée.

Pour un ordre des journalistes ?

Chaque fois que j'ai abordé cette question avec des journalistes ou des hommes politiques, j'ai soit déclenché des cris d'orfraies soit provoqué des haussements d'épaules amusés. En plus, on m'a fait comprendre que je me mêlais de ce qui ne me regardait pas, moi le médecin, et que de toute manière, avec Internet, les médias sont devenus complètement incontrôlables. Curieux argument puisque cette question était déjà balayée d'un revers de la main avant la création d'Internet. Je pense, pour ma part, que le public est parfaitement capable de séparer l'info trash, non contrôlée, de celle véhiculée par des médias corrects. Si ledit public, qu'il faudrait commencer par considérer comme composé de gens pas forcément ignares ou stupides, savait que ladite presse était fabriquée par des journalistes acceptant d'être soumis à un code de déontologie sous l'autorité d'un ordre professionnel, cela ne pourrait que lui ajouter de la crédibilité. Des sociétés de journalistes chargés de veiller à l'éthique, des associations de rédacteurs, se sont d'ailleurs récemment mobilisées. Les Assises internationales du journalisme ont permis de lancer un certain nombre d'idées. L'idée d'un Conseil de presse qui fasse œuvre de médiation et de régulation est maintenant lancée.

Je suis conscient que ces propositions ne sont pas consensuelles. Elles sont même hautement polémiques, je n'ai qu'à en juger par les réactions de mon entourage. « Tu n'y es pas, voyons, l'information objective n'existe pas, elle sera forcément contrôlée par les pouvoirs en place, deviendra un instrument de manipulation » ; « Tu es un dangereux rêveur, l'ordre des médecins est une institution créée par Vichy, elle a toujours été hyperconservatrice, voire "réac", il n'y a qu'à voir en mai 1968 ! »

J'insiste pourtant. La liberté de la presse ne peut se concevoir que si les journalistes acceptent une certaine régulation déontologique. Alors, faut-il créer un conseil de l'ordre des journalistes doté de véritables pouvoirs disciplinaires ? Il est vrai que par moments, le fonctionnement de l'ordre des médecins ne donne pas toujours très envie de le reproduire, même si une condamnation en bloc ne paraît pas très juste non plus. Le conservatisme réactionnaire, le corporatisme sont-ils forcément liés au fonctionnement d'un ordre ? C'est une question de composition de ses membres, de compétence, de modes d'élection, en un mot de maturité d'une profession.

CONCLUSION

L'information doit être prise à la fois comme un vaccin (prévention) et comme un remède (traitement de l'information, explications de textes). Comme le tocsin prévenait le serf de l'imminence du danger et lui permettait de se mettre à temps à l'abri des remparts, les médias servent, ou plutôt devraient servir à nous mettre en garde, nous prémunir. Il apparaît de nos jours que les fabricants d'information ont pour la plupart perdu de vue la raison d'être de leur métier. Quitte à me fâcher avec un certain nombre de (mauvais) journalistes (tant pis), les news ne sont plus faites pour informer, mais pour faire de l'audience. Comme le chercheur ne cherche plus qu'à publier, pas à trouver, l'info ne sert plus qu'à produire de l'info.

À l'image de la langue d'Ésope, les médias sont la meilleure et la pire des choses. Depuis quelque temps, malheureusement, ils sont surtout du côté du pire, il faut le reconnaître. Mais je ne vais pas tendre aux lecteurs le piège que j'ai dénoncé tout au long de cet ouvrage. Je ne vais pas les laisser sans espoir, les installer dans un nouveau labyrinthe sans issue.

Un monde sans espoir.

Faut-il rire de tout ?

Un beau jour, les citoyens de l'antique Abdère commirent Hippocrate, le plus grand médecin de tous les temps, aux fins d'examiner Démocrite, un célèbre philosophe jugé trop hilare. Ce fut sans doute la première expertise psychiatrique de tous les temps. Ces braves gens s'inquiétaient au sujet de la santé mentale du philosophe Démocrite, alors très âgé et célèbre habitant de leur belle cité.

Chaque jour, il descendait au port, et chaque jour, il s'y tordait de rire.

Un rire inextinguible, irrépressible. Irrésistible !

Après avoir discuté avec Démocrite, Hippocrate comprit que ce dernier n'était absolument pas fou. Ce qu'il venait observer était la comédie humaine, les allées et venues des fourmis bipèdes. Les activités des ports où l'on voit débarquer des marchandises inutilement dénichées et transportées depuis les coins les plus reculés du monde, lui semblaient si ridicules qu'elles ne méritaient rien d'autre que l'hilarité.

Une sacrée préfiguration de nos transports aériens modernes de fruits hors saison !

Démocrite, le précurseur de l'économie durable !

Et c'est le besoin de prise de distance vis-à-vis de l'absurdité des efforts de l'humanité que traduisait le rire du philosophe.

Hippocrate en fut profondément impressionné. Quand il quitta les Abdéritains dépités, il les remercia avec effusion de lui avoir permis de rencontrer ce personnage qui s'était révélé, dit-il, « l'homme le plus sage du monde ».

On peut rire de tout, pas avec n'importe qui, certes, et l'humour est sans doute le moyen le plus puissant d'échapper au désespoir de la condition humaine vouée au néant.

L'optimisme est à coup sûr le plus puissant de tous les médicaments et j'essaie tous les jours d'en absorber une bonne dose. On ne l'évoque pas assez pendant les études de médecine et sans doute dans les écoles de journalisme. Pourtant, il est désormais établi que les optimistes vivent mieux et plus longtemps. L'humanité a toujours su réagir, faire face, se sortir des pires situations. Faisons-lui confiance, appliquons quelques recettes simples, prenons de la distance et, surtout, réapprenons à rire.

Résilience ?

La crise financière fait des ravages, c'est indiscutable, mais on pourrait insister un peu plus sur son aspect décapant. Tel un détergent, on peut espérer qu'elle va quelque peu moraliser les pratiques financières. Les ventes d'automobiles s'effondrent ? Dur pour les employés, mais génial pour l'avenir de la planète. Cela oblige les constructeurs à se pencher sur les véhicules propres. Les réserves de charbon s'épuisent, les prix du pétrole s'envolent ? Tant mieux, nous allons fermer les usines électriques polluantes et ferons de l'électricité écologique. La vache folle fait planer une menace de catastrophe sanitaire majeure ? Espérons que non, prenons les bonnes mesures de prévention, la conséquence sera une alimentation correcte du bétail : donner de l'herbe aux herbivores ! Et la crainte entraînera une baisse de consommation des viandes rouges, ce qui ne peut que réduire le nombre d'infarctus, accidents vasculaires cérébraux et autres risques circulatoires liés à l'athérome. On n'en finirait plus d'égrener les conséquences heureuses, à moyen et long termes, de la majorité des drames que nous vivons au quotidien.

Après tout, la Révolution française avec ses outrances et ses (t)erreurs n'a-t-elle pas été à l'origine de la Déclaration universelle des droits de l'homme et du citoyen et de sa fille, la démocratie moderne ?

La Seconde Guerre mondiale et ses monstruosités, ses horreurs, n'a-t-elle pas provoqué une prise de conscience à propos de l'antisémitisme, du racisme, de l'eugénisme et autres dangereuses inepties ? À quel prix bien sûr !

La même Seconde Guerre mondiale suivie de la Libération n'a-t-elle pas eu comme conséquence le droit de vote des femmes, les Trente Glorieuses, la fin du colonialisme ?

Le sida est une horreur, personne n'en disconviendra, mais au moins il aura eu pour conséquence le fait que les droits des homosexuels se sont affirmés, que la tolérance à leur égard s'est accrue, les *coming out* se sont multipliés et la créativité de tant de *gays* et de bisexuels est apparue au grand jour, Platon, Oscar Wilde, George Sand, Françoise Sagan, Jean Cocteau, Jean Marais, Yves Saint Laurent, Karl Lagerfeld, Jack Lang, Frédéric Mitterrand, tant d'autres encore.

« À toute chose, malheur est bon », ce vieux dicton préfigure la théorie de la résilience si chère à mon ami Boris Cyrulnik. Je ne dis pas qu'il faut se réjouir quand un événement négatif se produit, je pense simplement que la recherche systématique des possibles conséquences ou issues heureuses aurait quelque chose de positif pour le moral et, surtout, la santé des troupes. C'est le but de ce livre, décrire l'effet nocebo des médias, mais ne pas tomber dans le piège même qu'il se serait tendu en donnant un sentiment de catastrophe inéluctable. Un sentiment d'incurabilité médiatique.

Autrefois, quand une infection, une maladie immunitaire menaçait, on injectait une substance septique pour déclencher un abcès de fixation que l'on incisait ensuite pour évacuer le pus. C'était douloureux, c'était dangereux, mais c'était efficace, car c'était une manière de stimuler les défenses immunitaires de l'organisme. Cette technique a été abandonnée grâce à l'apparition des antibiotiques et c'est tant mieux. Mais quand des abcès frappent notre planète, essayons d'inciser le mal et de doper nos défenses. Il a fallu deux effroyables guerres mondiales pour que la paix s'installe de manière durable sur le vieux continent et que l'ONU existe enfin. Déplorons nos morts, mais saluons notre stabilité, du moins en Occident.

Ne sommes-nous que des rats de laboratoire ?

Le rat est comme nous à la fois un prédateur et une proie. Lui aussi est un omnivore et vit dans des sociétés très structurées. C'est donc un très intéressant modèle quand on veut étudier l'humain. Henri Laborit a réalisé une expérience des plus intéressantes : il a placé un rat dans une de ces cages électrifiées désormais familières à mes lecteurs. Il lui a envoyé des décharges désagréables, mais supportables. Les chocs électriques étaient répétés de manière aléatoire et le rat ne pouvait pas s'échapper. Après quelques tentatives infructueuses, le rat finit par tomber malade en attrapant une de ces maladies somatiques et fléau de notre temps, troubles alimentaires, maladies cardio-vasculaires, maladies immunitaires, cancer et autres conséquences du stress. Il tombe malade et il meurt. Ensuite, le professeur Laborit a installé ensemble deux rats qu'il a soumis au même régime. Ils ont vite commencé à se battre et finalement, le rat le plus fort a tué le plus faible, l'agressivité semblant la meilleure manière de survivre au stress chronique dans la culture ratière. Depuis René Girard[1] et son livre *La Violence et le Sacré*, on sait que, quand les choses vont mal, l'humain représenté maintenant par ses médias, désigne toujours un bouc émissaire, une victime sacrificielle, l'hérétique, l'aristocrate, le bourgeois, le juif, le Gitan, l'étranger, le fou, le banquier, le capitaliste… en un mot, l'autre, l'*alien*.

Il est trop facile de dire que les *mass media* nous angoissent uniquement pour faire de l'audimat et donc de l'argent. Il suffit d'aller sur Internet pour constater que nombreux sont ceux qui lancent des rumeurs, calomnient, agressent, insultent… *rien que pour le plaisir*, pas pour le fric. La majorité des corbeaux sont bénévoles et il est certain que la calomnie existait déjà à l'âge des cavernes. Elle est apparue, je le parierais, avec le langage. Nous vivons dans une gigantesque cage électrique et nous subissons des

1. Girard R., *La Violence et le Sacré*, Paris, Grasset, 1972.

stress à longueur de vie, des émotions liées à la surpopulation de la planète et aux trop fréquentes interactions avec nos congénères et aussi à la rapidité et l'ubiquité des communications. Le cancan déborde instantanément les limites du village.

Je ne sais pas s'il y a plus de guerres et de meurtres qu'avant, mais, ce que je sais, c'est qu'il y a plus de maladies consécutives au stress au sens où je l'ai décrit tout au long de cet essai.

Se pourrait-il que les rats humains dominants, politiques, journalistes, médecins, juges, curés, bloggers ne stressent leurs contemporains que pour survivre ? Se montreraient-ils agressifs, lanceurs de rumeurs non vérifiées, rien que pour échapper aux décharges électriques stressantes que sont les frottements trop répétés avec leurs semblables ? S'agirait-il juste d'une universelle stratégie de régulation de l'espèce ? Il est indiscutable que nous sommes beaucoup trop nombreux et que notre cage planétaire ne disposera bientôt plus de nourriture en suffisance.

L'hypermédiatisation stressante peut-elle conduire à un suicide collectif, à la manière des lemmings quand ils pullulent trop ?

Si cette hypothèse était avérée, ce serait épouvantable.

Les grands placebos de l'histoire

Sauf que, heureusement, l'histoire nous enseigne que quelques autres grands communicateurs ont lancé d'autres types de rumeurs, des slogans moins ravageurs, moins agressifs, moins pessimistes, mais tout aussi réussis sur le plan du succès médiatique. Des messages repris en boucle pendant des siècles, des millénaires pour certains. Je veux parler de citoyens comme Confucius, Lao-tseu, Bouddha, Jésus, Gandhi, Martin Luther King, Nelson Mandela. Des messages en guise de baumes, des onguents en quelque sorte.

Leurs rumeurs étaient sans doute infondées, mais elles se sont révélées sacrément bienfaisantes pour le genre humain.

TABLE

DU MÊME AUTEUR

CHEZ ODILE JACOB

Le Mystère du placebo, 1996 (prix spécial du jury des Psys d'or 1996 ; prix littéraire du MEDEC, mention spéciale).

Droit d'asiles, 1997 (prix littéraire du roman historique Rosine-Perrier, 1998 ; prix spécial des Psys d'or, 1998).

CHEZ D'AUTRES ÉDITEURS

Sylvain Fusco ou la Folie des femmes, Lyon, FEDEROP, 1978.

Placebo, un médicament qui cherche la vérité (en collaboration avec Bernard Lachaux), Paris, Medsi-Mc Graw Hill, 1988.

Le Vieillissement du sommeil (en collaboration avec M. Ferry), Paris, Éditorial Assistance, 1996.

Tranquillisants, hypnotiques, vivre avec ou sans ; risques et bénéfices de la sérénité chimique, Paris, Flammarion, 1999 (nominé par la revue *Prescrire* comme « Meilleur livre médical de l'année 2000 »).

Je déprime. C'est grave, docteur ? Reconnaître et traiter la dépression, Paris, Flammarion, 2001.

Dépression : comprendre et agir, Lyon, Michel Servet, 2002.

Le Sexe des larmes. Pourquoi les femmes pleurent-elles plus et mieux que les hommes ?, Paris, Robert Laffont, 2002.

L'Insomnie, Michel Servet, Lyon, 2003.

Séduire. Comment l'amour vient aux humains (préface de Boris Cyrulnik), Paris, Robert Laffont, 2004.

Les Troubles du sommeil. Tout savoir pour bien dormir, Paris, In Press, 2005.

L'enfer de la médecine est pavé de bonnes intentions, Paris, Robert Laffont, 2005.

La Dépression, Paris, Larousse, coll. « Guides santé », 2006.

L'Insomnie, Paris, Larousse, coll. « Guides santé », 2006.

Quiproquos sur ordonnance (en collaboration avec F. Lupu), Paris, Armand Colin, 2006.

S'ennuyer, quel bonheur !, Paris, Armand Colin, 2007.

Scènes de ménage. Saines ou malsaines ?, Paris, Armand Colin, 2008.

La détox, c'est la santé !, Paris, Robert Laffont, 2008.

La Vie Alzheimer, Paris, Armand Colin, 2009.

Dites-nous Patrick Lemoine, à quoi sert un psy ?, Paris, Armand Colin, 2010.

Cet ouvrage a été transcodé et mis en pages
par IGS-CP(L'Isle-d'Espagnac)

Achevé d'imprimer en janvier 2011
par l'Imprimerie Sagim à Courtry (Seine et Marne)

N° d'édition : 7381-2600-X
Dépôt légal : février 2011
N° d'impression : 12229
Imprimé en France

L'imprimerie Sagim est titulaire de la marque Imprim'vert® depuis 2004